Bernhard Kranzberger • Stefan Mair
Pflanzenmonographien

Pflanzenmonographien

Heilpflanzen nach
Monographie Gegenwart Humoralpathologie

von

Bernhard Kranzberger
Stefan Mair

Foitzick Verlag München

Wichtiger Hinweis: Dieses Buch ist ein Nachschlagewerk für Heilberufe und soll in der täglichen Praxis nützlich sein. Die Autoren haben große Sorgfalt auf die (therapeutischen) Angaben, insbesondere Rezeptbeispiele, Indikationen und Warnhinweise, verwendet. Dennoch entbindet dies den Anwender dieses Werkes nicht von der eigenen Verantwortung bezüglich seiner Verordnungen.

Bei akuten Erkrankungen, Infektions- und Geschlechtskrankheiten sowie bei bösartigen Krankheiten liegt es in der Verantwortung des jeweiligen Therapeuten ob er die Phytotherapie unterstützend anwendet.

ISBN 3-929338-05-X
1. Auflage 2000 Foitzick Verlag, München

© 2000 Klaus Foitzick Verlag, München

Lektorat: Andreas Beutel, München
Satz: paper-back gbr, München
Umschlag: Synke Kreher, München
Umschlagbild: Tony Stone Bilderwelten
Druck: Blue Print GmbH, Grafinger Straße 6, 81671 München

Inhalt

Geleitwort

Dieses Buch – von den Autoren als Nachschlagewerk konzipiert – besitzt seinen Wert als Leitfaden zur Beurteilung der allgemeinen wie speziellen Charaktere der Heilpflanzen.

Die Charakteristiken der Heilpflanzen, wie sie hier in drei Zeitebenen Darstellung finden, veranschaulichen eine lange Entwicklung von der Antike bis zur Neuzeit, wobei die Autoren es dem Leser überlassen zu entscheiden, welche der 3 Schichten der Naturerkenntnis vom pragmatischen Standpunkt aus vorzuziehen ist.

Die als „Wirkprofil" gekennzeichnete humoralmedizinische Interpretation systemisch-funktionaler Wirkung der Heilpflanzen – für moderne Denkweisen im allgemeinen etwas ungewohnt – ist in der neueren phytotherapeutischen Literatur vernachlässigt. Wir Menschen können jedoch nur den für uns beobachtbaren Anteil der Natur als Projektion erkennen. Aufgabe der Wissenschaft ist es aber, die Natur zu beschreiben, was die klassischen Heilkräuterbücher auch getan haben. Es ist daher sehr zu begrüßen, dass die Autoren sich dieser Recherchierarbeit unterzogen haben.

Das vorliegende Buch vermittelt damit eine differenzierte Sicht der Heilpflanze in ihrer Wechselwirkung mit dem menschlichen Organismus und gerade in dieser Hinsicht unterscheidet es sich von den vielen anderen, die in den letzten Jahren erschienen sind.

Es entspricht auch einem persönlichen Anliegen, wenn ich den beiden Verfassern, den Herren Stefan Mair und Bernhard Kranzberger zu Ihrem Buch einen guten Erfolg wünsche.

Joachim Broy
München, im Dezember 1999

Vorwort

Als ehemalige Heilpraktikerschüler der Josef-Angerer-Schule in München und interessierte Humoralpathologen kam uns vor einigen Jahren, nach Durchsicht der Monographien, die von der Kommission E beim Bundesgesundheitsamt Berlin, jetzt beim Bundesinstitut für Arzneimittel und Medizinalprodukte (BfArM) verfertigt wurden, die Idee ein neues Konzept für ein Pflanzenbuch vorzulegen.

Nach dem vom Bundestag 1978 beschlossenen neuen Arzneimittelgesetz wurden drei Kommissionen für besondere Therapierichtungen ernannt:

die Kommission D für homöopathische, die Kommission C für anthroposophische und die Kommission E für phytotherapeutische Arzneimittel. Die Kommission E setzt sich aus elf Mitgliedern mit ebenso vielen Stellvertretern zusammen, darunter Pharmakologen, Pharmazeuten, zwei Medizinalstatistiker und Anwender aus der Praxis wie Heilpraktiker, Kliniker und niedergelassene Ärzte. Ziel der Kommission war es, pflanzliche Arzneimittel auf ihre Wirksamkeit, Unbedenklichkeit und Qualität zu prüfen. Von 1980 an erstellte die Kommission E ca. 340 Monographien. Vor vier Jahren wurde die Monographierung abgeschlossen. Die Kommission E ist seitdem zuständig für die Zulassung phytotherapeutischer Medikamente.

Die künftig gültige Indikationsbreite der monographierten Heilpflanzen schien uns arg eingeengt. Zudem entfällt eine große Anzahl von Heilpflanzen, da nach den Vorgaben der Kommission E der nötige Wirksamkeits- bzw. Unbedenklichkeitsnachweis nicht erbracht werden konnte, obwohl viele dieser Pflanzen seit Jahrhunderten im Arzneipflanzenschatz vertreten waren.

Diese Heilpflanzen bekommen eine sogenannte Nullmonographie und werden als nicht mehr offizinelle Drogen in den Apotheken nicht mehr erhältlich sein. Immerhin werden viele von ihnen noch als homöopathische bzw. spagyrische Einzelmittel im Handel bleiben.

Die Idee dieses Buches ist, die meisten monographierten Pflanzen in drei Zeitebenen darzustellen. Die erste Ebene basiert auf den empirischen Erkenntnissen der alten Kräuterbücher, also von der Antike bis etwa in das 17. Jahrhundert hinein. Die zweite Ebene entspricht der Anwendung bis zur heutigen Zeit und umfasst vorwiegend das 19. und 20. Jahrhundert. Diese Anwendungsbreite gehört nun größtenteils der Vergangenheit an, da die Monographien mit der Veröffentlichung im Bundesanzeiger verbindlich wurden. Die dritte Ebene bezieht sich auf den Text der Monographien, die im Bundesanzeiger erschienen sind. Das Konzept des Buches ist, diese Zeitebenen so miteinander zu verbinden, dass daraus eine größtmögliche Übersicht resultiert.

Danksagung

Unser Dank gilt zwei unserer Lehrer:
Herrn Heilpraktiker Josef Karl, der viele Jahre das Fach Phytotherapie an der Josef-Angerer-Schule in München unterrichtet hat. Er hat uns mit den Anfangsgründen der Pflanzenheilkunde vertraut gemacht und uns ermutigt, dieses Buch in Angriff zu nehmen. Außerdem stand er uns, als langjähriges Mitglied der Kommission E beim Bundesinstitut für Arzneimittel und Medizinalprodukte (BfArM), für alle Fragen zur Verfügung.

Ganz besonders bedanken möchten wir uns bei Herrn Heilpraktiker Joachim Broy. Er hat uns nicht nur während unserer Ausbildungszeit an der Josef-Angerer-Schule als geschätzter Lehrer begleitet, sondern uns über viele Jahre in den „Studientagen für traditionelle Heilkunde" und später dann in den „Seminaren für angewandte Naturheilkunde und Humoraltherapie" in St. Gilgen überhaupt erst die Grundausbildung in der Säftelehre gegeben und uns in die Denkweise der Naturheilkunde eingeführt.

Durch sein humanistisches Ideal der Wissensweitergabe ist der Boden bereitet worden, ohne den dieses Buch nicht möglich gewesen wäre. Ebenso gilt unser Dank Herrn Klaus Foitzick für die freundliche Aufnahme unseres Erstlingswerkes in seinem Verlag und Herrn Andreas Beutel für seine Geduld in der oftmals schwierigen Lektoratsarbeit.

Bedienungsanleitung

Auf zwei bis vier Seiten wird die jeweilige Pflanze so dargestellt, dass der Leser sich ohne Schwierigkeiten sofort orientieren kann.

Unter „Allgemeines" werden einige volkstümliche Namen der Pflanze aufgeführt und der botanische Hintergrund erläutert.

Im Abschnitt „Monographie" wird das von der Kommission E erarbeitete Ergebnis dargestellt.

Im Punkt „Wirkprofil" werden die Ergebnisse der Monographie den humoralpathologischen Erkenntnissen gegenübergestellt. Hier zeigt sich der Unterschied zwischen der wissenschaftlichen Vorgehensweise im Umgang mit Pflanzen und den aus der Empirie gewonnenen Erkenntnissen. Gerade in der Wirkungsweise einer Pflanze zeigt sich, dass den Autoren der alten Kräuterbücher eine differenzierte Fachsprache zur Verfügung stand, die sich bis auf Galen zurückführen lässt.

Unter „Indikationen" werden die Anwendungsgebiete der Droge beschrieben, aufgeschlüsselt nach

a) den humoralpathologischen Erkenntnissen, wie Sie in den alten Kräuterbüchern enthalten sind (siehe unter Literaturnachweis Seite 508)

b) den Anwendungsgebieten bis in die Gegenwart (siehe unter Literaturnachweis Seite 508). Die Indikationen sind nach Wichtigkeit aufgelistet.

c) den Anwendungsgebieten, die die Monographien auflisten, wie sie im Bundesanzeiger erschienen sind.

Als Abschluss und gleichsam als Abrundung wird ein Rezeptvorschlag angeboten. Bei den Pflanzen, die eine Monographie erhalten haben, aber als Teedroge nicht gebräuchlich sind, wird allgemein auf phytotherapeutische Fertigpräparate verwiesen. Bei Nullmonographien und rezeptpflichtigen Pflanzen wird auf das homöopathische bzw. spagyrische Einzelmittel verwiesen.

Zum besseren Verständnis der traditionellen Begriffe dient das kleine Lexikon auf Seite 503. Außerdem wird in Kapitel 1 der theoretische Hintergrund der Humoralpathologie erläutert.

1. Einführung in die Humoralpathologie

In diesem Buch wird, was die Vergangenheit anbelangt, die traditionelle Sicht der Heilpflanzen dargestellt.

Mit traditionell ist der theoretische Hintergrund der Heilkunde gemeint, der in der europäischen Medizin von der griechischen Antike bis ins 19. Jahrhundert Gültigkeit hatte, bevor er von einer neuen Wissenschaftstheorie verdrängt wurde.

Da einiges in diesem Buch unverständlich bleiben oder exotisch anmuten würde, sollen an dieser Stelle die theoretischen Grundlagen der traditionellen Phytotherapie erläutert werden, die ihren Ursprung in der Lehre von den Säften und deren krankhaften Veränderungen hat.

1.1 Elementenlehre

Die Vielfältigkeit der Welt mit ihrem Formenreichtum und ihrer Farbigkeit ist auf wenige Grundbausteine zurückzuführen. Dieser Grundgedanke ist in vielen alten Kulturen vertreten.

In der griechischen Antike hießen die elementaren Grundbestandteile der Welt Feuer, Luft, Wasser und Erde. Anfangs wurde zunächst der eine oder andere Bestandteil als Einzelstoff, als Urstoff favorisiert. Bei *Thales von Milet* war dies das Wasser, bei *Anaximenes* die Luft, bei *Heraklit* das vernunftbegabte Feuer. Aus diesem Urstoff ging alles andere hervor und in diesen Stoff kehrte alles wieder zurück.

Empedokles (500 – 430 v. Chr.) war der erste, der von den vier Wurzeln des Seins sprach und damit die vier Elemente gleichberechtigt nebeneinander stellte. Die einzelnen Elemente unterschieden sich voneinander durch sinnlich erfahrbare Qualitätsunterschiede, z.B. von Temperatur und Feuchtigkeit. Als Urqualitäten wurden Wärme und Kälte verstanden, aus denen heraus sich zunächst eine Vielzahl anderer entwickelten.

Soviel wir wissen war wieder Empedokles derjenige, der den vier Elementen vier Grundqualitäten paarweise zuordnete. Damit waren die Elemente gedanklich klar voneinander zu unterscheiden. Ihre Stellung im Kosmos war festgelegt, damit auch ihre Wertigkeit, und durch die Zuordnung von Qualitäten-Paaren war dieses System außerordentlich dynamisch.

> Das Feuer ist warm und trocken
> Die Luft ist warm und feucht
> Das Wasser ist kalt und feucht
> Die Erde ist kalt und trocken

Die Elemente konnten ineinander übergehen, indem eine Qualität durch die entgegengesetzte Qualität ersetzt wurde. Damit war im makrokosmischen Sinne eine theoretische Basis geschaffen, aus der heraus versucht werden konnte, die Welt zu erklären.

1.2 Säftelehre

Hippokrates (460 – 370 v. Chr.) machte sich das naturwissenschaftlich-philosophische Viererschema des Empedokles zu eigen, wandelte es um und wandte es als logisch aufgebaute Medizintheorie auf den Mikrokosmos des menschlichen Körpers an.

Zu diesem Zeitpunkt wurden zum ersten Mal definierte menschliche Körperflüssigkeiten in der Fachliteratur (Corpus Hippocraticum) erwähnt, die über ihre Qualitäten einen Bezug zu den makrokosmischen Elementen aufwiesen. Jedem war offensichtlich, dass sich im Körper des Menschen Säfte befanden. Das Blut war überall im Körper, der Schleim lief aus der Nase oder wurde aus dem Magen erbrochen, die Gelbe Galle und ihre Bitterkeit konnte man im Mund schmecken. Die Schwarze Galle wurde zunächst nicht zu den Säften gerechnet, sondern als verdorbene Gelbe Galle, also als Krankheitsstoff, gesehen, der bei einer Form der weitverbreiteten Malaria, dem noch heute so genannten Schwarzwasserfieber, auftrat.

Bereits in den frühen hippokratischen Schriften wurden diese vier Säfte mit Qualitäten-Paaren versehen, die auch die makroskopischen Elemente hatten. Diese Säfte schienen Gesundheit und Krankheit besser zu erklären als andere Erklärungsmodelle.

Das Blut mit seiner Qualität warm und feucht, ist dem Element Luft,
die Gelbe Galle mit ihrer Qualität warm und trocken, ist dem Element Feuer,
der Schleim mit seiner Qualität kalt und feucht, ist dem Element Wasser,
die Schwarze Galle mit ihrer Qualität kalt und trocken, ist dem Element Erde zugeordnet.

Lebende Systeme setzen sich aus drei Komponenten zusammen: aus dem Stoff, der Struktur und der Energie.

Der Stoff ist erdiger Natur, sozusagen das Baumaterial für das Leben, Ausgangsstoff und Endprodukt. "Von der Erde bist Du genommen, und zur Erde wirst Du zurückkehren", sagt der Priester. Auf den Organismus bezogen ist die Schwarze Galle das erdhafte Stoffwechselendprodukt, das ausgeschieden werden muss, das aber auch Feedback-Aufgaben für die Elimination im Organismus wahrnimmt.

Der Stoff mit seiner erdigen Natur braucht Strukturen, damit etwas aus ihm werden kann. Diese Struktur verleiht das Wasser. Das Wasser ist das strukturelle Elementarprinzip. Dieses Prinzip ist im Schleim mit seiner kalten und feuchten

Qualität am höchsten vertreten. Damit bildet der Schleim Strukturen aus und erfüllt nährende Funktionen im Körper.

Ohne Bewegung würden jedoch keine lebendigen Funktionen stattfinden. Diese Bewegung wird durch die Energie des Feuers vermittelt.

Auf den Organismus bezogen ist für die Energieübertragung die Gelbe Galle verantwortlich, die nicht nur als sichtbarer Körpersaft zu verstehen ist, sondern auch als das energetische Elementarprinzip.

Im arteriellen Blut ist die warme und feuchte Qualität am reinsten vertreten. Das bedeutet, dass energetische und nährende Prinzipien hier in idealer Weise zusammenkommen und damit die Funktionen des Blutes erst ermöglichen. Durch die assimilatorischen Vorgänge im Körper entstehen die Säfte ständig aufs Neue aus der Nahrung und verbrauchen sich ständig während der Dissimilation. Die nicht weiter verwertbaren Endprodukte werden ausgeschieden.

Krankheit – Ungleichgewicht der Säfte

Jeder Körpersaft muss in einem gewissen Verhältnis zu den anderen Säften stehen. Ist ein einzelner Saft im Übermaß vorhanden oder in seinen Qualitäten verändert, so resultiert daraus Krankheit, also eine Störung des menschlichen Ordnungsgefüges.

Die treibende Kraft, die die Körpersäfte aus der Nahrung erzeugt, die die Säfte in Bewegung hält, die sie vermischt und die ein gestörtes Gleichgewicht wiederherstellt, war bei Hippokrates das eingepflanzte Feuer, das *emphyton pyr*, das seinen Sitz in der linken Herzkammer hat. Der Einfluss des Makrokosmos kommt aus der Nahrung, der Luft und aus den unterschiedlichen Jahreszeiten mit ihren Auswirkungen auf die Körpersäfte im Menschen.

Mit den Elementen des Empedokles Erde, Wasser, Feuer und Luft, mit ihren Eigenschaften kalt-trocken, kalt–feucht, warm–trocken und warm–feucht und den Jahreszeiten mit ihren unterschiedlichen Qualitäten konnte eine direkte Beziehung zwischen dem Makrokosmos mit seinen Elementen und dem Mikrokosmos Mensch mit seinen Säften und ihren Qualitäten, in denen sich die Elemente des Makrokosmos sozusagen repräsentierten, hergestellt werden.

Durch das Prinzip, dass Gegensätze durch Gegensätze behandelt werden müssen und durch Festlegung der Qualitäten der Nahrungs- und Heilmittel sowie durch genaue Beobachtung am Krankenbett hatte die Heilkunst ihren spekulativen Charakter der früheren Zeit abgelegt. Damit war auch die geistige Bewältigung des Problems der nichttraumatischen Erkrankungen erreicht. Die Behandlung war berechenbar und der Erfolg vorsehbar. Damit ist die Theorie der Säftelehre und die Pathologie der Säfte festgelegt. Damit ist ein Entsprechungssystem angelegt, mit dem man jede innere Krankheit rational erklären konnte. Der humorale Erklärungsversuch war keineswegs der einzige, und verschiedene Medizinschulen konkurrierten in der Theorie und in der praktischen Anwendung miteinander.

Dass sich die humorale Sichtweise durchsetzen konnte, ist *Galen von Pergamon* (129 – 199 n.Chr.) zu verdanken. Von ihm, der sich auf eine breite Hippokrates-Rezeption stützen konnte, sind 131 Bücher erhalten. Er, dem die wichtigen Bibliotheken der großen Kulturmetropolen Pergamon und Alexandria offen standen, verstand es überzeugend, die Medizin als Wissenschaft darzustellen. In seinem System wurden zum erstenmal die elementaren Grundbegriffe der Naturphilosophie und die damit zusammenhängende Qualitätenlehre, die hippokratische Säftelehre und die aristotelische Theorie der Zweckgerichtetheit von Funktionen und Organen miteinander verknüpft.

Medizin ist für Galen die Wissenschaft vom Gesunden und Kranken, wobei die zwei Wege der Wissenschaft systematisch herangezogen werden, nämlich die beobachtende Erfahrung, die Empirie, und das verstandesmäßige Denken auf dem Boden einer gut formulierten Theorie. Die Naturheilkraft bleibt für ihn die bildende und zweckgerichtete Kraft. Sie sei, sagt er, „eine hervorragende und höchste Kunst, die alles zu einem bestimmten Zweck schafft, so dass nichts unnütz oder überflüssig ist und nichts sich so verhält, dass es auf eine andere Art und Weise besser sein könnte." Die Teile des Organismus sind aus den Elementen und ihren zugehörigen Qualitäten zusammengesetzt. Aus den Qualitäten-Paaren erlangen die Säfte sozusagen erst sekundär Gewicht.

Er sagt: „Wenn Du nun nach den ersten und grundlegenden verändernden Kräften forschst, so sind dies Feuchtigkeit und Trockenheit, Kälte und Wärme." Die alten Ärzte lehren, „dass die von Natur in jedem Lebewesen vorhandene Wärme, wenn sie wohltemperiert und eben recht feucht ist, das Blut hervorbringt, und deswegen nennen sie das Blut einen seiner Potenz nach warmen und feuchten Saft."

Dadurch erhält jeder Mensch in seiner physischen und psychischen Ausprägung ein eigenes Mischungsverhältnis, sein Temperament, das ihn zum Sanguiniker, Choleriker, Phlegmatiker oder Melancholiker macht. Daraus entstand eine noch heute verständliche Charakterlehre, die die jeweilige Persönlichkeitsstruktur von den Mischungsverhältnissen und dem relativen Überwiegen eines der vier Körpersäfte abhängig machte. Als Vermittler zwischen Seele und Körper dient das Luftprinzip (griechisch Pneuma). Diese Seelenkraft ist den wichtigsten Körperorganen zugeordnet.

Der Körper selbst setzt sich aber aus flüssigen und festen Bestandteilen zusammen. Zu den festen Bestandteilen gehören zum einen die Muskeln, das Fett, die Knochen, also Strukturen, die sich aus jeweils gleichen Geweben zusammensetzen. Zum anderen die „Organa", die aus verschiedenartigen Geweben gebildet sind, wie z.B. die Nieren oder die Leber. D.h. also die Werkzeuge, die die menschliche Natur, seine Physis, ausbildet, um bestimmte Funktionen ausführen zu können. Zu den flüssigen Bestandteilen werden natürlich das Blut, der Schleim, die Gelbe und die Schwarze Galle gerechnet.

In seiner Krankheitslehre trennt Galen die Gewebskrankheiten von den Säfte- und Pneumakrankheiten. Es gibt Krankheiten der Säfte, der gleichartigen Teile und der ungleichartigen Teile, also der Organe, und Krankheiten des Pneuma. Letztere zeigen sich z.B. in den Symptomen des Fiebers und der Entzündung. Seine Entzündungslehre war übrigens schon bei Celsus vorformuliert und ist noch heute gültig. Den Eskalationsstufen der Entzündung, also calor, rubor, tumor und dolor fügte er noch die functio laesa hinzu (Hitze, Röte, Schwellung, Schmerz und Funktionsverlust).

Gesundheit ist für Galen ein Habitus, ein ganzheitliches Erscheinungsbild des Menschen in physischer und psychischer Hinsicht. Damit zielt Gesundsein nicht nur auf die Harmonie von Körper und Seele ab, sondern auf eine Harmonisierung der gesamten menschlichen Verhältnisse. Denn Krankheit ist in diesem System ein physiologischer Vorgang hin zu einem neuen Gleichgewicht. Mit Hilfe krankhafter Zustände wie Fieber und Katarrhe versucht die Heilkraft der Natur, Wege zu finden, um verdorbene Säfte unschädlich zu machen und die gestörte Harmonie wiederherzustellen. Die Techne des Arztes, d.h. seine Kunstfertigkeit, liegt im Vorsorgen, Erkennen und Helfen. Die Heilmittel, die dem Arzt zur Verfügung stehen, haben lediglich Hilfscharakter. Trotzdem war es aber notwendig, die Kräfte der einzelnen Heilmittel festzustellen.

Galen unterschied die Heilmittel nach ihren einzelnen Qualitäten, z.B. heiß oder kalt, die sich auf ihren Geruchs- und Geschmackscharakter zurückführen ließen, und ihrer Kombinationen, wie heiß und trocken. Außerdem wies er diesen Qualitäten vier verschiedene Grade zu. So hatte z.B. warm im 1. Grad einen für den Körper kaum wahrnehmbaren Einfluss, warm im 2. Grad einen gerade eben wahrnehmbaren Einfluss, warm im 3. Grad einen kräftig wirkenden und warm im 4. Grad einen schädlichen Einfluss. Hinzu kamen noch verschiedene spezifische Wirkungen der einzelnen Arzneimittel, wie z.B. abführend, harntreibend. Mit seiner Methode brachte Galen die Medizin in ein kanonisches Lehrschema, das erlernbar und auf Gesundheit und Krankheit gleichermaßen anwendbar war. Im 11. Jahrhundert wurden die galenischen Schriften in ihrem Gesamtzusammenhang der westlichen Medizin über den Umweg der arabisch-moslemischen Medizin wieder zugänglich. Durch den logischen Aufbau und durch ihre hohe Plausibilität gelangten die Schriften Galens ungeschmälert in die Universitäten des europäischen Hochmittelalters und trugen in Form von Vorlesungen zu einem wesentlichen Teil zur theoretischen Ausbildung von Ärzten bei. Auf diese Weise blieb die Lehre von den Säften als eigentlich antikes, theoretisches Modell eines Hippokrates und eines Galen für mehrere Jahrhunderte die Grundlage der europäischen Medizin. Erst mit der Erfindung und zunehmender Benutzung des Mikroskopes wendet sich das Interesse zu den Feinstrukturen des Organismus zu.

Mit *Rudolf Virchows* Zellularpathologie schien der Humoralpathologie die Existenzberechtigung entzogen worden zu sein.

2. Anwendung der Phytotherapie

2.1 Drogenteile

Zum besseren Verständnis der Rezepte sei eine vollständige Liste der verwendeten Drogenanteile in Deutsch und Latein aufgeführt:

Bacc.	Baccae	Beeren
Bulb.	Bulbus	Zwiebel
Cort.	Cortex	Rinde
Flor.	Flores	Blüten
Fol.	Folia	Blätter
Fruct.	Fructus	Früchte
Gland.	Glandulae	Drüsenschuppen
Gem.	Gemmae	Knospen
Herb.	Herba	Kraut
Lich.	Lichen	Flechte
Lign.	Lignum	Holz
Pericarp.	Pericarpium	Fruchtschale
Pulp.	Pulpa	Fruchtfleisch
Rad.	Radix	Wurzel
Rhiz.	Rhizoma	Wurzelstock
Sem.	Semen	Samen
Stigm.	Stigmata	Kolben, Griffel
Stip.	Stipites	Stängel, Stiele
Stram.	Stramentum	Stroh
Strob.	Strobuli	Dolden, Zapfen
Summ.	Summitates	Zweigspitzen
Tub.	Tubera	Knollen
Tur.	Turiones	Sprossen

2.2 Rezeptaufbau

Nach alter Überlieferung wird jedes Rezept mit den Buchstaben Rp. eingeleitet. Sie bedeuten „nimm" (lat. recipe) und sind als Aufforderung oder Anrufung (lat. invocatio) an den Apotheker zu verstehen, die nachfolgenden Anweisungen zu befolgen. Die eigentliche Verordnung beginnt mit den Angaben der einzelnen Bestandteile des Rezeptes und ihrer Gewichtsmengen (lat. praescriptio oder ordinatio).

Diese Einzelbestandteile werden bzw. können untergliedert werden nach folgenden Kriterien:

a) in das Hauptmittel (lat. Remedium cardinale), das die Wirkrichtung der Arznei bestimmt und dessen Gewichtsanteile im Rezept meist am höchsten sind

b) in das unterstützende Mittel (lat. Adjuvans), das dem Hauptmittel einen ergänzenden oder zusätzlichen Wirkaspekt hinzufügen kann

c) in das verbessernde Mittel (lat. Corrigens), das für eine Verbesserung des Geschmacks oder des Aussehens aufgenommen werden kann und in die Richtung des Hauptmittels und des unterstützenden Mittels wirken sollte

d) in das formgebende Mittel (lat. Constituens, Excipiens oder Vehiculum), das – wenn überhaupt nötig – als Trägerstoff fungiert (z.B. Sirupus).

Es folgen die Anweisungen an den Apotheker in lateinischer Sprache, in welcher Form er die Arzneimittel abzugeben hat und wie sie abzugeben sind (lat. Subscriptio).

M. = misce	für	mische!	
f. = fiat	für	damit entstehe	
spec. = species	für	Spezialität (d.h. hier eine individuelle Teemischung)	

Daran schließen sich die Anordnungen, die in der Landessprache zu geben sind, für den Patienten an, nämlich welche Menge und wie oft er von der Arznei einzunehmen hat (lat. Signatura).

D. = da	für	gib ab!
S. = signa	für	bezeichne!

> Ein Beispiel
> Rp.: nervöse Verdauungsstörungen (Gastritis nervosa)
>
> | | | |
> |---|---|---|
> | Rhiz. Calami | 35,0 | Remedium cardinale |
> | Rad. Angelicae | 25,0 | Adjuvans |
> | Fol. Melissae | 25,0 | Adjuvans |
> | Fol. Fragariae | 15,0 | Corrigens |
>
> M. f. spec.
> D.S. 1 Teelöffel / 1 Tasse
> 10 Minuten zugedeckt ziehen lassen;
> vor jeder Mahlzeit eine Tasse trinken.

2.3 Darreichungsformen

Zubereitungsarten eines Kräutertees

Die überwiegende Mehrzahl der in diesem Buch aufgeführten Rezepte bezieht sich auf Kräutermischungen (lat. species), aus denen ein Tee hergestellt werden soll. Deshalb seien an dieser Stelle einige grundsätzliche Angaben gemacht.

Man benötigt eine Kräuterteetasse mit Deckel, in die die Kräutermischung gegeben wird. Auf Siebe oder Beutel soll verzichtet werden, um den Quellungsvorgang und das Auszugsverfahren nicht unnötig zu behindern.

Nach Abschluss des Auszugsverfahrens, das sich nach den Zeitangaben in den jeweiligen Rezepten zu richten hat, mindestens aber 5–10 Minuten betragen sollte, wird der fertige Tee durch ein Sieb in eine zweite Tasse umgefüllt und warm getrunken.

Getrocknete Pflanzenteile müssen in gut verschließbaren Gläsern oder Blechbüchsen an einem kühlen, trockenen und dunklen Ort aufbewahrt werden. Da trotzdem eine stetige Abnahme von wichtigen Inhaltsstoffen im Laufe der Zeit stattfindet, empfiehlt es sich keine großen Mengen zu Hause zu bevorraten oder diese innerhalb eines Jahres zu verbrauchen.

Für die Herstellung eines Kräutertees gibt es verschiedene Zubereitungsmöglichkeiten.

Aufguss, Infus (lat. infusum)	Mit kochendem Wasser wird die Kräutermischung überbrüht und man lässt sie abgedeckt solange ziehen, wie es auf dem Rezept vermerkt ist, sonst 5 – 10 Minuten. Danach wird der Tee durch ein Sieb abgeseiht und warm getrunken.
Abkochung, Dekokt (lat. decoctum)	Die Drogenbestandteile werden mit einer gewissen Menge Wasser nach den Zeitangaben, die auf dem Rezept vermerkt sind, sonst 2 – 5 Minuten, gekocht. Dabei spielt es keine Rolle, ob die Kräuter mit kaltem Wasser aufgesetzt oder ob die Kräuter in kochendes Wasser gegeben werden, das man dann in der angegebenen Zeit weiterkochen lässt.
Kaltauszug, Mazeration (lat. maceratio)	Die Teemischung wird mit kaltem Wasser übergossen und abgedeckt 6 – 8 Stunden stehen gelassen. Danach wird der Tee abgeseiht und auf Trinktemperatur gebracht.
Kombiniertes Verfahren	Eine Drogenmenge wird halbiert. Die eine Hälfte wird als Kaltauszug behandelt, die andere Hälfte wie ein Infus zubereitet. Zuletzt werden beide Mengen zusammengegossen und getrunken. Oder „man setzt die vorgeschriebene Teemenge mit der Hälfte der vorgeschriebenen Wassermenge kalt an und lässt 8 Stunden ziehen. Den Auszug gießt man durch ein Sieb ab. Nun wird der Teerückstand mit der anderen Hälfte der vorgeschriebenen Wassermenge heiß überbrüht. Beide Aufgüsse werden gemischt und tagsüber im allgemeinen schluckweise getrunken" (nach *Madaus*).

Fertigarzneien

Neben den oben erwähnten Zubereitungsformen, die sich auf die Teezubereitung beziehen, gibt es noch folgende im Handel:

Tinkturen	Tinkturen sind mit Alkohol oder Weingeist hergestellte Auszüge aus pflanzlichen oder tierischen Stoffen. Diese Stoffe werden in einem bestimmten Mischungsverhältnis mit dem Auszugsmittel übergossen und unter wiederholtem Umschütteln 10 Tage lang in einer gut verschlossenen und lichtgeschützten Flasche ausgezogen. Die Tinkturen des Deutschen Arzneibuches (DAB) werden aus getrockneten Pflanzenteilen hergestellt.
Homöopathische Urtinkturen	Homöopathische Urtinkturen werden – sofern es möglich ist – aus Frischpflanzen unter Verwendung von unterschiedlich hochprozentigem Alkohol hergestellt. Durch Verdünnung und Potenzierung werden aus den Urtinkturen die verschiedenen Dezimal- und Centesimalpotenzen hergestellt. Die Vorschriften sind im Deutschen Homöopathischen Arzneibuch (HAB) festgelegt.
Extrakte	Extrakte sind eingedickte Auszüge von Pflanzen oder Pflanzensäften. Die Auszugsmittel können Wasser, Alkohol oder Äther sein. Die Herstellung des Extraktes erfolgt durch Eindicken in Vakuum.
Spagyrische Extrakte	Spagyrische Arzneimittel werden nach dem Prinzip des Trennens und Vereinigens mit Hilfe verschiedener alchimistischer Verfahren hergestellt. In einem ersten Schritt wird durch Gärung, Destillation und Veraschung – die heute gängigsten Verfahren – versucht, das Arcanum, den geheimen Wirkstoff des Mittels, herauszulösen. Im zweiten Schritt werden die auf diese Weise gewonnenen Extrakte zusammengefügt, um ein möglichst wirksames Heilmittel zu erhalten.

2.4. Rezeptpflichtige Drogen

Allgemeines

Die im folgenden aufgeführten Arzneipflanzen sind verschreibungspflichtig bis einschließlich der dritten Dezimal- (D 3) bzw. der ersten Centesimalpotenz (C 1).
Die Verschreibungspflicht richtet sich nach der Verordnung über verschreibungspflichtige Arzneimittel und nach dem BTM-Gesetz bzw. der Betäubungsmittel-Verschreibungsverordnung. Der aktuelle Stand im Bezug auf die jeweiligen in

Betracht kommenden verschreibungspflichtigen Stoffe ist in der neuesten Ausgabe der „Scribas-Tabelle" der verschreibungspflichtigen Mittel und Gegenstände wiedergegeben.

Auflistung

Aconitum napellus	Blauer Eisenhut
Atropa belladonna	Tollkirsche
Citrullus colocynthis	Koloquinte
Colchiquum autumnale	Herbstzeitlose
Convallaria majalis	Maiglöckchen
Hyoscyamus	Bilsenkraut
Podophyllum peltatum	Fußblatt
Pulsatilla	Küchenschelle
Rauwolfia serpentina	Schlangenwurz
Secale cornutum	Mutterkorn
Stramonium	Stechapfel
Yohimbe	Yohimbe

3. Alphabetische Darstellung der Heilpflanzen

Achillea millefolium / Schafgarbe

ALLGEMEINES

Volksnamen	Achilles, Blutkraut, Bauchwehkraut, Fasankraut, Gänsezungen, Grillenkraut, Heil der Welt, Judenkraut, Kachelkraut, Schafrippe, Schafzunge, Tausendblatt, Wundheiler.
Botanisches	Korbblütler (Compositae); ausdauernde Pflanze mit zylindrischen Stängeln, 20–80 cm hoch; feine, doppelt gefiederte, lanzettförmige Blätter; weiße bis rötliche Blütenkörbchen an Trugdolden.
Vorkommen	Europa, Asien; Wiesen, Weg- und Feldränder, lichte Waldböden, Schutthalden.
Blütezeit	Juni bis Oktober.

MONOGRAPHIE

verwendete Teile	frische oder getrocknete oberirdische Teile von Achilla millefolium LINNE oder getrocknete Blütenstände von Achilla millefolium LINNE.
Inhaltsstoffe	ätherisches Öl und Proazulene.
Anwendungsart	zerkleinerte Droge für Aufgüsse sowie andere galenische Zubereitungen zum Einnehmen, Sitzbäder, Frischpflanzenpresssaft zum Einnehmen.
Dosierung	Tagesdosis: Einnahme: 4,5 g Schafgarbenkraut, 3 Teelöffel Frischpflanzenpresssaft, 3 g Schafgarbenblüten; Sitzbäder: 100 g Schafgarbenkraut auf 20 l Wasser.
Gegenanzeigen	Überempfindlichkeit gegen Schafgarbe.
Nebenwirkungen	keine bekannt.
Wechselwirkungen	keine bekannt.

WIRKPROFIL

Monographie	choleretisch, spasmolytisch, antibakteriell, adstringierend.
Humoral-pathologie	temperierte Wärme mit kühlendem Effekt; trocknend und zusammenziehend.

Achillea millefolium / Schafgarbe

INDIKATIONEN

Monographie

innerlich
Appetitlosigkeit, dyspeptische Beschwerden
leichte krampfartige Beschwerden im Magen-Darm-Bereich
äußerlich (Sitzbäder)
Pelvipathia vegetativa (schmerzhafte Krampfzustände psycho-vegetativen Ursprungs im kleinen Becken der Frau)

Gegenwart

**Tonikum amarum
entzündungshemmend,
karminativ, spasmolytisch**
blutreinigend, stoffwechselsteigernd
spastische Zustände im kleinen
   Becken
Gastro-, Enteropathien mit
   spastischem Charakter
Galleleiden
atonische Magenerkrankungen
Blähungen, Appetitlosigkeit

venöse Stasen im Abdomen
Brust-, Kopfkongestionen
Hämorrhoidalblutungen
Blasenschwäche, Enuresis
Zystitis
Bronchitis
Gicht, Rheuma
Diabetes mellitus
Neurasthenie
Hämostyptikum (Umschläge)

*Humoral-
pathologie*

innerlich
blutende Wunden, Nasenbluten
Blutspeien, Blutharnen
Menorrhagie
blutende Hämorrhoiden
Rote Ruhr
hitzige Geschwulst
Lungensucht, Husten
Appetitlosigkeit, Erbrechen
Harnverhalten
Nierengries, -stein
Samenfluss und Fluor albus
Leibschmerzen, Kopfschmerzen
Zahnweh

Spulwürmer
4-Tages-Fieber
Feigwarzen
Fallsucht
beugt Entzündung von Wunden
   vor, Fistel
beugt Schlagfluss vor
äußerlich
Nasenbluten, blutende Wunden
bewahrt vor Wundentzündung
Güldenader-Fluss
zerteilt die Geschwulst
Fisteln, Krebs
Lähme der Glieder

REZEPTE

Rezepte

Rp.: Meno-, Metrorrhagie (nach *Kroeber*)
Cort. Quercus
Hb. Bursae pastoris
Hb. Millefolii
Rad. Tormentillae   aa 25,0
M. f. spec.
D.S. 1 Esslöffel / 1 Tasse, Dekokt, tagsüber 1–2 Tassen trinken.

Aconitum napellus / Blauer Eisenhut

A

ALLGEMEINES

Volksnamen	Apolloniakraut, Eliaswagen, Fuchswurz, Giftkraut, Sturmhut, Teufelwurzel, Tübeli, Venuswagen, Wolfskraut.
Botanisches	Hahnenfußgewächse (Ranunculaceae); ausdauernde Pflanze mit rübenförmiger, schwärzlicher Wurzel und kräftigem, kahlem oder schwach behaartem Stängel, bis 150 cm hoch; Blätter: gestielt, fünf- bis siebenteilig, handförmig; blaue, helmartige, als dichte Traube stehende Blüten; mehrsamige Balgfrüchte. **Cave:** Tödlich giftig!
Vorkommen	Europa; fette Böden, feuchte Weiden und Gebüsche, bis in die Bergregionen.
Blütezeit	Juni bis September.

MONOGRAPHIE

verwendete Teile	**Eisenhutknollen:** im Herbst, nach der Blütezeit gesammelte, frische oder getrocknete Wurzelknollen und Wurzeln von Aconitum napellus LINNE sowie deren Zubereitungen; **Eisenhutkraut:** am Anfang der Blütezeit gesammeltes, getrocknetes Kraut von Aconitum napellus LINNE sowie Zubereitungen aus Eisenhutkraut.
Inhaltsstoffe	Die Drogen enthalten Alkaloide, Hauptalkaloid ist Aconitin.
Anwendungsart	keine Angaben.
Dosierung	keine Angaben.
Gegenanzeigen	keine Angaben.
Nebenwirkungen	keine Angaben.
Wechselwirkungen	keine Angaben.

WIRKPROFIL

Monographie	keine Angaben.
Humoral-pathologie	von brennender und giftiger Natur; **Cave:** Die alten Autoren warnen ausdrücklich vor der Giftigkeit der Pflanze.

Aconitum napellus / Blauer Eisenhut

INDIKATIONEN

Monographie

Zubereitungen aus blauem Eisenhut werden bei Schmerzen, Fazialislähmungen, Gelenkerkrankungen, Rheuma, Gicht, rheumatischen Beschwerden, Entzündungen, Pleuritis, Pericarditis sicca, Fieber, Haut- und Schleimhauterkrankungen sowie zur Desinfektion und Wundbehandlung angewendet.

In Kombinationen werden entsprechende Zubereitungen zusätzlich angewendet:

- zur Vorbeugung und Behandlung von Erkrankungen und Beschwerden im Bereich der Atemwege, des Herz-Kreislauf-Systems und des Magen-Darm-Traktes
- bei Erregungs- und Krampfzuständen, Eklampsie, Epilepsie
- bei Ein- und Durchschlafstörungen, Depressionen
- bei allergischen Erkrankungen
- zur Steigerung der körpereigenen Abwehr
- bei Wetterfühligkeit, Kontrakturen, Haarausfall und

Schuppenbildung am Haarboden, als durchblutungsförderndes Mittel bei Kälteschäden, zur Narbenbehandlung, Schleimhautanästhesie und Kariesprophylaxe sowie als Einlage in den Zahnwurzelkanal.

Risiken: Wegen der geringen therapeutischen Breite können Intoxikationserscheinungen bereits im therapeutischen Dosisbereich auftreten. Diese sind Parästhesien, Erbrechen, Schwindel, Muskelkrämpfe, Hypothermie, Bradykardie, Herzrhythmusstörungen und zentrale Atemlähmung.

Bewertung: Angesichts der bereits im therapeutischen Bereich vorhandenen Risiken von blauem Eisenhut ist seine Anwendung nicht mehr zu vertreten.

Gegenwart

Rheumatismus, Neuralgien

Gicht	Angina tonsillaris
Migräne	Pneumonie
Trigeminusneuralgie,	nervöse Herzleiden
Ischialgie	Ohrgeräusche
Zahnschmerzen	chronische Hautleiden,
Erkältungskrankheiten,	Erysipel
Antifiebermittel	

Humoral-pathologie

Vor der Giftigkeit der Pflanze wird gewarnt.	
Purgierung	faules Zahnfleisch
vertreibt die Läuse	

REZEPTE

Rezepte

als homöopathisches und spagyrisches Einzelmittel erhältlich.

Adonis vernalis / Frühlingsröschen

Volksnamen	Feuerröschen, Sonnenröschen, Teufelsauge.
Botanisches	Hahnenfußgewächse (Ranunculaceae); aufrechter, runder Stängel, 15–30 cm hoch; Blätter: stängelständig, zwei- bis vierfach gefiedert; gelbe, einzelne, endständige Blüten.
Vorkommen	Ost-, Südosteuropa; sonnige Standorte, felsige Stellen, Heidewiesen, Kiefernwälder; **Cave:** Vollständig geschützt!
Blütezeit	April bis Mai.

verwendete Teile	während der Blütezeit gesammelte, getrocknete oberirdische Teile von Adonis vernalis LINNE.
Inhaltsstoffe	herzwirksame Glykoside und Flavonoide.
Anwendungsart	zerkleinerte Droge sowie deren Zubereitungen.
Dosierung	mittlere Tagesdosis: 0,6 g eingestelltes Adonispulver (DAB 9); höchste Einzelgabe: 1,0 g; höchste Tagesdosis: 3,0 g.
Gegenanzeigen	Therapie mit Digitalisglykosiden, Kalium-Mangelzustände.
Nebenwirkungen	bei Überdosierung: Übelkeit, Erbrechen, Herzrhythmusstörungen.
Wechselwirkungen	Wirkungs- und damit auch Nebenwirkungssteigerung bei gleichzeitiger Gabe von Chinidin, Kalzium, Saluretika, Laxanzien und bei Langzeittherapie mit Glukokortikoiden.

Monographie	positiv inotrop ; im Tierversuch venentonisierend.
Humoral- pathologie	erweichend, purgierend.

Adonis vernalis / Frühlingsröschen

INDIKATIONEN

Monographie

leicht eingeschränkte Herzleistung, besonders bei nervöser Begleitsymptomatik

Gegenwart

leichter bis mittelschwerer Herzmuskelschaden
Leistungsminderung des Herzens
nervöse Herzbeschwerden
Kardiosedativum
kardialer Hydrops, Aszites, Ödeme
Hypertonie, Hypotonie
Angina pectoris
Arrhythmie
Thyreotoxikose
Prostataschwellung
Adipositas
Leberleiden
Obstipation

Humoral-pathologie

Fälschlicherweise wurde Adonis vernalis früher für den Helleborus niger des Hippokrates gehalten. Deshalb lässt sich in den älteren Kräuterbüchern nichts Charakteristisches finden.
purgierende Eigenschaften;
äußerlich zur Erweichung von malignen Geschwülsten.

REZEPTE

Rezepte

Rp.: Hypertonie bei Arteriosklerose (nach *Sell*)

Hb. Visci albi
Hb. Droserae
Hb. Cnici benedicti
Hb. Adonidis vernalis   aa 20,0
M. f. spec.
D.S. 1 Teelöffel / 1 Tasse Wasser, Infus.

Aesculus hippocastanum / Rosskastanie

ALLGEMEINES

Volksnamen	Drusenkesten, Gichtbaum, Pferdekastanie, Saukastanie.
Botanisches	Rosskastaniengewächse (Hippocastanaceae); stattlicher Baum mit gewölbter Krone, bis 30 m hoch; Blätter: fünf- bis siebenzählig gefingert und ungleich gesägt; Blüten in reichblütigen, aufrechten Rispen; Kapselfrucht: gelbgrün, kugelig und weichstachelig, bis 6 cm Durchmesser; Samen: flachkugelig mit glänzend brauner Schale und gelblich-weißem Nabelfleck.
Vorkommen	ursprünglich Nordgriechenland und Kaukasus, jetzt weltweit verbreitet.
Blütezeit	Mai.

MONOGRAPHIE

verwendete Teile	getrockneter Samen von Aesculus hippocastanum LINNE sowie deren Zubereitungen in wirksamer Dosierung.
Inhaltsstoffe	Die Samen enthalten mindestens 3,0 % Triterpenglykoside, berechnet als wasserfreies Aescin ($C_{54}H_{84}O_{23}$, MG 1101), bezogen auf die 100-105 Grad Celsius getrocknete Droge.
Anwendungsart	flüssige und feste Darreichungsformen zur oralen Anwendung.
Dosierung	mittlere Tagesdosis (soweit nicht anders verordnet): Droge oder Drogenzubereitung entsprechend 30-150 mg Aescin.
Gegenanzeigen	keine bekannt.
Nebenwirkungen	keine bekannt.
Wechselwirkungen	keine bekannt.

WIRKPROFIL

Monographie	antiexsudativ und venentonisierend.
Humoral-pathologie	von mittelmäßiger Natur; Samen trocknen und ziehen zusammen; machen viel Winde.

Aesculus hippocastanum / Rosskastanie

INDIKATIONEN

Monographie

Symptome der chronisch venösen Insuffizienz:
Ödeme, Wadenkrämpfe, Juckreiz sowie Schmerzen und Schweregefühl in den Beinen, Varikosis und postthrombotisches Syndrom
trophische Veränderungen, z.B. Ulcus cruris
posttraumatische und postoperative Weichteilschwellungen

Gegenwart

Venenmittel
Pfortaderstauungen
Abdominalplethora
Varizen, Hämorrhoiden
Magenschwäche
toxische Gastritis
Hyperazidität, Aziditätsschwankungen
Obstipation und hämorrhoidale Beschwerden
Gallenstau
Milzbelastung,
Gicht, Rheuma, Lumbago
chronischer Darmkatarrh, Diarrhoe
Mastdarmvorfall
Afterzwang, Afterfissuren
Uterusblutungen
Nasen-Rachen-Katarrh mit Kratzen und Brennen im Hals (besonders nach Angina)
follikuläre Pharyngo-Laryngitis mit Nasenpolypen
Bronchien-, Luftröhrenkatarrh
Rheuma und Hautausschläge (Badezusatz)

Humoral-pathologie

Die Rosskastanie wurde erst ab 1550 in Mitteleuropa heimisch. Die erste Abbildung findet sich bei *Matthiolus* (1565).

innerlich
Bauchfluss, Mutterfluss
Husten
treibt den Harn
brennender Harn

Hämorrhoiden
macht geil
äußerlich
harte Brust
rasender Hundsbiss

REZEPTE

Rezepte

Rp.: Katarrhe der Atemwege (nach *Bohn*)
Semen Hippocastani   20,0
M. f. pulv.
D.S. 2 mal täglich 1 Messerspitze.

Agrimonia eupatoria / Odermennig

Volksnamen	Ackermännchen, Brustkraut, Fünfblatt, Hagemundiskraut, Leberklätte, Zöpfchen.
Botanisches	Rosengewächse (Rosaceae); wenig verzweigte behaarte Stängel, bis 1 m hoch; unpaarig gefiederte, behaarte Blätter; gelbe Blüten, als ährenförmige Traube.
Vorkommen	gemäßigte Zonen Europas, Asiens, Afrikas und Nordamerikas; Hecken, Wald- und Wegränder, trockene Wiesen und kalkhaltige Böden.
Blütezeit	Juni/Juli bis September.

MONOGRAPHIE

verwendete Teile	getrocknete, kurz vor oder während der Blütezeit geerntete oberirdische Teile von Agrimonia eupatoria LINNE und/oder Agrimonia procera WALLROTH.
Inhaltsstoffe	Gerbstoffe und Flavonoide.
Anwendungsart	kleingeschnittene oder gepulverte Droge für Aufgüsse; andere galenische Zubereitungen zur inneren und lokalen Anwendung.
Dosierung	**innere Anwendung** Tagesdosis: 3-6 g Droge, Zubereitungen entsprechend; **äußere Anwendung** mehrmals täglich Umschläge mit einem 10 % Dekokt.
Gegenanzeigen	keine bekannt.
Nebenwirkungen	keine bekannt.
Wechselwirkungen	keine bekannt.

WIRKPROFIL

Monographie	adstringierend.
Humoralpathologie	warm 1. Grad, trocken 2. Grad; von subtiler Substanz; ablösend, zerteilend, säubernd ohne merkliche Hitze; ein wenig zusammenziehend.

INDIKATIONEN

Monographie

innerlich: leichte unspezifische Diarrhoe;
Entzündungen der Mund- und Rachenschleimhaut.
äußerlich: leichte oberflächliche Entzündungen der Haut.

Gegenwart

Tonikum amarum
innerlich
Funktionsregulation von
    Leber und Galle
Cholelithiasis, Ikterus
harnsaure Diathese
Rheumatismus, Glieder-
    schmerzen, Lumbago
Nephrolithiasis

Magenkatarrh, subazider Magen
Appetitlosigkeit
Obstipation
Milzleiden
äußerlich
Gurgelmittel bei entzündetem
    Zahnfleisch und entzündeter
    Rachenschleimhaut

Humoral-
pathologie

wichtiges leberstärkendes Kraut
innerlich
Lebersucht, -schmerz
Leberverstopfung, Gelbsucht
Milzsucht, Wassersucht
Harnverhaltung, Enuresis,
    Harnwinde
Lendenstein
Faulfieber, 4-Tages-Fieber
Rote Ruhr
Würmer
Diabetes mellitus
Tollwut
Fisteln
frische Wunden
Krebs
lahme und kontrakte Glieder

äußerlich
Podagra, müde Füße
Kopfgrind
blutige Augenverletzungen
Augengeschwüre
Mundfäule, Zungengeschwür
    Brustgeschwür
Nasenbluten
geburtsfördernd
Erfrierungen
Warzen
verrenkte Glieder

REZEPTE

Rezepte

Rp.: Cholelithiasis (nach *Pick*)
Hb. Agrimoniae   50,0
Hb. Marrubii   50,0
Rad. Rhei   25,0
Rad. Ononidis spin.   25,0
M. f. spec.
D.S. 1 Teelöffel / 1 Tasse Infus, 5 Minuten ziehen lassen, morgens und
nachmittags eine Tasse.

Alchemilla vulgaris / Frauenmantel

A

	ALLGEMEINES
Volksnamen	Frauenhilf, Frauenrock, Perlkraut, Taukraut, Taubecher, Taumantel.
Botanisches	Rosengewächse (Rosaceae); bis 30 cm hohe Staudenpflanze; Blätter: sieben- bis elflappig, behaart und gezähnt; gelbgrüne, kleine Blüten.
Vorkommen	Europa, Asien; kalkreiche und -arme Böden, Waldränder, feuchte Wiesen, Weiden, bis in die Bergregionen.
Blütezeit	Mai bis August.

	MONOGRAPHIE
verwendete Teile	während der Blütezeit gesammelte, frische oder getrocknete oberirdische Teile von Alchemilla vulgaris LINNE sowie deren Zubereitungen in wirksamer Dosierung.
Inhaltsstoffe	Gerbstoffe und Flavonoide.
Anwendungsart	zerkleinerte Droge für Aufgüsse und Abkochungen sowie andere galenische Zubereitungen zum Einnehmen.
Dosierung	mittlere Tagesdosis: 5-10 g Droge.
Gegenanzeigen	keine bekannt.
Nebenwirkungen	keine bekannt.
Wechselwirkungen	keine bekannt.

	WIRKPROFIL
Monographie	adstringierend.
Humoral-pathologie	temperierte Eigenschaft zwischen kalt und warm; konsolidierend, trocknend, adstringierend.

Alchemilla vulgaris / Frauenmantel

INDIKATIONEN

Monographie   leichte unspezifische Durchfallerkrankungen

Gegenwart   **Fluormittel**
Wundmittel
Menorrhagie, unregelmäßige Menses
Unterleibsentzündungen
Geburtsvorbereitung
Fettleibigkeit wegen ovarieller Dysfunktion
Blutarmut
Diabetes mellitus
Hydrops
Diarrhoe
Erkältungskrankheiten mit Fieber
Arteriosklerose
Rheuma
Schlaflosigkeit
Wundmittel (innere und äußere Wunden)
Fluormittel (Sitzbad)
Geschwüre (Auflage)

Humoral-
pathologie

innerlich	äußerlich
Wundmittel	Wunden aller Art
Verwundung der Brust	blutende Wunden
Versehrung und Brüche	Schuss- und Stichwunden
geronnenes Blut im Leib	„lange hangende Dütten"
weißer Mutterfluss	
Fallsucht	

REZEPTE

Rezepte   Rp.: Fluor albus (nach *Meyer*)

Rad. Gentianae	10,0
Hb. Equiseti	20,0
Flor. Lamii albi	20,0
Hb. Polygoni	20,0
Hb. Alchemillae	30,0

M. f. spec.
D.S. 1 Esslöffel / 1 Tasse, als Abkochung,
tagsüber schluckweise trinken.

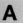
Allium cepa / Küchen- oder Speisezwiebel

Volksnamen	Bolle, Fölle, Oellig, Zippel, Zwifl.
Botanisches	Liliengewächse (Liliaceae); ausdauernde Pflanze mit hohlem Stängel, bis 60 cm hoch; blaugraue Blätter; Scheindolde mit grünlich-weißen Blüten; Zwiebel rund bis länglich mit rotgelben Häuten umhüllt.
Vorkommen	vermutlich aus dem westlichen Asien stammend; zahlreiche Zwiebelarten sind in vielen Ländern kultiviert.
Blütezeit	Juni bis August.

MONOGRAPHIE

verwendete Teile	frische oder getrocknete, dick und fleischig gewordene Blattscheiden und Blattansätze von Allium cepa LINNE sowie deren Zubereitungen in wirksamer Dosierung.
Inhaltsstoffe	Alliin und ähnliche schwefelhaltige Verbindungen, ätherisches Öl, Peptide und Flavonoide.
Anwendungsart	zerkleinerte Zwiebeln, Presssaft frischer Zwiebeln sowie andere galenische Zubereitungen zum Einnehmen.
Dosierung	mittlere Tagesdosis: 50 g frische Zwiebeln bzw. 20 g getrocknete Droge, Zubereitungen entsprechend; **Hinweis:** Bei einer Anwendung von Zwiebelzubereitungen über mehrere Monate dürfen pro Tag maximal 0,035 g des Inhaltsstoffs Diphenylamin aufgenommen werden.
Gegenanzeigen	keine bekannt.
Nebenwirkungen	keine bekannt.
Wechselwirkungen	keine bekannt.

WIRKPROFIL

Monographie	antibakteriell; lipid- und blutdrucksenkend; hemmt die Thrombozytenaggregation.
Humoral-pathologie	warm bis in den 4. Grad; säubernd, eröffnend und durchdringend; die Zwiebel verdünnt und zerteilt zähe, grobe Feuchtigkeiten.

Allium cepa / Küchen- oder Speisezwiebel

Monographie

Appetitlosigkeit, zur Vorbeugung altersbedingter Gefäßerkrankungen

Gegenwart

expektorierende, diuretische, schweiß- und blähungstreibende, verdauungsfördernde und emmenagoge Eigenschaften
Zystitis, Hydrops
Neuralgien
Würmer
gastrointestinale Beschwerden
Meteorismus, Flatulenz
seltener bei Gicht und Rheuma
äußerlich
Harnverhalten, Grippe, Wespenstich,
Geschwüre, rissige Haut, Hornhaut, Haarausfall,
Bindehautentzündungen, Ohrenfluss

Humoral-
pathologie

innerlich
bläht den Leib auf (bei Leuten mit sitzender Lebensweise)
gegen Ohrenschmerz und -sausen
zerteilt die grobe Feuchtigkeit im Leib und in der Brust
gegen den schweren Atem
bringt Appetit
treibt den Harn und den Schweiß
beginnende Wassersucht
Spulwürmer der Kinder
äußerlich
harte Geschwüre
pestilenzische Beulen
bringt den Weibern ihre Zeit (als Suppositorium)
Hundsbiss
güldene Ader
Feigwarzen
Grind
Haarwaschmittel

REZEPTE

Rezepte

Rp.: bei Husten und Erkältung (Volksmedizin)
Zwiebel grob würfeln und mit Kandiszucker zu einem dicken Saft
einkochen lassen; Esslöffelweise einnehmen.
Rp.: Anthelminthikum (nach Kneipp)
Eine Zwiebel schneiden, mit 1/4 l Wasser übergießen, über Nacht zie-
hen lassen; am anderen Morgen abseihen und nüchtern trinken; 3-4
Tage lang wiederholen.

A **Allium sativum** / Knoblauch

ALLGEMEINES

Volksnamen Gruserich, Knofel, Knoflak, Look.

Botanisches Liliengewächse (Liliaceae); kahle Pflanze mit rundem Stängel, bis 1 m hoch. Der Stängel wächst aus einer kleinen Hauptzwiebel, die von mehreren Nebenzwiebeln (den Koblauchzehen) umgeben ist. Die Zwiebeln sind von weißen, häutigen Niederblättern umhüllt, die außerdem von einer weißen Hülle umgeben sind. Blätter: lauchgrün, ganzrandig, zugespitzt; Blüten: rötlich-weiß, in Doldenform mit weißer Blütenscheide und eirunden Brutzwiebeln.

Vorkommen ursprünglich Mittlerer Osten , Mittelmeergebiet; weitverbreitete Kulturpflanze.

Blütezeit Juli bis August.

MONOGRAPHIE

verwendete Teile frische oder schonend getrocknete Sprosszwiebeln von Allium sativum LINNE, die sich aus einer Hauptzwiebel und mehreren Nebenzwiebeln zusammensetzen sowie deren Zubereitungen in wirksamer Dosierung.

Inhaltsstoffe Alliin und/oder dessen Abbauprodukte.

Anwendungsart zerkleinerte Droge und deren Zubereitungen zum Einnehmen.

Dosierung mittlere Tagesdosis:
4 g frische Knoblauchzwiebel; Zubereitungen entsprechend.

Gegenanzeigen keine bekannt.

Nebenwirkungen selten Magen-Darm-Beschwerden, allergische Reaktionen;
Hinweis: Veränderung des Geruchs von Haut und Atemluft.

Wechselwirkungen keine bekannt.

WIRKPROFIL

Monographie antibakteriell; antimykotisch; lipidsenkend; Hemmung der Thrombozytenaggregation; Verlängerung der Blutungs- und Gerinnungszeit; Steigerung der fibrinolytischen Aktivität.

Humoralpathologie warm und trocken im 4.Grad; durchdringend, dünn machend.

Allium sativum / Knoblauch

INDIKATIONEN

Monographie

zur Unterstützung diätetischer Maßnahmen bei Erhöhung der Blutfettwerte; zur Vorbeugung altersbedingter Gefäßerkrankungen.

Gegenwart

Gastro- und Enteropathien	Bronchitis, Bronchiektasie
Bakterio- und Mykostatikum	Asthma bronchiale
antidyspeptische Wirkung	Neuralgien
akute und chronische Magen-Darm-Katarrhe	Rheumatismus
	Nephritis
Paratyphus	Ikterus
Dysenterie	Darmparasiten-Befall
Meteorismus, Flatulenz	Dermatopathien
Obstipation	Haarausfall
Arteriosklerose, Hypertonie	Prophylaktikum gegen Grippe
Hypercholesterinämie	Adjuvans bei Tumorerkrankungen

Humoral-pathologie

innerlich	gegen die gelbe Haut nach
kalter Magen	Gelbsucht
eröffnet die Verstopfung	Pest
verteilt die Bläst	zuviel Knoblauch gegessen macht
verzehrt die Feuchtigkeiten innen	Kopfweh- und unreines Geblüt
und außen	**äußerlich**
fördert den Schlaf	erweicht die Geschwüre
Darmgicht	tötet Läuse und Nissen
tötet die Würm im Leib	schäbige Haut
macht eine helle Stimme	Flecken im Angesicht
gegen alten Husten	Ohrenweh
Wassersucht	rheumatische Taubheit
Lendenstein	Zahnweh
treibt den Harn und die	Fallsucht
Weiberzeit	unsinniger Hundsbiss

REZEPTE

Rezepte

Rp.: Husten (Volksmedizin)
5 große Knoblauchzehen zerquetschen, mit 5 Teelöffel Zucker vermischen, Wasser zugeben, kurz aufkochen lassen, 10 Minuten ziehen lassen; durch ein Tuch abseihen und löffelweise über den Tag einnehmen.
Rp.: Arteriosklerose und Hypertonie (nach *Meyer*)
Fol. c. Flor. Crataegi
Bulb. Allii sat.
Hb. Equiseti
Hb. Visci albi   aa 25,0
M. f. spec.
D.S. 1 Esslöffel /1 Tasse, 15 Min. abkochen, 2 Tassen täglich.

A

Aloe / Aloe

ALLGEMEINES	
Volksnamen	von *Alloeh*, dem arabischen Namen der Pflanze.
Botanisches	Liliengewächse (Liliaceae); strauchartiges Gewächs mit dreißig- bis fünfzigblättriger Rosette, 2-3 m hoch; Blätter: fleischig, lanzettförmig, bis 50 cm lang, 10-20 cm breit und 5 cm dick mit purpurfarbenen Stacheln. Der ca. 50 cm hohe Blütenschaft trägt eine Traube aus rot-grün gestreiften Blüten.
Vorkommen	Südafrika, Mittelmeergebiet.
Blütezeit	keine Angaben.

MONOGRAPHIE	
verwendete Teile	**Curacao-Aloe:** der zum Trocknen eingedickte Saft der Blätter von Aloe barbadensis MILLER sowie dessen Zubereitungen in wirksamer Dosierung. **Kap-Aloe:** der zum Trocknen eingedickte Saft der Blätter einiger Arten der Gattung Aloe, insbesondere von Aloe ferox MILLER und seiner Hybriden sowie deren Zubereitungen in wirksamer Dosierung.
Inhaltsstoffe	Enthält Hydroxyanthracen-Derivate, hauptsächlich Barbaloin (früher Aloin), ein Glykosid des Aloe-Emodinanthrons, Aloe-Emodin. In **Kap-Aloe** befinden sich die Aloinoside A und B, ferner sind Aloe-Harze vorhanden. **Curacao-Aloe** enthält mindestens 28,0 Prozent Hydroxyanthracen-Derivate, berechnet als wasserfreies Barbaloin (MG 418,4). **Kap-Aloe** enthält mindestens 18,0 Prozent Hydroxyanthracen-Derivate, berechnet als wasserfreies Barbaloin (MG 418,4).
Anwendungsart	Aloe-Pulver, Trockenextrakte für flüssige und feste Darreichungsformen zur oralen Anwendung. **Anwendungsdauer:** Anthrachinonhaltige Abführmittel dürfen nicht über einen längeren Zeitraum eingenommen werden. **Hinweis:** Im Laufe der Behandlung kann eine harmlose Rotfärbung des Harns auftreten.
Dosierung	mittlere Tagesdosis: 0,05-0,2 g des Aloe-Pulvers bzw. Aloe-Trockenextraktes.
Gegenanzeigen	Ileus jeder Genese; während der Stillzeit nur nach Rücksprache mit einem Arzt anwenden; wegen ihrer abortiven Wirkung soll Aloe während der Schwangerschaft nicht eingesetzt werden.

Fortsetzung: MONOGRAPHIE

Nebenwirkungen

bei chronischem Gebrauch bzw. Missbrauch: Elektrolytverluste, insbesondere Kaliumverluste; gutartige Pigmenteinlagerungen in die Darmschleimhaut.

Wechselwirkungen

bei chronischem Gebrauch bzw. Missbrauch: Verstärkung der Herzglykosidwirkung durch Kaliummangel möglich.

WIRKPROFIL

Monographie

Die Substanzen induzieren eine aktive Sekretion von Elektrolyten und Wasser in das Darmlumen und hemmen die Resorption von Elektrolyten und Wasser aus dem Dickdarm. So wird über eine Volumenzunahme des Darminhalts der Füllungsdruck im Darm verstärkt und die Darmperistaltik angeregt. Die Aloe-Harze werden im wesentlichen für die unerwünschten Wirkungen verantwortlich gemacht.

Humoral-pathologie

warm und trocken im 2. Grad;
ein wenig zusammenziehend, mit sehr bitterem Geschmack.

Aloe / Aloe

INDIKATIONEN

Monographie

Erkrankungen, bei denen eine leichte Defäkation mit weichem Stuhl erwünscht ist, z.b. Analfissuren, Hämorrhoiden, nach rektal-analen operativen Eingriffen, Obstipation

Gegenwart

stark und schnell wirkendes Purgans, das seine Wirkung im Dickdarm entfaltet
innerlich

entzündliche Hämorrhoiden	Nägelkauen
Morgendiarrhoe mit Meteorismus	Prolapsus ani
subchronische Dysenterie und	Leberanschoppung nach Ikterus
Paratyphus	Durchfälle nach Emmenagogum
chronische Enteritis	
Tenesmen	**äußerlich**
Plethora abdominalis	eitrige Augenentzündung
Schließmuskelschwäche des Afters	Konjunktivitis
atonische, chronische Obstipation	alte Wunden und Geschwüre
Bienenstiche	Verbrennungen
Daumenlutschen	Röntgendermatitis

Humoral-
pathologie

Aloe war bereits in der Antike als Heilpflanze bekannt.

innerlich	**äußerlich**
adstringierende, abführende,	Hauptweh
blutstillende und heilende	Haarausfall
Eigenschaften	Augenflüsse
feuchter Magen	blutende Feigwarzen
Grimmen	frische Wunden
reinigt Haupt und Magen	faule, stinkende Schäden
Mundgeschwüre	
Pest	
Würmer	

REZEPTE

Rezepte

Rp.: Lungentuberkulose (nach *Wastula*)
Schmalz oder Gänsefett	100,0
Butter	100,0
Honig	100,0
Aloesaft	15,0 – 20,0
Kakao	bis zu 100,0

M.D.S. Zweimal täglich 1 Esslöffel auf 1 Glas heiße Milch.

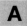

Althaea officinalis / Eibisch

Volksnamen Aldewurzel, Alter Thee, Driantenwurzel, Flusskraut, Heilwurz, Heimischwurzel, Ibsche, Schleimwurzel, Weiße Malve, Weiße Pappel, Weißwurzel.

Botanisches Malvengewächse (Malvaceae);
ausdauernde, filzig behaarte Staude, bis 1,5 m hoch;
Blätter: gestielt, ungleich gekerbt oder gesägt, drei- bis fünflappig, spiralig am Stängel angeordnet mit filzig, weißlicher Behaarung;
Blüten: achselständig, weiß oder rötlich.

Vorkommen Europa, Asien, in Nordamerika eingeschleppt;
bevorzugt salzhaltige, feuchte Böden, Wiesen und Viehweiden;
wird in Europa hauptsächlich in Kulturen angebaut.

Blütezeit Juni bis August.

verwendete Teile **Eibischblätter:** getrocknete Laubblätter von Althaea officinalis LINNE sowie deren Zubereitungen in wirksamer Dosierung;
Eibischwurzel: getrocknete, ungeschälte oder geschälte Wurzeln von Althaea officinalis LINNE sowie deren Zubereitungen in wirksamer Dosierung.

Inhaltsstoffe **Folium althaeae** enthält Schleimstoffe;
Radix althaeae enthält Schleimstoffe.

Anwendungsart **Folium althaeae:** zerkleinerte Droge für wässrige Auszüge sowie andere galenische Zubereitungen zum Einnehmen;
Radix althaeae: zerkleinerte Droge für wässrige Auszüge sowie andere galenische Zubereitungen zum Einnehmen.

Dosierung **Folium althaeae:** Tagesdosis: 5 g Droge; Zubereitungen entsprechend;
Radix althaeae: Tagesdosis: 6 g Droge; Zubereitungen entsprechend;
Eibischsirup: Einzeldosis 10 g;
Hinweis: Diabetiker müssen den Zuckergehalt mit den entsprechenden Broteinheiten berücksichtigen.

Gegenanzeigen **Folium althaeae:** keine bekannt.
Radix althaeae: keine bekannt.

Nebenwirkungen **Folium althaeae:** keine bekannt;
Radix althaeae: keine bekannt.

Althaea officinalis / Eibisch

Fortsetzung: MONOGRAPHIE

Wechselwirkungen **Folium althaeae:** keine bekannt.
Radix althaeae: keine bekannt.

WIRKPROFIL

Monographie **Folium althaeae:** reizlindernd;
Radix althaeae: reizlindernd;
Hemmung der mukoziliaren Aktivität; Steigerung der Phagozytose.

Humoral-
pathologie warm im 1. Grad, feucht im 2. Grad;
erweichend, zerteilend, die große Hitze lindernd und zeitig machend.

Althaea officinalis / Eibisch

INDIKATIONEN

Monographie

Folium althaeae: Schleimhautreizungen im Mund- und Rachenraum und damit verbundener trockener Reizhusten. Radix althaeae:
a) Schleimhautreizungen im Mund- und Rachenraum und damit verbundener trockener Reizhusten.
b) leichte Entzündungen der Magenschleimhaut.

Gegenwart

katarrhalische Reizzustände der Atemorgane mit starker Schleimabsonderung

Husten, Pertussis, Heiserkeit	Enteritis, Diarrhoe, Dysenterie
Bronchial-, Lungenkatarrhe	Cholera infantum
Asthma bronchiale	Ulcus ventriculi et duodeni
Lungen-Tbc mit Hämoptoe	Nephrolithiasis
entzündliche katarrhalische	Appetitlosigkeit
Affektionen des Urogenital-	**äußerlich**
und Darm-Traktes	Mund- und Gurgelwasser
Zystitis, Strangurie	als Kataplasma bei Augenent-
Incontinentia urinae	zündungen, Dermatitis,
Fluor albus, Gonorrhoe	Verbrennungen Furunkel

Humoral-pathologie

innerlich	Husten, Lungenerkrankungen
scharfe Hauptflüsse	innere Geschwulst
Geschwür der Kehle	fördert die Reinigung nach der
brennender Harn	Geburt
Blasenschmerz	Verwundungen, Krampf
schweres Harnen	**äußerlich**
Schleim in Nieren und Blase	Wunden, Geschwulst, Geschwür
Schmerz und Entzündung der	hinter den Ohren, Feigwarzen
Glieder	hitzige Geschwulst der Brust
rote Ruhr, Bauchflüsse	missgefärbtes Angesicht, Flecken
Brandwunden, kalter Brand	unter den Augen, Hitze der
Zahnschmerz	Mutter

REZEPTE

Rezepte

Rp.: Emolliens (Pharm. Austr. VIII)

Fol. Althaeae	55,0
Rad. Althaeae	25,0
Rad. Liquiritiae	15,0
Flor. Malvae	5,0

M. f. spec.
D.S. 4 Teelöffel / 2 Glas Wasser, kombiniertes Verfahren.

Althaea officinalis / Eibisch

A

Fortsetzung: REZEPTE

Rp.: Tussis, Heiserkeit, Bronchialkatarrh (nach *Madaus*)
Rad. Althaeae conc.   100,0
D.S. 4 Teelöffel / 2 Glas Wasser, Kaltansatz 8 Stunden, tagsüber trinken.

Rp.: Reizhusten, Bronchitis (nach *Tschirner*)
Hb. Thymi
Fol. Farfarae
Hb. Millefolii
Rad. Altheae
Lich. Islandici   aa ad 100.0
M. f. spec.
D.S. 3 Teelöffel / 1 Glas Wasser, kombiniertes Verfahren.

Ammi visnaga / Zahnstocher-Ammei

ALLGEMEINES

Volksnamen	Bischofskraut, Khella, Knorpelmöhre.
Botanisches	Doldengewächse (Umbelliferae); einjährige Pflanze mit kahlem, aufrechtem Stängel und aromatischem Geruch, bis 100 cm hoch; Blätter: graugrün, fein zerteilt, dreifach fiederschnittig; Blüten: Doldenblüte weiß mit dichten, starren Doldenstrahlen und zwittrigen Blüten; Früchte: breit, eiförmig bis elliptisch, wenig länger als breit, mit länglicher Fugenfläche.
Vorkommen	Mittelmeerraum bis in den Iran, Mittel- und Westeuropa, nach Amerika verschleppt.
Blütezeit	keine Angaben.

MONOGRAPHIE

verwendete Teile	getrocknete, reife Früchte von Ammi visnaga (L.) LAMARCK sowie deren Zubereitungen in wirksamer Dosierung.
Inhaltsstoffe	Die Droge enthält Furanochromone wie Khellin und Visnagin sowie Pyranocumarine wie Visnadin, Samidin und Dihydrosamidin.
Anwendungsart	zerkleinerte Droge sowie andere galenische Zubereitungen zum Einnehmen.
Dosierung	mittlere Tagesdosis: entsprechend 20 mg γ-Pyrone, berechnet als Khellin.
Gegenanzeigen	keine bekannt.
Nebenwirkungen	keine bekannt.
Wechselwirkungen	keine bekannt.

WIRKPROFIL

Monographie	Steigerung der Koronar- und Myokarddurchblutung; leichte positiv inotrope Wirkung; krampflösend auf die glatte Muskulatur.
Humoral-pathologie	keine Angaben.

Ammi visnaga / Zahnstocher-Ammei

INDIKATIONEN

Monographie

leichte stenokardische Beschwerden;
unterstützende Behandlung leichter Formen obstruktiv bedingter
Atemwegsbeschwerden;
Unterstützung der postoperativen Behandlung von
Harnsteinerkrankungen.

Gegenwart

Diuretikum, Spasmolytikum
Asthma bronchiale
Keuchhusten
Bronchitis
Angina pectoris
Koronarsklerose
Verbesserung der Myokarddurchblutung
Myokardinfarkt
Harn- und Blasensteine
Nierensteine
Vitiligo

*Humoral-
pathologie*

Khella wurde bereits in der altägyptischen Kultur als Heilpflanze
verwendet.
In den alten Kräuterbüchern dürfte es sich bei Ammi, Ammium oder
Ammey wohl um Cymium aethiopicum (laut Dioskurides) oder
Trachyspermum copticum handeln.
Jedenfalls sind die Abbildungen nicht eindeutig mit Ammi visnaga zu
identifizieren, zumal die Pflanze über die Jahrhunderte in Vergessenheit
geraten war und erst in den Dreißiger-Jahren des 20. Jahrhunderts von
ägyptischen Ärzten zu therapeutischen Zwecken wiederentdeckt wurde.

REZEPTE

Rezepte

auf Fertigpräparate zurückgreifen.

Anethum graveolens / Dill

ALLGEMEINES

Volksnamen	Blähkraut, Dillich, Gurkenkümmel.
Botanisches	Doldengewächse (Umbelliferae); einjähriges Doldengewächs mit dünnem, rundem, weißgestreiftem Stängel, bis 100 cm hoch; Blätter: mehrfach gefiedert, mit weißspitzigen Zipfeln; Blüten: gelb, in bis zu 15 cm breiten Dolden stehend; ovale und scheibenförmige Früchte.
Vorkommen	Orient, Mittelmeergebiet; als Gewürzpflanze in Gärten weit verbreitet und verwildert.
Blütezeit	Juli bis September.

MONOGRAPHIE

verwendete Teile	getrocknete Früchte von Anethum graveolens LINNE s. l. sowie deren Zubereitungen in wirksamer Dosierung.
Inhaltsstoffe	carvonreiches ätherisches Öl.
Anwendungsart	Ganzdroge für Aufgüsse sowie andere galenische Zubereitungen zum Einnehmen.
Dosierung	mittlere Tagesdosis: 3 g Droge, Zubereitungen entsprechend; **ätherisches Öl** Tagesdosis: 0,1 – 0,3 g.
Gegenanzeigen	keine bekannt.
Nebenwirkungen	keine bekannt.
Wechselwirkungen	keine bekannt.

WIRKPROFIL

Monographie	spasmolytisch; bakteriostatisch
Humoral- pathologie	warm bis in den 3. Grad, trocken im 1. Grad; erwärmend, eröffnend, kochend und digerierend, säubernd, dünn machend und zerteilend.

Anethum graveolens / Dill

INDIKATIONEN

Monographie

dyspeptische Beschwerden

Gegenwart

Karminativum, Stomachikum, Galaktagogum

Schmerzstillende und beruhigende Wirkung	Aphrodisiakum
	Hysterie
Schlaflosigkeit	Katarrhalische Lungenbeschwerden
Koliken des Magen-Darm-Systems	
Blähungen	**äußerlich**
Darmgeschwüre	skrofulöse Augenentzündung
Emmenagogum	Drüsenstockungen (als
Geburtsmittel	Packung)

Humoral-pathologie

innerlich	**äußerlich**
Klux	Halsgeschwer
Krimmen	hitzige Entzündung
Magenweh, Erbrechen	Geschwulst des Gesichts
Bläst im Leib	übelriechender Atem
Krimmen nach der Ruhr	kalte Hauptflüsse
Harnwinde treibt den Harn	Schnupfen
schlaffördernd	Geelsucht der Augen
Mutterschmerzen	Seitenschmerz
macht den „säugenden	Lendenstein
Weibern" viel Milch	Krimmen der Gebärmutter
erkaltete Brust	(nach der Geburt)
	gegen Kopfschuppen

REZEPTE

Rezepte

Rp.: Beruhigungsmittel (nach *Kroeber*)
Fruct. Anisi
Fruct. Anethi   aa 20,0
Flor. Sambuci
Fol. Melissae   aa 30,0
M. f. spec.
D.S. 1 Esslöffel / 1 Tasse, Infus, abends 1 Tasse warm trinken.

Rp.: Galaktagogum (nach *Meyer*)
Fruct. Anisi
Fruct. Anethi
Fruct. Foeniculi
Hb. Majoranae   aa 25,0
M. f. spec.
D.S. 1 Esslöffel / 1 Tasse, Dekokt, morgens und abends je 1 Tasse trinken.

A | Angelica officinalis / Engelswurz

Volksnamen	Brustwurz, Engelswurz, Giftwurz, Gilke, Heiligenbitter, Lauskraut, Luftwurz, Theriakwurz, Waldbrustwurz, Zahnwurzel.
Botanisches	Doldengewächse (Umbelliferae); eindrucksvolles Doldengewächs mit hohlem, gerilltem, armdickem Stängel, der oben oft rostbraun ist, bis 3 m hoch; Blätter: kahl, hellgrün, dreifach fiederschnittig, unten sehr groß, bis 90 cm lang; Dolden an Stängeln und Ästen endständig, 20- bis 40-strahlig mit kleinen, grünweißen Blüten. Früchte: elliptisch-breit bis rechteckig und blassgelb.
Vorkommen	Nordeuropa, Nordasien; Flussufer und feuchte Wiesen.
Blütezeit	Juni bis Juli; **Cave:** Sehr anfällig für Insektenbefall.

MONOGRAPHIE

verwendete Teile	getrocknete Wurzeln und Wurzelstöcke von Angelica archangelica LINNE sowie deren Zubereitungen in wirksamer Dosierung.
Inhaltsstoffe	ätherisches Öl, Cumarin und Cumarinderivate.
Anwendungsart	zerkleinerte Droge sowie andere galenische Zubereitungen zum Einnehmen.
Dosierung	Tagesdosis: 4,5 g Droge; 1,5-3 g Fluidextrakt (1:1); 1,5 g Tinktur (1:5); Zubereitungen entsprechend; 10-20 Tropfen ätherisches Öl.
Gegenanzeigen	keine bekannt.
Nebenwirkungen	Die in Angelikawurzel enthaltenen Furocumarine machen die Haut lichtempfindlicher und können in Zusammenhang mit UV-Bestrahlung zu Hautentzündungen führen. Für die Dauer der Anwendung von Angelikawurzel oder deren Zubereitungen sollte daher auf längere Sonnenbäder und intensive UV-Bestrahlung verzichtet werden.
Wechselwirkungen	keine bekannt.

WIRKPROFIL

Monographie	spasmolytisch, cholagog; Förderung der Magensaftsekretion.
Humoral-pathologie	warm im 3. Grad, trocken im 2. Grad; wärmend, trocknend und eröffnend.

INDIKATIONEN

Monographie

Appetitlosigkeit; dyspeptische Beschwerden wie leichte Magen-Darm-Krämpfe, Völlegefühl und Blähungen

Gegenwart

Stomachikum, Karminativum, Tonikum, Roborans, Nervinum

Erkrankungen der Verdauungsorgane
Pyrosis, Dyspepsie
Darmatonie
Appetitlosigkeit
Anorexie
Gastritis, Enteritis
Cholera infantum
Meteorismus
Flatulenz (mit Hämorrhoiden)
Expektorans bei Lungen- und Bronchialleiden
Ulcus ventriculi et duodeni
Nervenschwäche

Epilepsie
Hysterie
Schlaflosigkeit
Herzklopfen (vor allem nach Kaffeegenuss)
Entzündungen der Eierstöcke
Entzündungen des Brust- und Rippenfells

äußerlich
nässende Ekzeme
Ulcus cruris
Muskel- und Nervenschmerzen
Gicht und Rheuma

Humoralpathologie

innerlich
stärkt Haupt und Hirn
zäher Magenschleim
gegen Sodbrennen
Appetitlosigkeit
Seitenstechen
Grimmen
harte, verstopfte Leber
stinkender Atem
Schwachheit des Herzen
Ohnmacht, Schwindel
grobe Feuchtigkeit in der Brust
alter, kalter Husten
schwerer Atem durch zähen Schleim
Brustflüsse
Keuchen
Lungenversehrung

Harnwinde, -tröpfeln
verstandener Harn wegen Erkältung
fördert die Regel
Hitze im Kopf bei Fieber
pestilenzische Luft
geronnenes Blut im Leib
gegen schwere Geburt
fördert die Nachgeburt
Mutterschmerz
fördert die Regel
Ein-Tages- und Vier-Tages-Fieber
Würmer
äußerlich
Ohrenschmerz vor Kälte
Zahnschmerz
Fisteln
Krebs

REZEPTE

Rezepte

Rp.: Appetitlosigkeit (nach *Karl*)
Tinct. Angelicae
Tinct. Calami   aa ad 50,0
M.D.S. 3 mal 25 Tropfen, 10 Minuten vor dem Essen

Anisum / Anis

ALLGEMEINES	
Volksnamen	Anis-Bibernelle, Änis, Arnis, Brotsame, Enis, Runder Fenchel, Taubenanis.
Botanisches	Doldenblütler (Umbelliferae); einjähriges Kraut mit rundem, gerilltem Stängel, bis 50 cm hoch; rundliche bis eiförmige Früchte, dicht behaart mit aromatischem Geruch.
Vorkommen	Asien, Europa, Amerika; Kulturpflanze.
Blütezeit	Juni/Juli bis August/September.

MONOGRAPHIE	
verwendete Teile	**Anis:** getrocknete Früchte von Pimpinella anisum LINNE sowie deren Zubereitungen in wirksamer Dosierung; **Sternanis:** reife Sammelfrüchte von Illicium verum Hooker filius sowie deren Zubereitungen in wirksamer Dosierung.
Inhaltsstoffe	ätherisches Öl.
Anwendungsart	**Anis:** zerkleinerte Droge für Aufgüsse sowie andere galenische Zubereitungen zum Einnehmen oder zur Inhalation; Hinweis: Eine äußere Anwendung von Anis-Zubereitungen muss eine Inhalation des ätherischen Öls zum Ziel haben; **Sternanis:** unmittelbar vor der Verwendung zerkleinerte Droge.
Dosierung	**Anis:** mittlere Tagesdosis bei innerer Anwendung: 3,0 g Droge; ätherisches Öl 0,3 g; Zubereitungen entsprechend; äußere Anwendung: Zubereitungen mit 5-10 % ätherischem Öl; **Sternanis:** mittlere Tagesdosis: 3,0 g Droge oder 0,3 g ätherisches Öl; Zubereitungen entsprechend.
Gegenanzeigen	**Anis:** Allergie gegen Anis und Anethol; **Sternanis:** keine bekannt.
Nebenwirkungen	**Anis:** gelegentlich allergische Reaktionen der Haut, der Atemwege und des Gastro-Intestinal-Trakts; **Sternanis:** keine bekannt.
Wechselwirkungen	**Anis:** keine bekannt; **Sternanis:** keine bekannt.

WIRKPROFIL	
Monographie	**Anis:** expektorierend, schwach spasmolytisch, antibakteriell. **Sternanis:** Katarrhe der Luftwege, dyspeptische Beschwerden.
Humoralpathologie	warm und trocken im 3. Grad; wärmend, trocknend, zerteilend.

INDIKATIONEN

Monographie

Anis
innere Anwendung:
dyspeptische Beschwerden
innere und äußere Anwendung:
Katarrhe der Luftwege

Sternanis
Katarrhe der Luftwege
dyspeptische Beschwerden

Gegenwart

Verdauungsbeschwerden mit Meteorismus und Kolik

Zahnungsdiarrhoe
Magenverschleimung
Appetitlosigkeit
Schluckauf
Expektorans bei Husten, Pertussis
   Bronchialkatarrh

Verschleimung der Lungen
mangelnde Milchsekretion
schwache Menstruation
allgemein beruhigendes Mittel
Läuse- und Krätzmittel (Öl)

Humoral-
pathologie

innerlich
Magen-, Darmblähung
Magen-, Leibweh
Krimmen
Lebersucht, Gelbsucht
Lenden-, Rückenweh
Keuchen, Husten, kalte Brust,
   Asthma
Nierenweh, Wassersucht
verstandener Harn
Schwindel
„Mücken" vor den Augen
milchfördernd

Aphrodisiakum, Unfruchtbarkeit
Cachexia
schmerzstillend

äußerlich
Schwindel
Kopfschmerz
Fallsucht
Ohrenschmerz, -sausen
Niesen
Milchknollen in der Weiberbrust
aufgeblähte Milz (Pflaster)
Tenesmus (Andampfung)

REZEPTE

Rezepte

Rp.: Pulvis carminat. infantum (nach *Meyer*)

Fruct. Anisi	15,0
Fruct. Foeniculi	10,0
Magn. ust.	5,0
Sacchari	70,0

M. f. pulv.
D.S. messerspitzenweise.

Rp.: Verschleimung der Respirationsorgane (nach *Friedrich*)

Fruct. Anisi cont.	
Flor. Verbasci	aa 25,0

M. f. spec.
D.S. 4 Teelöffel / 2 Glas Wasser,
kombiniertes Verfahren, mit Rosinen und Kandiszucker.

Apium graveolens / Sellerie

Volksnamen	Eppich, Gailwurz, Schoppenkraut, Suppenkraut, Zellerer.
Botanisches	Doldengewächse (Umbelliferae); zweijährige Pflanze mit kantigem, hohlem und reichästigem Stängel und spindelförmiger oder rundlich-rübenförmiger Wurzelknolle, bis 100 cm hoch; Blätter: dunkelgrün, dreischnittig, später fiederschnittig; Blüten: klein, weiß, ohne Hüllblätter; Früchte: halbkreisrund mit fünf Hauptrippen.
Vorkommen	auf allen Erdteilen; Kulturpflanze; als Wildpflanze an salzhaltigen Stellen, auf Wiesen, Ödland, in Sümpfen, an Ufern.
Blütezeit	Juli bis September.

MONOGRAPHIE

verwendete Teile	**Sellerie:** frische Ganzpflanze von Apium graveolens LINNE zur Gewinnung von Presssaft; **Selleriewurzel:** frische oder getrocknete unterirdische Teile von Apium graveolens LINNE sowie deren Zubereitungen; **Selleriekraut:** frische oder getrocknete oberirdische Teile von Apium graveolens LINNE sowie deren Zubereitungen; **Selleriefrüchte:** Früchte von Apium graveolens LINNE sowie deren Zubereitungen;
Inhaltsstoffe	keine Angaben.
Anwendungsart	keine Angaben.
Dosierung	keine Angaben.
Gegenanzeigen	keine Angaben.
Nebenwirkungen	keine Angaben.
Wechselwirkungen	keine Angaben.

WIRKPROFIL

Monographie	Tierexperimentell fanden sich Hinweise auf eine diuretische Wirkung.
Humoralpathologie	warm und trocken im 1. Grad.

Apium graveolens / Sellerie

INDIKATIONEN

Monographie

Zubereitungen aus Sellerie werden als harntreibendes Mittel, zur „Blutreinigung", zur Regelung des Stuhlgangs, zur Anregung der Drüsen, bei rheumatischen Beschwerden, Gicht, Steinleiden, für Schlankheitskuren nach Ernährungsfehlern, vorbeugend bei nervöser Unruhe, bei Appetitlosigkeit und Erschöpfung verwendet.

Risiken:
Sellerie kann allergische Reaktionen bis hin zum anaphylaktischen Schock auslösen (Sellerie-Karotten-Beifuß-Syndrom) Sellerie kann größere Mengen phototoxischer Furanocumarine enthalten.

Beurteilung:
Da die Wirksamkeit bei den beanspruchten Anwendungsgebieten nicht belegt ist und ein allergisches Risiko besteht, kann eine therapeutische Anwendung nicht empfohlen werden.

Gegenwart

Diuretikum
Nephritis
Nephrolithiasis
Harngrieß
Hydrops
Harnsäure
Rheuma, Gicht
chronischer Lungenkatarrh

Neurasthenie
Impotenz
Urtikaria
Flechten
Perniones
seltener bei Blähungen, Magenschwäche, Fluor albus, Amenorrhoe und Gonorrhoe

Humoralpathologie

innerlich
Krimmen
Magenbrennen
Lebersucht, -schmerz
Milzgeschwulst
verhaltener Harn
Lendenstein
Lenden- und Nierengeschwär
Fallendsucht

äußerlich
Haarausfall

Schmerz der hohlen Zähne
Geschwulst und Schmerzen der Brust
Kaltseich
Harnwinde
Lendenstein
Blaue Mäler
Beulen
Wunden
Fisteln
Krebs

REZEPTE

Rezepte

als homöopathisches Einzelmittel und Frischpflanzenpresssaft erhältlich.

Armoracia rusticana / Meerrettich

ALLGEMEINES	
Volksnamen	Bauernsenf, Fleischkraut, Kren, Krien, Pfefferwurzel, Waldrettich.
Botanisches	Kreuzblütler (Cruciferae); kahle Pflanze mit mehrköpfiger, walzen- oder rübenförmiger Wurzel; langgestielte, länglich gekerbte Blätter, bis 150 cm hoch; Blühschaft aus der Mitte emporwachsend, besetzt mit ungestielten, lineallanzettförmigen Stängelblättern; Blüten weiß, blattachselständig, in zahlreichen Trauben stehend; Schotenfrüchte langgestielt, kugelförmig, vorne zugespitzt.
Vorkommen	Südeuropa; als Kulturpflanze weit verbreitet.
Blütezeit	Juni bis Juli. Die Ernte der Wurzeln erfolgt in den Monaten September bis Februar.

MONOGRAPHIE	
verwendete Teile	frische oder getrocknete Wurzel von Armoracia rusticana PH. GAERT-NER, B. MEYER et SCHERBIUS (Synonym: Cochlearia armoracia LINNE) sowie deren Zubereitungen in wirksamer Dosierung.
Inhaltsstoffe	Senföl und Senfölglykoside.
Anwendungsart	frische oder getrocknete zerkleinerte Droge; Frischpflanzenpresssaft sowie andere galenische Zubereitungen zum Einnehmen oder zur äußeren Anwendung.
Dosierung	**Einnahme:** mittlere Tagesdosis: 20 g frische Wurzel, Zubereitungen entsprechend; **äußere Anwendung:** Zubereitungen mit maximal 2 % Senföl.
Gegenanzeigen	Einnahme: Magen- und Darmulzera, Nephritiden; keine Anwendung bei Kindern unter 4 Jahren.
Nebenwirkungen	Einnahme: Magen-Darm-Beschwerden.
Wechselwirkungen	keine bekannt.

WIRKPROFIL	
Monographie	antimikrobiell, hyperämisierend.
Humoralpathologie	warm und trocken im 3. Grad.

Armoracia rusticana / Meerrettich

INDIKATIONEN

Monographie

innerlich
Katarrhe der Luftwege
unterstützende Therapie bei Infekten der ableitenden Harnwege
äußerlich
Katarrhe der Luftwege
hyperämisierende Behandlung bei leichten Muskelschmerzen

Gegenwart

Die geriebene frische Wurzel ist ein beliebtes Gewürz für
Fleischgerichte.
In der Volksmedizin wird die Wurzel häufig äußerlich für Umschläge
verwendet bei Wunden, Husten, Asthma, Nieren- und Blasenleiden,
Rheumatismus, Kopfschmerzen und Zahnschmerzen.
Hepatitis epidemica
Hautkarzinom (äußerlich)

*Humoral-
pathologie*

innerlich
treibt Stein, Harn und Monatszeit
Hauptweh durch Kälte
viertägiges Fieber
macht Lust zum Essen

äußerlich
gegen Mundfäule
lässt das Haar wachsen
harte Leber und Milz
Harntröpfeln
treibt den Harn
Hüftweh

REZEPTE

Rezepte

auf Fertigpräparate zurückgreifen;
als Gewürz oder als Frischpflanzenpresssaft verwenden.

Arnica montana / Arnika

Volksnamen	Bergwohlverleih, Fallkraut, Gemsblume, Johannisblume, Konnesblume, Kraftwurz, Mitterwurz, Ochsenwurz, Wolfsblume.
Botanisches	Korbblütler (Compositae); flache, grundständige Rosette aus vier bis sechs länglichen Blättern mit einem 20-50 cm hohen, behaarten Stängel; Blätter: verkehrt einförmig, zugespitzt und behaart; endständiger Blütenstand mit gelben Blütenköpfchen, die von einem zweireihig behaarten Hüllkelch umgeben sind; Früchte mit Pappushaaren; häufig finden sich in Flores arnicae die Larven der Fliege Trypeta arnicivora Löw; dadurch sind Überempfindlichkeitsreaktionen möglich; die Tinctura arnicae soll deshalb nicht unverdünnt verwendet werden. **Arnika steht unter Naturschutz!**
Vorkommen	ursprünglich Europa; trockene Waldwiesen, Gebirgs- und Heidegegenden.
Blütezeit	Juni bis Juli/August.

verwendete Teile	frische oder getrocknete Blütenstände von Arnika montana LINNE oder Arnika chamissomis LESS. subsp. foliosa (NUTT.) MAGUIERE sowie deren Zubereitungen in wirksamer Dosierung.
Inhaltsstoffe	Sesquiterpenlactone vom Helenaolid Typ und zwar vorwiegend Esterderivate von Helenalin und 11,13-Dihydrohelenalin; daneben finden sich in der Droge als weitere Inhaltsstoffe Flavonoide (z.B. Isoquercitrin, Luteolin-7-glucosid und Astragalin), ätherisches Öl (mit Thymol und Thymolderivaten), Phenolcarbonsäuren (Chlorogensäure, Cynarin, Kaffeesäure) und Cumarine (Umbelliferon, Scopoletin).
Anwendungsart	ganze Droge, geschnittene Droge, Drogenpulver für Aufgüsse, flüssige und halbfeste Darreichungsformen zur äußerlichen Anwendung.
Dosierung	**Aufguss:** 2,0 g Droge auf 100 ml Wasser; **Tinktur:** Umschläge: Tinktur 3-10fach verdünnt; Mundspülungen: Tinktur 10fach verdünnt; Salben mit max. 20-25 Prozent Tinktur; **„Arnika-Öl":** Auszug aus 1 Teil Droge und 5 Teilen fettem Pflanzenöl; Salben mit max. 15 Prozent „Arnika-Öl".
Gegenanzeigen	Arnika-Allergie.

Nebenwirkungen   Längere Anwendung an geschädigter Haut, z.B. bei Verletzungen oder Ulcus cruris, ruft relativ häufig ödematöse Dermatitis mit Bläschenbildung hervor.
Ferner können bei längerer Anwendung Ekzeme auftreten. Bei hoher Konzentration in der Darreichung sind auch primär toxisch bedingte Hautreaktionen mit Bläschenbildung bis zur Nekrotisierung möglich.

Wechselwirkungen   keine bekannt.

WIRKPROFIL

Monographie   Zubereitungen aus Arnika wirken – vorwiegend bei topischer Applikation – antiphlogistisch, konsekutiv analgetisch bei Entzündungen und antiseptisch.

Humoral-
pathologie   warm und trocken;
leicht zusammenziehend, giftwidrig und stopfend.

Arnica montana / Arnika

Monographie

zur äußerlichen Anwendung bei Verletzungs- und Unfallfolgen, z.B.
bei Hämatomen, Distorsionen, Prellungen, Quetschungen,
Frakturödemen, bei rheumatischen Muskel- und Gelenkbeschwerden;
Entzündungen der Schleimhäute von Mund- und Rachenraum,
Furunkulose und Entzündungen als Folge von Insektenstichen;
Oberflächenphlebitis.

Gegenwart

Gefäßmittel, Antiseptikum, Antiphlogistikum, Resorptionsmittel
Erweiterung der Gefäße und Kapillaren
Trägheit und Stauungen im Blutsystem
Apoplexie, Arteriosklerose
Schwindel und Müdigkeit
Kopfschmerz mit Zirkulationsstörungen Ohnmacht
akute Verletzungen und deren chronische Folgen
Folgen von Schädelbruch
Operationswunden, Wunden durch Stoß, Schlag, Stich
Quetschungen, Verstauchungen
Knochenbrüche, Muskelschmerz Zerschlagenheitsgefühl
Venenentzündungen, Ulcus cruris
Angina pectoris
Herzverfettung, Herzmuskelschwäche
fieberhafte Erkrankungen, Grippe
Angina, Heiserkeit
Pertussis, Asthma bronchiale
Hämorrhagien (besonders aus Nase und Uterus)
Dermatopathien mit Schuppenbildung Furunkulose, Erysipel, Phlegmone
Herpes labialis et facialis
Hämaturie nach Abgang von Nierensteinen
Fissura ani
Nervenleiden, Lähmungen des Rückenmarks
Lumbago
Nervenlähmung nach Kontusion, Commotio
Hämatome
Lymphangitis
Epilepsie durch Fall
Krämpfe und Anfälle von Zyanose
bei Neugeborenen mit Verdacht auf
Magen-Darm-Störungen
Arthritis urica, Rheuma
Zahnschmerz
Haarausfall
Bursitis praepatellaris

Arnica montana / Arnika

Fortsetzung: INDIKATIONEN

Humoral-
pathologie

Arnika wird bei den antiken Schriftstellern nicht erwähnt.
Bei *Tabernaemontanus* firmiert Arnika unter Mutterwurz, Chaltha alpi-
na, als eine Art Ringelblume und daneben als Gemsenwurz, Radix
Doronici.
Bei *Matthiolus* hat Radix Arnicae leicht zusammenziehende, stopfende,
ruhr- und grimmenstillende, giftwidrige Wirkung.
Uterusaffektionen
Wundheilmittel bei den Sachsen und in Preußen
harntreibend
Aufblähung des Leibes
Würmer
zitterndes Herz
Schwindel
giftiger Tierbiss
Im 18. Jahrhundert erhält Arnika die Indikationenliste, die auch heute
noch Gültigkeit hat.

REZEPTE

Rezepte

Rp.: Bei Quetschungen und Blutaustritten als Kataplasma
(nach *Friedrich*)

Flor. Arnicae   30,0
D.S. Mit 1¹/₂ Tassen heißen Weinessig
überbrühen und warm auflegen.

Rp.: Angina pectoris (nach *Vonarburg*)
Tinct. Crataegi   20,0
Tinct. Hyperici   10,0
Tinct. Melissae   10,0
Tinct. Arnicae   5,0
Tinct. Rosmarini   5,0
M.D.S. 15-25 Tropfen 3 mal täglich
vor dem Essen in wenig Wasser verdünnt einnehmen.

Artemisia absinthium / Wermut

ALLGEMEINES

Volksnamen	Artenheil, Bitterer Beifuß, Eberreis, Heilbitter, Magenkraut, Ölde, Wiegenkraut, Wurmkraut.
Botanisches	Korbblütler (Compositae); graugrüner, behaarter Halbstrauch, 60–100 cm hoch; Blätter: dreifach fiederspaltig, lanzettförmig; hellgelbe, in verzweigten Rispen angeordnete Blütenköpfchen.
Vorkommen	gemäßigte Zonen Europas, Nordafrikas und Asiens; kalk- und nährstoffreiche, trockene Böden; felsige Sonnenhänge und Wegränder.
Blütezeit	Mai/Juni bis September.

MONOGRAPHIE

verwendete Teile	frische oder getrocknete obere Sprossteile und Laubblätter oder getrocknete basale Laubblätter oder eine Mischung von beiden.
Inhaltsstoffe	Bitterstoffe (Absinthiin, Anabsinthin, Artabsin, Anabsin), Flavone, Ascorbinsäure, Gerbstoffe, ätherische Öle mit Thujon.
Anwendungsart	geschnittene Droge für Aufgüsse, Abkochungen, Drogenpulver; Extrakte oder Tinkturen als flüssige oder feste Bestandteile.
Dosierung	mittlere Tagesdosis: 2-3 g Droge als wässriger Auszug.
Gegenanzeigen	keine bekannt.
Nebenwirkungen	keine bekannt.
Wechselwirkungen	keine bekannt.

WIRKPROFIL

Monographie	Die Wirkung im Sinne eines Amarum aromaticum wird auf den Gehalt an Bitterstoffen und ätherischen Ölen zurückgeführt.
Humoral-pathologie	warm im 1. Grad, trocken im 3. Grad; scharf und bitter, mit zusammenziehender Kraft; erwärmend, trocknend, zerteilend und stärkend.

Artemisia absinthium / Wermut

INDIKATIONEN

Monographie

Appetitlosigkeit, dyspeptische Beschwerden;
Dyskinesien der Gallenwege.

Gegenwart

Tonikum amarum aromaticum
Stomachikum
Karminativum
Digestivum
dyspeptische Zustände
Hyper-, Hypoazidität
Appetitlosigkeit
atonische Magen- und
    Gallebeschwerden
Gallenwegsdyskinesien

Leberleiden
Madenwürmer
nervös bedingte Erschöpfung
Schlaflosigkeit
Resistenzsteigerung
postgrippale Schwächezustände
schwache Menstruationsblutung
Ödeme
Hypotonie

Humoral-
pathologie

innerlich
blutreinigend
treibt Galle durch Stuhl und
    Harn aus
erwärmt den kalten und
    schwachen Magen
Appetitlosigkeit
Magen-, Leibschmerzen
Leberschwäche, -verstopfung
Blähungen
Gelbsucht
Melancholie, Hypochondrie
löst dicken Schleim in der Lunge
Milzsucht, Wassersucht
Vergiftungen
langwierige Fieber

Spulwürmer
Syphilis
Ruhr
Seekrankheit
Stärkung der Denkkraft

äußerlich
Kopf-, Ohren-, Halsschmerzen
Augenschmerzen
Haarausfall
Hautgrind, Ekzeme
Wunden, Geschwüre
Podagra

REZEPTE

Rezepte

Rp.: Stomachikum (nach *Lindemann*)
Fol. Trifolii fibr.   50,0
Hb. Centaurii   30,0
Hb. Absinthii   20,0
M. f. spec.
D.S. $^1/_2$ Teelöffel / 1 Tasse Wasser, Infus, vor dem Essen schluckweise
trinken.

Artemisia vulgaris / Beifuß

Volksnamen	Beibst, Beiwes, Buckele, Gänsekraut, Jungfernkraut, Sonnwendgürtel, Wilder Wermut.
Botanisches	Korbblütler (Compositae); ausdauernde Pflanze mit aufrechtem, dunkelbraun-rotem und ausgebreitet ästigem Stängel, bis 130 cm hoch; Blätter: lanzettförmig, doppelt fiederteilig, auf der Unterseite weißfilzig, mit eingeschnittenen oder gesägten Zipfeln; Blüten: gelb oder rötlich mit graufilzigen Köpfchen, in ährenartiger oder traubenförmiger Anordnung stehend.
Vorkommen	Europa, Nordamerika, Asien; Wegränder, Abhänge und Schutthalden.
Blütezeit	August bis September.

MONOGRAPHIE

verwendete Teile	Beifußkraut: oberirdische Teile von Artemisia vulgaris LINNE sowie deren Zubereitungen; Beifußwurzel: unterirdische Teile von Artemisia vulgaris LINNE sowie deren Zubereitungen.
Inhaltsstoffe	keine Angaben.
Anwendungsart	keine Angaben.
Dosierung	keine Angaben.
Gegenanzeigen	keine Angaben.
Nebenwirkungen	keine Angaben.
Wechselwirkungen	keine Angaben.

WIRKPROFIL

Monographie	keine Angaben.
Humoral-pathologie	warm im 3. Grad, trocken im 2. Grad; dünn machend, durchdringend, zerteilend.

INDIKATIONEN

Monographie

Beifußkraut wird bei Erkrankungen und Beschwerden im Bereich des Magen-Darm-Traktes wie Koliken, Durchfall, Obstipation, Krämpfen und Verdauungsschwäche sowie zur Anregung der Magensaft- und Gallensekretion, als Laxans bei Fettleibigkeit und als „Hepaticum" angewendet; ferner bei Wurmbefall, Hysterie, Epilepsie, dauerndem Erbrechen, Krämpfen bei Kindern, Menstruationsstörungen und unregelmäßiger Periode, zur Förderung der Durchblutung sowie als beruhigendes Mittel.
Beifußwurzel wird bei Schwächezuständen angewendet; in Kombination zusätzlich als Tonikum u.a. bei Psychoneurosen, Neurasthenie, Depressionen, Hypochondrie, vegetative Neurosen, allgemeine Reizbarkeit und Unruhe, Schlaflosigkeit und bei Angstzuständen.
Risiken: Eine abortive Wirkung wird beschrieben. Nach vorangegangener Sensibilisierung können allergische Reaktionen ausgelöst werden.
Bewertung: Da die Wirksamkeit bei den beanspruchten Anwendungsgebieten nicht belegt ist, kann eine therapeutische Verwendung nicht befürwortet werden.

Gegenwart

Amenorrhoe
Epilepsie
Chorea minor
Wurmkrämpfe, Würmer
Tetanische und klonische
    Krämpfe
Magenschwäche, Appetitlosigkeit
Magen-Darm-Katarrh, Blähungen

Neurasthenie
Anämie
Gedächtnisschwäche
Schwindel
Cholagogum, Ikterus
Aus Artemisiakraut werden Moxa-
    kegel für die Moxibustion
    hergestellt.

Humoral-
pathologie

innerlich
Reinigung der Weiber
verschlossene Mutter
Mutterweh
Geschwulst der Mutter
Unfruchtbarkeit durch Erkaltung
verstandene Blume
befördert die Geburt und treibt die Nachgeburt aus
treibt die tote Frucht aus
Lungenschleim
Husten
schwerer Atem
Versehrung der Brust
Erbrechen
Harnwinde
treibt den Stein und den Harn
Leber- und Milzverstopfung

Artemisia vulgaris / Beifuß

Fortsetzung: INDIKATIONEN

Gelbsucht
Wassersucht
Podagra
Blutruhr
treibt das Gift aus
Schlangenbiss
Vier-Tages-Fieber
Schusswunden

äußerlich
Unfruchtbarkeit
verstandene Monatsblume
Aufsteigen der Mutter
Mutterschmerz
schwere Geburt
Aftergeburt
Reinigung der Kindbetterin
Nachgeburt
erkaltete Mutter
gegen die Feuchtigkeit der Mutter
Harnwinde
verstandener Harn
Nervenschmerz
Schmerz und Geschwulst der Füße
Müdigkeit der Füße
Zipperlein

REZEPTE

Rezepte   als homöopathisches und spagyrisches Einzelmittel erhältlich.

A   # Asparagus officinalis / Spargel

ALLGEMEINES

Volksnamen	Aspars, Korallenkraut, Schwammwurz, Sparsich.
Botanisches	Liliengewächse (Liliaceae); holziger Wurzelstock mit dicken Wurzelfasern, die im Frühjahr fingerdicke Sprosse an die Oberfläche treiben, bis 1 m hoch; kleine Blätter an den sich verzweigenden Stängeln; grünlich-weiße Blüten; rote, erbsengroße und beerenförmige Früchte.
Vorkommen	Mittel- und Südeuropa, Vorderasien, Nordafrika; Kulturpflanze; sandige Böden, Schuttplätze und Flussdämme.
Blütezeit	Juni bis Juli.

MONOGRAPHIE

verwendete Teile	**Spargelkraut:** oberirdische Teile von Asparagus officinalis LINNE sowie deren Zubereitungen; **Spargelwurzelstock:** Wurzelstock mit Wurzeln von Asparagus officinalis LINNE sowie dessen Zubereitungen in wirksamer Dosierung.
Inhaltsstoffe	**Spargelkraut:** keine Angaben; **Spargelwurzelstock:** enthält Saponine.
Anwendungsart	**Spargelkraut:** keine Angaben; **Spargelwurzelstock:** zerkleinerte Droge für Teeaufgüsse sowie andere galenische Zubereitungen zum Einnehmen.
Dosierung	**Spargelkraut:** keine Angaben; **Spargelwurzelstock:** Tagesdosis 45-60 g Droge, Zubereitungen entsprechend.
Gegenanzeigen	**Spargelkraut:** keine Angaben; **Spargelwurzelstock:** entzündliche Nierenerkrankungen; **Hinweis:** keine Durchspülungstherapie bei Ödemen infolge eingeschränkter Herz- oder Nierenfunktion.
Nebenwirkungen	**Spargelkraut:** keine Angaben; **Spargelwurzelstock:** In sehr seltenen Fällen kann es zu allergischen Hautreaktionen kommen.
Wechselwirkungen	**Spargelkraut:** keine Angaben; **Spargelwurzelstock:** keine bekannt.

WIRKPROFIL

Monographie	**Spargelkraut:** Aus Tierexperimenten gibt es Hinweise auf eine geringe diuretische Wirkung. **Spargelwurzelstock:** Aus Tierexperimenten gibt es Hinweise auf diuretische Wirkung.
Humoral-pathologie	mittelmäßiger Wärme- und Trockenheitsgrad; säubernd und öffnend.

Asparagus officinalis / Spargel

INDIKATIONEN

Monographie

Spargelkraut: Zubereitungen aus Spargelkraut werden als „wassertreibendes Mittel" angewendet.
Spargelwurzelstock: Zur Durchspülung bei entzündlichen Erkrankungen der ableitenden Harnwege und als Vorbeugung bei Nierengrieß.
Durchspülungstherapie: Auf reichliche Flüssigkeitszufuhr ist zu achten.

Gegenwart

Diuretikum	Blutreinigung
Blasen- und Nierenleiden	Arthritis urica
Retentio urinae	Rheuma
Zystitis	Leber- und Milzmittel
Blasengrieß	Herzklopfen
Blasen- und Nierensteine	Hautunreinheiten

Humoralpathologie

innerlich	erkaltete Männer
Schwachheiten des Hauptes	Hodenbruch
Augengebrechen	fördert die Monatszeit
Magen- und Leberschmerz	Schlangen- und Spinnenbiss
stärkt den Magen	
eröffnet Leber und Milz	**äußerlich**
Bauchflüsse	Zahnschmerzen
Krimmen	wackelnde Zähne
Gelbsucht	schwärender, flüssiger
Rückenweh	Hauptgrind
treibt den Harn	Nierenschmerz
Kaltseich	verstandene Monatsblum
Blutharnen	Schmerz der verrenkten Glieder
Harnwinde	verhindert Bienen- und
Harngrieß	Wespenstiche
Lendenstein	(als Körperöl zubereitet)
Wassersucht	

REZEPTE

Rezepte

Rp.: Diureticum Species Radicum
Rad. Asparagi
Rad. Rusci aculeati
Rad. Petroselini   aa 30,0
M. f. spec.
D.S. 4 Teelöffel / 2 Glas Wasser, kombiniertes Verfahren.

Atropa belladonna / Tollkirsche

Volksnamen   Irrbeere, Schlafkirsche, Taumelstrauch, Teufelsbeere, Tollkraut, Wolfsbeere.

Botanisches   Nachtschattengewächse (Solanaceae);
ausdauernde, krautartige Pflanze mit stumpfkantigen, verästelten Stängeln, bis 150 cm hoch;
Blätter: eiförmig bis elliptisch zugespitzt, wechselständig, an den oberen Sprossteilen paarig;
Blüten: außen braunviolett, innen schmutzig gelb mit roten Adern, gestielt, hängend, mit glockiger Blumenkrone;
Beerenfrüchte: glänzend schwarz, kirschgroß mit nieren- bis eiförmigen Samen.
Cave: Tödlich giftig!

Vorkommen   Europa, Kleinasien, Nordafrika;
Laubwälder, Lichtungen und Weiden.

Blütezeit   Juni bis August.

MONOGRAPHIE

verwendete Teile   **Belladonnablätter:** getrocknete Blätter oder getrocknete Blätter und blühende Zweigspitzen von Atropa belladonna LINNE sowie deren Zubereitungen in wirksamer Dosierung;
Belladonnawurzel: getrocknete Wurzeln und Wurzelstöcke von Atropa belladonna LINNE sowie deren Zubereitungen in wirksamer Dosierung.

Inhaltsstoffe   Die Droge enthält Alkaloide wie L-Hyoscyamin, Atropin, Scopolamin mit einem Gesamtgehalt von mindestens 0,5 % in den Wurzeln, berechnet als Hyoscyamin und bezogen auf die getrocknete Droge.

Anwendungsart   in flüssigen oder festen Darreichungsformen zur inneren Anwendung.

Dosierung   **Belladonna pulvis normatus**
mittlere Einzeldosis: 0,05-0,10 g;
maximale Einzeldosis: 0,20 g, entsprechend 0,60 mg Gesamtalkaloide, berechnet als Hyoscyamin;
maximale Tagesdosis: 0,60 g, entsprechend 1,8 mg Gesamtalkaloide, berechnet als Hyoscyamin;
Belladonna radix
mittlere Einzeldosis: 0,05 g;
maximale Einzeldosis: 0,10 g entsprechend 0,50 mg Gesamtalkaloide

berechnet als Hyoscyamin;
maximale Tagesdosis: 0,30 g entsprechend 1,5 mg Gesamtalkaloide,
berechnet als Hyoscyamin;
Belladonnaextrakt
mittlere Einzeldosis: 0,01 g;
maximale Einzeldosis: 0,05 g, entsprechend 0,73 mg Gesamtalkaloide,
berechnet als Hyoscyamin;
maximale Tagesdosis: 0,150 g, entsprechend 2,2 mg Gesamtalkaloide,
berechnet als Hyoscyamin.

Gegenanzeigen tachykarde Arrhythmien, Prostataadenom mit Restharnbildung, Engwinkelglaukom, akutes Lungenödem, mechanische Stenosen im Bereich des Magendarmtraktes, Megacolon.

Nebenwirkungen Mundtrockenheit, Abnahme der Schweißdrüsensekretion, Akkomodationsstörungen, Hautrötung und -trockenheit, Wärmestau, Tachykardie, Miktionsbeschwerden, Halluzinationen und Krampfzustände (vor allem bei Überdosierung).

Wechselwirkungen Verstärkung der anticholinergen Wirkung durch trizyklische Antidepressiva, Amantadin und Chinidin.

WIRKPROFIL

Monographie Atropa-belladonna-Zubereitungen wirken als Parasympathicolytikum / Anticholinergikum über eine kompetitive Antagonisierung des neuromuskulären Transmitters Acetylcholin. Dieser Antagonismus betrifft vorwiegend die muskarinähnliche Wirkung des Acetylcholins, weniger die nikotinähnlichen Wirkungen an Ganglien und der neuromuskulären Endplatte.
Atropa-belladonna-Zubereitungen entfalten periphere, auf das vegetative Nervensystem und die glatte Muskulatur gerichtete sowie zentralnervöse Wirkungen.
Infolge ihrer parasympathikolytischen Eigenschaften bewirken sie Erschlaffung glattmuskulärer Organe und Aufhebung spastischer Zustände, vor allem im Bereich des Gastrointestinaltraktes und der Gallenwege. Sie lösen fernerhin Zustände zentralnervös bedingten muskulären Tremors sowie muskulärer Rigidität aus.
Atropa-belladonna-Zubereitungen wirken am Herzen positiv dromotrop und positiv chronotrop.

Humoral-pathologie von kühler Natur.

Atropa belladonna / Tollkirsche

INDIKATIONEN

Monographie

Spasmen und kolikartige Schmerzen im Bereich des
Gastrointestinaltraktes und der Gallenwege

Gegenwart

Spezifikum bei Postenzephalitis der Parkinsonschen Krankheit
Krämpfe und krampfartige Zustände
Epilepsie, Chorea
Enuresis nocturna
Schwangerschaftserbrechen
Keuchhusten, Asthma bronchiale
Magenkrämpfe
Gallen- und Nierensteinkoliken
Neuralgien
Migräne

Polychrest in der Homöopathie

Humoral-
pathologie

innerlich
„So man die Beeren jsset / machen sie einen doll / und schier unsinnig
/ oder bringen jn in einen tieffen schlaff"

Herba Belladonnae:
hitzige Presten
cholerischer Magen
entzündete Leber
"jedoch handle man fürsichtiglich"

äußerlich
Herba oder Folia Belladonnae:
Grind
brennende, fließende Augen
hitziges Hauptweh
hitzige Geschwulst
hitziger Magen und Leber
Weiberfluss

REZEPTE

Rezepte

als homöopathisches und spagyrisches Einzelmittel erhältlich.

Aurantium / Pomeranze

Volksnamen   Pomeranzenschale.

Botanisches   Rautengewächse (Rutacea); in Ostindien beheimateter Baum, 6–12 m hoch; Blätter: tiefgrün, aromatisch duftend, mit geflügelten Blattstielen in spiraliger Anordnung; Blüten: weiß, wohlriechend, meist zwittrig; Früchte: kugelig, mit aromatischer, bitterer Schale und säuerlicher Pulpa. Die Pomeranze ist nicht mit unserer Apfelsine identisch!

Vorkommen   ursprünglich in Ostindien beheimatet; heute im Mittelmeergebiet und allen wärmeren Gegenden der Erde als Baum oder Strauch kultiviert.

Blütezeit   keine Angaben. Geerntet und getrocknet werden die unreifen Pomeranzen, die einen Durchmesser von 0,5–1 cm haben. Häufiger verwendet man die Schalen der reifen Pomeranzen.

verwendete Teile   von der reifen Frucht durch Abschälen gewonnene und vom schwammigen, weißen Gewebe befreite und getrocknete äußere Schicht der Fruchtwand von Citrus aurantium LINNE subspecies aurantium (Synonym Citrus aurantium LINNE subspecies amara ENGLER) sowie deren Zubereitungen in wirksamer Dosierung.

Inhaltsstoffe   ätherisches Öl und Bitterstoffe.

Anwendungsart   zerkleinerte Droge für Aufgüsse, andere bitter schmeckende galenische Zubereitungen zum Einnehmen.

Dosierung   Tagesdosis:
Droge: 4-6 g. Tinktur (entsprechend DAB7): 2-3 g.
Extrakt (entsprechend EB6): 1–2 g. Zubereitungen entsprechend.

Gegenanzeigen   keine bekannt.

Nebenwirkungen   Eine Photosensibilisierung ist möglich, insbesondere bei hellhäutigen Personen.

Wechselwirkungen   keine bekannt.

Monographie   keine Angaben.

Humoralpathologie   von warmer Natur; zerteilt zähe und kalte Feuchtigkeiten.

Aurantium / Pomeranze

INDIKATIONEN

Monographie Appetitlosigkeit, dyspeptische Beschwerden

Gegenwart **aromatische Bitterstoffdroge, Karminativum, Stomachikum**
Atonie des Gastrointestinaltraktes
Kopfschmerzen, Trigeminusneuralgie
nervöse und spastische Erscheinungen
nervöse Schlafstörungen   Vomitus
Unruhe   appetitanregend
Neurasthenie   Magenkrämpfe
Nausea   Menstruationskolik

Humoral- stärkend und kräftigend bei kalten Schwachheiten des Leibes
pathologie Beschwerden von Magenerkältung
wärmt den Magen
nervenstärkend
gegen Ohnmacht
Mattigkeit des Herzens   wind- und galletreibend
Gelbsucht   Uterusbeschwerden
Fieber   gegen alle Gifte

REZEPTE

Rezepte Rp.: Stomachikum (nach *Madaus*)
Pericarp. Aurantii conc.   30,0
D.S. 1 Teelöffel / 2 Glas kaltes
Wasser, 8 Stunden Kaltmazerat.

Rp.: Bittermittel (nach *Madaus*)
Calami Ø
Centaurii Ø
Gentianae Ø
Aurantii Ø   aa 5,0
M.D.S. 20 Tropfen vor dem Essen.

Rp; appetitförderndes Mittel
Pericarp. Aurantii conc.   25,0
Pericarp. Citri sin.   10,0
Flor. Caryophyllarum   5,0
M. f. spec.
D.S. 1$^{1}/_{2}$ Teelöffel / 2 Glas Wasser,
kombiniertes Verfahren.

Avena sativa / Hafer

Volksnamen — Biwen, Flöder, Haber, Hattel, Howern.

Botanisches — Süßgräser (Gramineae); aufrecht wachsendes Getreide, 60-100 cm hoch; Blüten am Ende des hohlen Stängels in Rispen angeordnet, die aus zwei- bis vierblütigen Ähren bestehen; die Körnerfrüchte sind von Spelzen umgeben.

Vorkommen — kosmopolitische Kulturpflanze; wird bis in Höhen von 1600 m angebaut.

Blütezeit — Juni bis August.

MONOGRAPHIE

verwendete Teile — **Haferstroh:** getrocknete, gedroschene Laubblätter und Stängel von Avena sativa LINNE sowie deren Zubereitungen in wirksamer Dosierung;
Haferkraut: frische oder getrocknete, zur Blütezeit geerntete, oberirdische Teile von Avena sativa LINNE sowie deren Zubereitungen;
Haferfrüchte: reife, getrocknete Früchte von Avena sativa LINNE sowie deren Zubereitungen.

Inhaltsstoffe — **Haferstroh:** Die Droge enthält Kieselsäure.
Haferkraut: keine Angaben. **Haferfrüchte:** keine Angaben.

Anwendungsart — **Haferstroh:** zerkleinerte Droge, Abkochungen aus zerkleinerter Droge und andere galenische Zubereitungen als Badezusatz;
Haferkraut: keine Angaben. **Haferfrüchte:** keine Angaben.

Dosierung — **Haferstroh:** 100 g Droge für 1 Vollbad, Zubereitungen entsprechend;
Haferkraut: keine Angaben. **Haferfrüchte:** keine Angaben.

Gegenanzeigen — **Haferstroh:** keine bekannt; **Haferkraut u. Haferfrüchte:** keine Angaben.

Nebenwirkungen — **Haferstroh:** keine bekannt; **Haferkraut u. Haferfrüchte:** keine Angaben.

Wechselwirkungen — **Haferstroh:** keine bekannt; **Haferkraut u. Haferfrüchte:** keine Angaben.

WIRKPROFIL

Monographie — **Haferstroh:** keine bekannt; **Haferkraut u. Haferfrüchte:** keine Angaben.

Humoralpathologie — kalt im 1.-2. Grad; stopfend, trocknend, mäßig zerteilend.

Monographie

äußere Anwendung: entzündliche und seborrhoische Hauterkrankungen, speziell mit Juckreiz.
Herba avenae (Haferkraut): Da die Wirksamkeit von Haferkrautzubereitungen nicht belegt ist, kann eine therapeutische Anwendung nicht befürwortet werden.
Fructus avenae (Haferfrüchte): Da die Wirksamkeit bei den beanspruchten Anwendungsgebieten nicht belegt ist, kann eine therapeutische Anwendung von Zubereitungen aus Haferfrüchten nicht befürwortet werden.

Gegenwart

Haferstroh
äußerlich (Badezusatz)
Rheuma, Lumbago, Ischias
Lähmungen
Lebererkrankungen
Enuresis
Unterleibsschwäche, -spasmen
Grieß-, Steinleiden
tertiäre Syphilis
Exantheme, Lichen, Kopfgrind,
Wunden
Perniones, erfrorene Glieder
Augenleiden
als Fußbad bei chronisch kalten
    Füßen
und zur Stärkung der Füße

Haferfrüchte/Haferflocken
In vielen Zubereitungsformen
    bei Ernährungsstörungen
    (Diätetikum)
Magen-Darm-Beschwerden
Diabetes mellitus
Nieren-Blasen-Leiden
Diarrhoe
Leber-Milz-Erkrankungen
Brust-, Halsleiden
Lungenleiden
Appetitlosigkeit
Rekonvaleszenz

Humoral-
pathologie

Kopfweh
abscheuliche Röte des Angesichts
hitzige Augen
hitzige Augenschwachheiten
schweißtreibend
kalte Glieder
Grind der Kinder
Star

Rezepte

Rp.: Gicht, Rheuma, Flechten (nach *Kneipp*)
1–2 Pfund Haferstroh mit mehreren Litern Wasser eine halbe Stunde lang kochen. Den Absud in das Bad geben.

Balsamum peruvianum / Perubalsamstrauch

B

Volksnamen	Perubalsam.
Botanisches	Hülsenfrüchtler (Leguminosae); stattlicher Baum mit 2-3 m dickem Stamm, bis 16 m hoch; bis 17 cm lange Blütentraube.
Vorkommen	Zentralamerika, nördliches Südamerika.
Blütezeit	keine Angaben.

MONOGRAPHIE

verwendete Teile	aus ausgeschwelten Stämmen von Mycroxylon balsamum (LINNE) HARMS var. pereira (ROYLE) HARMS erhaltenen Balsam sowie dessen Zubereitungen in wirksamer Dosierung.
Inhaltsstoffe	50,0-70,0 % eines Estergemisches, hauptsächlich von Benzylestern der Benzoe- und Zimtsäure.
Anwendungsart	galenische Zubereitungen zur äußeren Anwendung.
Dosierung	galenische Zubereitungen mit 5-20 % Perubalsam; bei großflächiger Anwendung mit höchstens 10 % Perubalsam.
Gegenanzeigen	ausgeprägte allergische Disposition.
Nebenwirkungen	allergische Hautreaktionen.
Wechselwirkungen	keine bekannt.

WIRKPROFIL

Monographie	antibakteriell, antiseptisch; granulationsfördernd; antiparasitär (besonders gegen Krätzmilbe).
Humoral-pathologie	von hitziger Natur; zerteilend, zeitigend, stärkend.

Balsamum peruvianum / Perubalsamstrauch

INDIKATIONEN

Monographie äußere Anwendung bei infizierten und schlecht heilenden Wunden, Verbrennungen, Dekubitus, Frostbeulen, Ulcus cruris, Prothesendruckstellen und Hämorrhoiden

Gegenwart **Antiseptikum**
mildes Hautreizmittel
Anregung der Wundheilung
eitrige Wunden
Frostbeulen
offene Frostschäden
Krätze
chronische Bronchitis
Hämorrhoiden

Humoral-
pathologie **innerlich**
Magen-Darm-Erkältung
Vomitus
Grimmen
Mund- und Halsleiden
Asthma
beginnende Tuberkulose
Lungengeschwüre
Rheuma, Gicht
Typhus
Nachtripper

äußerlich
Wunden
Geschwüre
Tetanus, Trismus
Lähmungen
Geschwüre und Karies der Zähne

REZEPTE

Rezepte auf Fertigpräparate zurückgreifen.

Bardana / Große Klette

ALLGEMEINES

Volksnamen	Bolstern, Haarballe, Haarwachswürze, Klebern, Klepper, Pfaffenknöpfe, Rossklettenwurz, Wolfskraut.
Botanisches	Korbblütler (Compositae); derbe, zweijährige Pflanze mit rot überlaufenem, reich verzweigtem Stängel und fleischiger, verzweigter Wurzel; bis 150 cm hoch; Blätter: gestielt, herzförmig, filzig behaart; Blüten: bläulich-rot, doldenartig angeordnet, mit gelblichen Widerhaken an den Blütenhüllblättern.
Vorkommen	Europa, Nordafrika, Kaukasus; Wegränder, Zäune, Ödland und Schuttplätze.
Blütezeit	Juli bis September.

MONOGRAPHIE

verwendete Teile	frische oder getrocknete unterirdische Teile von Arctium lappa LINNE, Arctium minus (HILL) BERNHARDI und/oder Arctium tomentosum MILLER sowie deren Zubereitungen.
Inhaltsstoffe	keine Angaben.
Anwendungsart	keine Angaben.
Dosierung	keine Angaben.
Gegenanzeigen	keine Angaben.
Nebenwirkungen	keine Angaben.
Wechselwirkungen	keine Angaben.

WIRKPROFIL

Monographie	keine Angaben.
Humoral-pathologie	warm und trocken; verzehrend.

Bardana / Große Klette

INDIKATIONEN

Monographie

Zubereitungen aus Klettenwurzeln werden bei Erkrankungen und Beschwerden im Bereich des Magen-Darm-Traktes, Gicht, Rheuma sowie als schweiß- und harntreibendes Mittel sowie zur „Blutreinigung" angewendet; äußerlich bei Ichtyosis, Psoriasis, unreiner Haut und Hauterkrankungen.

Risiken: keine bekannt;

Beurteilung: Da die Wirksamkeit bei den beanspruchten Anwendungsgebieten nicht belegt ist, kann eine therapeutische Anwendung nicht befürwortet werden.

Gegenwart

Blutreinigungsmittel
Dermopathien

Ekzeme
Crusta lactea
Akne
nässende Exantheme
Ulcus cruris
Furunkel

Leber-, Gallestörungen
Verbrennungen
harn- und schweißtreibend
Arthritis urica
Rheuma
Gastritis chronica
Magengeschwüre, -blutungen
Kopfschuppen
Haarausfall

Humoral-
pathologie

innerlich
treibt den Schweiß
benimmt alle Ungesundigkeit im Leib
reinigt die Brust von Blut und Eiter
gegen den Stein und die Ruhr

äußerlich
alte und faule Schäden
zerteilt die Kröpfe
gegen die aussätzige Haut
gegen das Fieber
Milzgeschwulst
Brand (die Blätter)
giftiger Tierbiss

REZEPTE

Rezepte

als homöopathisches Einzelmittel erhältlich.

Barosma betulinum / Bucco

B

B

ALLGEMEINES

Volksnamen	Buchubaum, Breitbuchu.
Botanisches	Rautengewächse (Rutaceae); stark verästelter Strauch mit orange- oder purpurroten Zweigen, bis 2 m hoch; Blätter: gegenständig, verkehrt eiförmig, am Rand buchtig gezähnt, lederartig, drüsig punktiert, stark aromatisch riechend; Blüten: kurzgestielt, in den Blattwinkeln stehend; Früchte: aus fünf gelbbraunen Kapseln bestehend, mit je einem bohnenförmigen Samen.
Vorkommen	Südafrika.
Blütezeit	Mai bis Juli.

MONOGRAPHIE

verwendete Teile	getrocknete Laubblätter von Barosma betulina BARTL sowie deren Zubereitungen.
Inhaltsstoffe	keine Angaben.
Anwendungsart	keine Angaben.
Dosierung	keine Angaben.
Gegenanzeigen	keine Angaben.
Nebenwirkungen	keine Angaben.
Wechselwirkungen	keine Angaben.

WIRKPROFIL

Monographie	keine Angaben.
Humoral-pathologie	Die Pflanze ist in den alten Kräuterbüchern nicht vertreten.

Barosma betulinum / Bucco

INDIKATIONEN

Monographie

Buccoblätter werden angewandt bei Entzündungen und Infektionen der Nieren und der Harnwege, bei Reizblase, als Harnwegsdesinfiziens und als Diuretikum.

Risiken

Buccoblätter enthalten ätherisches Öl mit Diosphenol und Pulegon, das zu Reizerscheinungen führen kann. Berichte über Vergiftungsfälle liegen nicht vor.

Beurteilung

Aufgrund der bei den beanspruchten Anwendungsgebieten nicht belegten Wirksamkeit kann die Anwendung von Buccoblättern nicht befürwortet werden. Gegen die Verwendung als Geruchs- oder Geschmackskorrigens in Teemischungen bestehen keine Bedenken.

Gegenwart

Krankheiten des Urogenitalsystems
Cystitis, Urethrareizung
Urethritis gonorrhoica
Blasengrieß
Gonorrhoe
Prostataleiden
Dysmenorrhoe
Rheuma, Gicht
seltener bei
Dyspepsie, Wassersucht und verschiedenen
Hautkrankheiten

Humoral-
pathologie

Barosma betulina ist bei den Hottentotten Südafrikas seit langem in Gebrauch. In Deutschland wird die Pflanze erst seit 1825 angewendet. Sie wird bei den Ureinwohnern Südafrikas als Wundheilmittel verwendet.

REZEPTE

Rezepte

Rp.: Blasenleiden und Gonorrhoe (nach *Madaus*)
Fol. Bucco   30,0
D.S. 1 Teelöffel / 1 Tasse Wasser, 8 Stunden Kaltansatz, tagsüber trinken.

Berberis vulgaris / Berberitze ☠

	ALLGEMEINES
Volksnamen	Bubenstrauch, Dreidorn, Essigscharf, Hagdorn, Kuckucksbrot, Sauerdorn, Spießdorn, Spitzbeere.
Botanisches	Sauerdorngewächse (Berberidaceae); widerstandsfähiger, dorniger Strauch mit hellgrüner bis hellgrauer Rinde, bis 3 m hoch; Blätter: als Kurztriebe aus den Dornenachseln büschelig wachsend, elliptisch bis verkehrt eiförmig, am Rand feingezähnt; Blüten: gelblich, traubenförmig, stark riechend; längliche und rote Beerenfrüchte. **Cave: Die Pflanze ist mit Ausnahme der Beeren giftig!**
Vorkommen	Mitteleuropa, Mittelmeergebiet, Asien; lichte Wälder; trockene, sonnige Standorte.
Blütezeit	Mai bis Juni.

	MONOGRAPHIE
verwendete Teile	**Berberitzenfrüchte:** Früchte von Berberis vulgaris LINNE sowie deren Zubereitungen; **Berberitzenrinde:** Rinde der oberirdischen Teile von Berberis vulgaris LINNE sowie deren Zubereitungen; **Berberitzenwurzelrinde:** unterirdische Teile von Berberis vulgaris LINNE sowie deren Zubereitungen; **Berberitzenwurzel:** unterirdische Teile von Berberis vulgaris LINNE sowie deren Zubereitungen.
Inhaltsstoffe	keine Angaben.
Anwendungsart	keine Angaben.
Dosierung	keine Angaben.
Gegenanzeigen	keine Angaben.
Nebenwirkungen	keine Angaben.
Wechselwirkungen	keine Angaben.

	WIRKPROFIL
Monographie	keine Angaben.
Humoral-pathologie	kalt und trocken im 2. Grad; zusammenziehend, durchdringend (Früchte).

Berberis vulgaris / Berberitze

INDIKATIONEN

Monographie

Berberitzenfrüchte werden angewendet bei Erkrankungen und Beschwerden im Bereich der Niere, ableitenden Harnwege und des Magen-Darm-Traktes; bei Lebererkrankungen, Bronchialleiden, Milzleiden, Krämpfen sowie als kreislaufanregendes Mittel.
Berberitzenwurzel, Berberitzenrinde und/oder Berberitzenwurzelrinde werden angewendet bei Erkrankungen und Beschwerden im Bereich des Magen-Darm-Traktes, des Leber-Galle-Systems, der Niere und ableitenden Harnwege, der Atemwege, des Herz-Kreislauf-Systems sowie als fiebersenkendes und „blutreinigendes" Mittel.
Risiken: Berberitzenfrüchte: keine bekannt; die übrigen Teile von Berberis vulgaris enthalten Alkaloide. Hauptalkaloid ist Berberin. Berberin wird in den therapeutischen Gaben bis 0,5 g gut vertragen. Bei versehentlicher Einnahme von mehr als 0,5 g Berberin treten Benommenheit, Nasenbluten, Dyspnoe, Haut- und Augenreizung auf. Auch Nierenreizungen und Nephritiden sind beschrieben.
Beurteilung: Da die Wirksamkeit bei den beanspruchten Anwendungsgebieten nicht belegt ist, kann eine therapeutische Anwendung nicht befürwortet werden.

Gegenwart

Leber-, Galleleiden	Arthritis deformans
Ikterus, Gallensteine	Diarrhoe
Nephritis, Cholezystitis	Blutreinigung, Ekzeme
Retentio urinae	Lidrandentzündungen
Nierenbeckenentzündung,	chronische Bindehautentzün-
Nierensteine mit Kolik	dungen
Milzleiden	Gurgelmittel bei Zahnfleisch-
Gicht, Rheuma	entzündungen (Dekokt der
Lumbago, Arthralgie der	Rinde)
Wirbelsäule	

Humoral-pathologie

innerlich	**äußerlich**
Folia et Baccae Berberidis:	Cortex Berberidis:
hitzige Fieber	Mundfäule
entzündetes Geblüt	Halsgebrechen
hitzige Leber	stärkt das Zahnfleisch
Bauchfluss	galliges Hauptweh (Beerensaft)
Rote Ruhr	
Mutterfluss	

REZEPTE

Rezepte

als homöopathisches und spagyrisches Einzelmittel erhältlich.

Betula / Birke

ALLGEMEINES	
Volksnamen	Besenbirke, Frühlingsbaum, Hängebirke, Maibaum, Moorbirke, Rauhbirke, Saubirke, Warzenbirke.
Botanisches	Birkengewächse (Betulaceae); Baum mit schneeweißer Rinde, die sich in Streifen abschält, später dann borkig wird; Blätter: dreieckig-rhombisch, doppelt gesägt, etwas klebrig; männliche Kätzchen: länglich-walzenförmig, hängend, bis 10 cm lang; weibliche Kätzchen: gestielt, zylindrisch, 2-4 cm lang, dichtblütig, zuerst gelbgrün später mit hellbraunen Fruchtschuppen.
Vorkommen	Europa, gemäßigte Zonen Asiens bis Japan.
Blütezeit	April bis Mai.
MONOGRAPHIE	
verwendete Teile	frische oder getrocknete Laubblätter von Betula pendula ROTH (Synonym: Betula verrucosa EHRHART), von Betula pubescens EHRHART oder von beiden Arten sowie deren Zubereitungen in wirksamer Dosierung.
Inhaltsstoffe	Die Droge enthält mindestens 1,5 % Flavonoide, berechnet als Hyperosid und bezogen auf die getrocknete Droge. Neben den Flavonoiden enthält die Droge ferner Saponine, Gerbstoffe und ätherisches Öl.
Anwendungsart	zerkleinerte Droge oder Trockenextrakte für Aufgüsse sowie andere galenische Zubereitungen und Frischpflanzenpresssäfte zum Einnehmen. Durchspülungstherapie: Auf reichliche Flüssigkeitszufuhr achten!
Dosierung	mittlere Tagesdosis: mehrmals täglich 2,0-3,0 g Droge; Zubereitungen entsprechend.
Gegenanzeigen	keine bekannt. **Hinweis:** Keine Durchspülungstherapie bei Ödemen infolge eingeschränkter Herz- oder Nierentätigkeit!
Nebenwirkungen	keine bekannt.
Wechselwirkungen	keine bekannt.
WIRKPROFIL	
Monographie	diuretisch.
Humoralpathologie	von vermischter Natur; säubernd und reinigend.

Betula / Birke

Monographie

zur Durchspülung bei bakteriellen und entzündlichen Erkrankungen der ableitenden Harnwege und bei Nierengrieß; zur unterstützenden Behandlung rheumatischer Beschwerden.

Gegenwart

Diuretikum
renaler Hydrops, Aszites, Anasarka
Rheuma, Arthritis urica
Magengicht, Magen-Darm-Kolik
Nephropathien
chronische Nephritis
Nephrolithiasis
Schrumpfniere
chronischer Blasenkatarrh
Blasenhalsentzündung

Cholelithiasis
Fußsohlen-, Fersenschmerz
   nach Gicht
Skorbut
Blutreinigung
Arteriosklerose
Hautkrankheiten
chronisches Exanthem
Crusta lactea Flechten, Krätze
Haarpflegemittel

Humoral-
pathologie

innerlich
Nieren-, Blasenstein
Wassersucht
Gicht, Rheuma
Gelbsucht
Scharbock
Bauchwürmer
Melancholie
Hautunreinheiten
Krätze

äußerlich
Flecken
Zittermäler
Mundfäule
Wunden
Flecken in den Augen
rote Augen

Rezepte

Rp.: Grieß- und Steinleiden (nach *Ulrich*)
Fol. Betulae
Hb. Urticae
Hb. Millefolii
Hb. Nasturtii
Fruct. Juniperi   aa 20,0
M. f. spec.
D.S. 1 Teelöffel / 1 Tasse, Infus, 1-3 Tassen täglich.

Rp: Gicht, Rheuma (nach *Kroeber*)
Fol. Betulae
Stip. Dulcamarae
Cort. Frangulae
Lign. Guajaci   aa 20,0
M. f. spec.
D.S. 1 Teelöffel / 1 Glas, kombiniertes Verfahren.

Boldo / Boldo

Volksnamen	Peumus (Name der Pflanze in chilenischer Sprache); Boldo nach dem gleichnamigen spanischen Botaniker.
Botanisches	Monimiaceae; immergrüner Strauch oder kleiner Baum mit schlanken Ästen, bis 6 m hoch; Blätter: lederartig, kurzgestielt, länglich-elliptisch, ganzrandig, beiderseits mit Büschelhaaren besetzt; Blüten: weiß, zweihäusig, in seiten- oder endständigen Trugdolden stehend; Steinfrüchte: kurzstielig, breit-eiförmig, mit brauner, runzliger Schale.
Vorkommen	Chile; trockene, sonnige Standorte.
Blütezeit	ganzjährig.

MONOGRAPHIE

verwendete Teile	getrocknete Laubblätter von Peumos boldo MOLINA sowie deren Zubereitungen in wirksamer Dosierung.
Inhaltsstoffe	mindestens 0,1 % Alkaloide, berechnet als Boldin sowie Flavonoide.
Anwendungsart	zerkleinerte Droge für Aufgüsse sowie andere, praktisch askaridolfreie Zubereitungen zum Einnehmen. **Hinweis:** Aufgrund des Askaridolgehalts dürfen das ätherische Öl sowie Destillate aus Boldoblättern nicht verwendet werden.
Dosierung	mittlere Tagesdosis: 3,0 g Droge; Zubereitungen entsprechend.
Gegenanzeigen	Verschluss der Gallenwege, schwere Lebererkrankungen; bei Gallensteinleiden nur nach Rücksprache mit einem Arzt anzuwenden.
Nebenwirkungen	keine bekannt.
Wechselwirkungen	keine bekannt.

WIRKPROFIL

Monographie	spasmolytisch; choleretisch; steigert die Magensaftsekretion.
Humoral- pathologie	keine Angaben.

Boldo / Boldo

	INDIKATIONEN
Monographie	leichte krampfartige Magen-Darm-Störungen dyspeptische Beschwerden
Gegenwart	**Cholagogum** Cholelithiasis Hepathopathien Dyspepsie, Verdauungsschwäche Appetitlosigkeit Tonikum mildes Diuretikum Diaphoretikum Syphilis Gonorrhoe Prostatitis Gicht Rheuma Ohrensausen
Humoral- *pathologie*	keine Angaben.

	REZEPTE
Rezepte	Rp.: Cholagogum (nach *Madaus*) Fol. Boldo 30,0 D.S. 1$^1/_2$ Teelöffel/Tasse, Kaltansatz 8 Stunden, tagsüber trinken.

Borago / Boretsch

ALLGEMEINES

Volksnamen	Blauhimmelstern, Borgel, Gurkenkraut, Herzblume, Liebäuglein, Wohlgemuth.
Botanisches	Raublattgewächse (Boraginaceae); einjähriges Kraut mit krautigem, behaartem Stängel, bis 80 cm hoch; Blätter: am Stängelgrund rosettenartig, wechselständig, oval, unregelmäßig gezähnt; Blüten: blau, gestielt vielblütig, fast doldenartig; Früchte: einsamige, nussartige Teilfrüchte mit warziger Oberfläche.
Vorkommen	Mittelmeergebiet; Kulturpflanze; verwildert auf nährstoffreichen Böden, Wegränder, Weinberge.
Blütezeit	Mai bis September.

MONOGRAPHIE

verwendete Teile	Boretschblüten: Blüten von Borago officinalis LINNE sowie deren Zubereitungen. Boretschkraut: frische oder getrocknete oberirdische Teile von Borago officinalis LINNE sowie deren Zubereitungen.
Inhaltsstoffe	keine Angaben.
Anwendungsart	keine Angaben.
Dosierung	keine Angaben.
Gegenanzeigen	keine Angaben.
Nebenwirkungen	keine Angaben.
Wechselwirkungen	keine Angaben.

WIRKPROFIL

Monographie	keine Angaben.
Humoralpathologie	warm und feucht im 1. Grad.

Borago / Boretsch

INDIKATIONEN

Monographie

Zubereitungen aus Boretschblüten und -kraut werden angewendet zur Blutreinigung und Entwässerung, als Vorbeugungsmittel gegen Brust- und Bauchfellentzündungen, Gelenkrheumatismus, als schleimlösendes, entzündungswidriges, schmerzlinderndes, herzstärkendes, beruhigendes, schweißtreibendes und leistungssteigerndes Mittel sowie bei Venenentzündungen und Wechseljahrsbeschwerden.

Risiken: Boretsch enthält wechselnde Mengen toxischer Pyrrolizidinalkaloide (PA), von denen organotoxische, insbesondere hepatotoxische Wirkungen bekannt sind. Tierexperimentell wurden für PA kanzerogene Wirkungen mit einem genotoxischen Wirkungsmechanismus nachgewiesen.

Beurteilung: Angesichts der Risiken und der für die beanspruchten Anwendungsgebiete nicht belegten Wirksamkeit ist die therapeutische Anwendung von Boretschblüten und -kraut nicht vertretbar.

Gegenwart

Hypochondrie	Husten
nervöse Herzleiden	Nierenentzündung
Herzschwäche	Masern
Herzstechen	Windpocken
Rheuma	Scharlach

*Humoral-
pathologie*

innerlich
erfreut Herz und Gemüt
wendet alle melancholische
   Traurigkeit vom Herzen ab
Herzzittern
ohnmächtiges Herz
lässt das Gift nicht zum Herzen
   steigen
reinigt das Geblüt
gegen Schwachheit und
   Kraftlosigkeit
Fieber

gegen Verstopfung
blöde Leber
versiegende Milch der Weiber

äußerlich
Hitze des Hauptes
Versehrung von Zahnfleisch
   Zunge und Hals
Heiserkeit
Herzstärkung
Lendenweh
kalter Brand

REZEPTE

Rezepte

als homöopathisches und spagyrisches Einzelmittel erhältlich.

Bryonia / Zaunrübe ☠

ALLGEMEINES

Volksnamen	Faselwurz, Gichtwurz, Heckenrübe, Heilige Rübe, Hundsrübe, Teufelsrübe.
Botanisches	Kürbisgewächse (Cucurbitaceae); ausdauernde, zweihäusige Pflanze mit hellgelber, rübenförmiger dicker Wurzel und mit kletternden, rauhaarigen Ranken, bis 4 m lang; herzförmige, fünflappige Blätter; männliche Blüten: grünweiß, langgestielt, in Trauben stehend; weibliche Blüten: gelblichweiß, kurzgestielt, in Büscheln stehend; Beerenfrüchte: scharlachrot gefärbt (Bryonia dioica) oder schwarz (Bryonia alba). **Cave: Die Droge ist stark giftig!**
Vorkommen	Mittel-, Süd-Ost-Europa, westliches Asien; kalkhaltige, feuchte Böden; Zäune und Gebüsche.
Blütezeit	Juni bis August.

MONOGRAPHIE

verwendete Teile	getrocknete Pfahlwurzeln von Bryonia cretica LINNE subspec. dioica (JACQUIN) TUTIN und/oder Bryonia alba LINNE sowie deren Zubereitungen.
Inhaltsstoffe	keine Angaben.
Anwendungsart	keine Angaben.
Dosierung	keine Angaben.
Gegenanzeigen	keine Angaben.
Nebenwirkungen	keine Angaben.
Wechselwirkungen	keine Angaben.

WIRKPROFIL

Monographie	keine Angaben.
Humoral-pathologie	von warmer und trockener Natur; treibt Galle, Schleim und Wasser mit Gewalt durch den Stuhlgang aus.

INDIKATIONEN

Monographie

Zaunrübenwurzel wird angewendet als Abführmittel, Brechmittel und Diuretikum, in Kombinationen zusätzlich bei verschiedenen Erkrankungen im Bereich des Magen-Darm-Traktes, der Atemwege, Erkrankungen des rheumatischen Formenkreises, Stoffwechselstörungen, Lebererkrankungen sowie bei akuten und chronischen infektiösen Erkrankungen zur Vorbeugung und Therapie. Die emetische und drastisch laxierende Wirkung der Droge ist unbestritten. Die Wirksamkeit bei den übrigen Anwendungsgebieten ist nicht belegt. **Risiken:** Bei der Einnahme von Zubereitungen aus Zaunrübenwurzeln wurde beobachtet: Schwindel, Erbrechen, heftige Koliken; starke dünnflüssige, zum Teil auch blutige Diarrhoen; Nierenschäden, Abort, Erregungszustände und Krämpfe. Zaunrübenwurzel enthält Cucurbitacine, die teilweise stark zytotoxisch wirken. **Bewertung:** Da die Wirksamkeit von Zaunrübenwurzelzubereitungen bei den beanspruchten Anwendungsgebieten nicht belegt und die Anwendung als drastisch wirksames Laxans und Emetikum obsolet ist, kann angesichts der Risiken eine therapeutische Anwendung entsprechender Mittel nicht vertreten werden.

Gegenwart

Hauptmittel bei exsudativen Erkrankungen der serösen Häute, rheumatischer Formenkreis (Homöopathie)

Pleuritis, Pleuropneumonie	Lumbago
Peritonitis, Appendizitis	Grippe
Polyarthritis urica et rheumatica	Typhus
akute und chronische Schmerzen	Masern, Scharlach
der Glieder, Muskeln, Nacken	Mastitis, Gastritis, Dyspepsie
und Brust auf rheumatischer	Darmkoliken
Grundlage	chronische Gallenblasenent-
Gelenkschwellungen und -ergüsse	zündung, Gallenstauung

*Humoral-
pathologie*

innerlich	Hysterie
purgiert den Schleim durch	**äußerlich**
den Stuhlgang	Flecken des Angesichts
Schwindel	Muttermäler, (Finger-)Geschwüre
Epilepsie, Schlag	kalter Brand
Halsweh,	hitzige Geschwulst, harte Beulen
Husten, kurzer Atem	geschwollene Milz
Blutfluss	lahme, erkaltete Glieder
Seitenschmerz, geschwollene Milz	treibt die Geburt aus
Wassersucht, Gelbsucht	vertreibt Schlangen und Kröten

REZEPTE

Rezepte

als homöopathisches und spagyrisches Einzelmittel erhältlich.

Bursa pastoris / Hirtentäschel

ALLGEMEINES

Volksnamen
Bauernsenf, Blutkraut, Herzkraut, Löffeli, Schinkenkraut, Schneiderbeutel, Taschenkraut.

Botanisches
Kreuzblütler (Cruciferae); zweijähriges Kraut, bis 40 cm hoch; Blattrosette aus sägeförmigen, grundständigen Blättern; weiße Doldenblüten mit herzförmigen Kapselfrüchten; Früchte: langgestielt, dreieckig bis verkehrt herzförmig.

Vorkommen
Kosmopolit; Äcker, Wiesen, Ödland und Wegränder; wächst bevorzugt auf stark gedüngten Böden.

Blütezeit
März bis Dezember; die beste Erntezeit ist im Frühjahr.

MONOGRAPHIE

verwendete Teile
frische oder getrocknete oberirdische Teile von Capsella bursa pastoris (L.) MEDICUS sowie deren Zubereitungen in wirksamer Dosierung.

Inhaltsstoffe
keine Angaben.

Anwendungsart
zerkleinerte Droge für Aufgüsse sowie andere galenische Zubereitungen zum Einnehmen und zur lokalen Anwendung.

Dosierung
mittlere Tagesdosis: 10-15 g Droge; Zubereitungen entsprechend. lokale Anwendung: 3-5 g Droge auf 150 ml Aufguss.

Gegenanzeigen
keine bekannt.

Nebenwirkungen
keine bekannt.

Wechselwirkungen
keine bekannt.

WIRKPROFIL

Monographie
nur bei parenteraler Anwendung: muskarinartige Wirkung mit dosisabhängiger Blutdrucksenkung und Blutdrucksteigerung; positiv inotrope und chronotrope Herzwirkung sowie Steigerung der Uteruskontraktion.

Humoral-pathologie
von trockener und kühler Natur; Samen: warm und trocken im 4. Grad; scharfe und zusammenziehende Eigenschaften.

Bursa pastoris / Hirtentäschel

Monographie

innere Anwendung: symptomatische Behandlung leichterer
Menorrhagien und Metrorrhagien, lokale Anwendung bei Nasenbluten
äußere Anwendung: oberflächliche, blutende Hautverletzungen

Gegenwart

Hämostyptikum:
häufig verwendetes Mittel bei Uterusblutungen, Hämorrhoiden und
Krampfadern
Blutungen aus Lunge, Magen, Darm, Niere und Nase; Leukorrhoe,
Amenorrhoe; Wehenschwäche; Harnwegserkrankungen, Nierengries
Adjuvans
bei Magen-Darm-Leiden

Obstipation	Leber-, Milz-, Galleleiden
Diarrhoe	Skrofulose
Darmerschlaffung	Rachitis
Darmspasmen nervöser Genese	Arteriosklerose
Magenschmerz	Diabetes mellitus
Hyperazidität	Gelenkrheumatismus

äußerlich: als Einreibung/Umschlag bei Verletzungen, Quetschungen,
Sehnenganglien, Sehnenscheidenentzündungen zum Gurgeln bei
Halsgeschwüren

*Humoral-
pathologie*

in der Antike und in den alten Kräuterbüchern nur Verwendung des
Samens. **kräftig blutstillend bei roten und weißen Bauchflüssen**

innerlich	chronischer Durchfall
Uterusmittel, Hypermenorrhoe	Nierensand, Strangurie
Constrictivum	
Blutspeien	**äußerlich**
Blutharnen	Nasenbluten
innere Versehrung	Wunden

Rezepte

Rp.: Uterusblutung (nach *Madaus*)
Hb. Bursae pastoris   50,0
D.S. 6 Teelöffel / 2 Glas Wasser, Kaltansatz, 8 Stunden ziehen lassen.

Rp.: Menorrhagie (nach *Kröber*)
Hb. Bursae pastoris
Hb. Polygoni avic.   aa 30,0
Hb. Visci albi   40,0
M. f. spec.
D.S. Dekokt, morgens und abends 1 Tasse warm trinken.

Cacao / Kakao

	ALLGEMEINES
Volksnamen	Cacò, Cacavate (nach der älteren Literatur).
Botanisches	Sterculiaceae; Baum mit einer Stammdicke von 25 cm und dichter Krone, bis 10 m hoch; Blätter: dunkelgrün und glänzend bis 50 cm lang und 15 cm breit; Blüten: weiß oder rot, klein, wachsen am Stamm heraus (Kauliflorie); große Früchte, mit mandelförmigem Samen.
Vorkommen	Zentralamerika; in vielen tropischen Klimaten kultiviert.
Blütezeit	keine Angaben.

	MONOGRAPHIE
verwendete Teile	**Kakaoschalen:** Samenschalen von Theobroma Cacao LINNE sowie deren Zubereitungen; **Kakaosamen:** von der Schale befreite, fermentierte und schwach geröstete Samen von Theobroma Cacao LINNE sowie deren Zubereitungen.
Inhaltsstoffe	Kakaoschalen und Kakaosamen enthalten Methylxanthine, hauptsächlich Theobromin.
Anwendungsart	**Kakaoschalen:** keine Angaben; **Kakaosamen:** zerkleinerte Droge für Aufgüsse sowie andere galenische Zubereitungen zum Einnehmen.
Dosierung	keine Angaben.
Gegenanzeigen	keine Angaben.
Nebenwirkungen	Kakao und Kakaoprodukte können allergische Reaktionen mit Hautmanifestationen und Migräne hervorrufen. Verwendung bei Schwangerschaft und Laktation: Methylxanthine gehen in die Muttermilch über; die Konzentration der Methylxanthine in der Muttermilch entspricht der im Plasma. Wirkungen oder Nebenwirkungen bei gestillten Säuglingen sind nicht untersucht.
Wechselwirkungen	keine Angaben.

	WIRKPROFIL
Monographie	Kakaoschalen u. -samen können obstipierend wirken; die in der Droge enthaltenen Methylxanthine wirken diuretisch, broncholytisch, vasodilatatorisch, verstärkend auf die Herzmuskelleistung, leicht muskelrelaxierend.
Humoralpathologie	Kakaosamen sind zusammenziehend und von unfreundlichem Geschmack.

INDIKATIONEN

Monographie

Risiken
Kakao und Kakaoprodukte können allergische Reaktionen mit
Hautmanifestationen und Migräne hervorrufen.

Beurteilung
Kakaoschalen: Da die Wirksamkeit bei den beanspruchten
Anwendungsgebieten nicht belegt ist, kann eine therapeutische
Anwendung nicht empfohlen werden.
Kakaosamen: Da die Wirksamkeit bei den beanspruchten
Anwendungsgebieten nicht belegt ist, kann eine therapeutische
Anwendung nicht empfohlen werden.
Gegen eine Anwendung als sonstiger Bestandteil, z.B. als
Geschmackskorrigens, bestehen keine Bedenken.

Gegenwart

Verwendung als Genussmittel;
als Grundmasse für Stuhlzäpfchen.

Humoral-
pathologie

Kakao wurde für medizinische Zwecke nicht verwendet.
Elsholtz berichtet, dass die Mexikaner ein kühlendes Getränk aus den
Früchten des Kakaobaumes bereiten.
In Europa wurde Kakao zum Grundbestandteil der Schokolade, die
aber wegen der zugesetzten Gewürze von wärmender Natur war.
„Dienet also kalten Complexionen / Melancholischen / und
Alterhafften Leuten als ein allgemein Confortativ / welches ihre
Dawung befördern / die Lebensgeister vermehren / die Natur stärcken
/ hingegen die Flüße / und andere kalte Feuchtigkeiten zertheilen /
und verzehren kan." (*J. S. Elsholtz*, Diaeteticon, 1682).

REZEPTE

Rezepte

Verwendung als Genussmittel.

Calendula officinalis / Ringelblume

ALLGEMEINES

Volksnamen	Butterblume, Goldblume, Marienrose, Sonnenwende, Studentenblume, Totenblume u.v.a.
Botanisches	Korbblütler (Compositae), Unterfamilie Asteroideae; filzig behaarter, verästelter Stängel, bis 70 cm hoch; Blätter: fein behaart, wechselständig, länglich; Blüten: leuchtend gelborange, bis 5 cm Durchmesser.
Vorkommen	Mittelmeergebiet, Kanarische Inseln, Orient; als Zierpflanze weit verbreitet.
Blütezeit	Juni bis Oktober.

MONOGRAPHIE

verwendete Teile	getrocknete Blütenköpfchen oder getrocknete Zungenblüten von Calendula officinalis LINNE.
Inhaltsstoffe	Triterpenglykoside und -aglyka sowie Carotinoide und ätherisches Öl.
Anwendungsart	zerkleinerte Droge zur Bereitung von Aufgüssen sowie andere galenische Zubereitungen zur lokalen Anwendung.
Dosierung	1–2 g Droge auf 1 Tasse Wasser (150 ml) oder 1–2 Teelöffel (2–4 ml) Tinktur auf $^1/_4$ oder $^1/_2$ l Wasser oder als Zubereitung in Salben entsprechend 2–5 g Droge in 100 g Salbe.
Gegenanzeigen	keine bekannt.
Nebenwirkungen	keine bekannt.
Wechselwirkungen	keine bekannt.

WIRKPROFIL

Monographie	keine bekannt.
Humoralpathologie	warm und trocken; zerteilend, eröffnend, etwas zusammenziehend.

Calendula officinalis / Ringelblume

INDIKATIONEN

Monographie

innerlich: entzündliche Veränderungen der Mund- u. Rachenschleimhaut
äußerlich: Wunden, auch mit schlechter Heilungstendenz; Ulcus cruris

Gegenwart

Wundheil- und Verletzungsmittel

innerlich
Drüsenentzündung, -schwellung
leicht krampflösend und cholagog
Gallenblasenentzündung
Leberleiden, Ikterus
Magen-Darm-Störungen
Magen-, Zwölffingerdarmgeschwür
Periodenschmerzen, menstrua-
    tionsfördernd
Zahnextraktion

Kreislaufstörungen
Nervosität mit Schweißausbruch
schweißtreibend
Skrofulose, Chlorose

äußerlich
Wundmittel, Panaritium
Quetschung, Verstauchung,
    Verrenkung Blutergüsse,
    Abszesse, Ulcus cruris
    Frostbeulen, Verbrennungen
    Drüsenverhärtung, Mastitis

Humoral-
pathologie

innerlich
löst den groben Schleim der
    Brust auf
erwärmt den Magen und verzehrt
    die Magenfeuchtigkeit
menstruationsfördernd
(nach-) geburtsfördernd
Amenorrhoe mit Herzklopfen
Weißfluss
Leberverstopfung
Gelbsucht

schweißtreibend
Zahnschmerzen (Spülung)

äußerlich
harte, kalte Geschwülste
augenstärkend
Rückenschmerz
Dysmenorrhoe (als Einreibung)
Warzen
Haarfärbemittel

REZEPTE

Rezepte

Rp.: menstruationsfördernd
Flor. Calendulae
Hb. Hyperici
Flor. Chamomillae
Hb. Alchemillae
Stigm. Croci
Fol. Rosmarini   aa ad 100,0
M. f. species
D.S. 1 Teelöffel / 1 Tasse als Infus, 2 Tassen täglich.

Calluna vulgaris / Heidekraut

ALLGEMEINES

Volksnamen
Besenheide, Besenkraut, Brandheide, Erika, Hoaden, Immerschön, Kuhheide, Zetten.

Botanisches
Heidekrautgewächse (Ericaceae);
ausdauernder, sehr anspruchsloser Zwergstrauch mit niederliegenden, wurzelnden Sprossen und aufstrebenden Zweigen, bis 100 cm hoch;
Blätter: lineallanzettförmig und dachziegelartig angeordnet;
Blüten: klein, hellviolett, in einseitswendigen Trauben stehend.

Vorkommen
Eurasien, Nordafrika, Nordamerika;
Wachstumsgebiet von den Küstenregionen bis zur Baumgrenze;
in großen Beständen in Mooren, lichten Wäldern, Sanddünen;
ihr Vorkommen deutet auf das Vorhandensein von sauren Böden hin (azidophile Kieselpflanze).

Blütezeit
August bis Oktober.

MONOGRAPHIE

verwendete Teile
Heidekraut: frische oder getrocknete Blätter, Blüten und Triebspitzen von Calluna vulgaris (LINNE) HULL sowie deren Zubereitungen;
Heidekrautblüten: überwiegend bestehend aus den Blüten von Calluna vulgaris LINNE sowie deren Zubereitungen.

Inhaltsstoffe
keine Angaben.

Anwendungsart
keine Angaben.

Dosierung
keine Angaben.

Gegenanzeigen
keine Angaben.

Nebenwirkungen
keine Angaben.

Wechselwirkungen
keine Angaben.

WIRKPROFIL

Monographie
keine Angaben.

Humoral-pathologie
von warmer und trockener Natur.

Calluna vulgaris / Heidekraut

INDIKATIONEN

Monographie

Zubereitungen aus Heidekraut und/oder Heidekrautblüten werden
angewendet bei:
- Erkrankungen und Beschwerden im Bereich der Niere und der
  ableitenden Harnwege, Vergrößerung der Vorsteherdrüse, als
  Diuretikum, zur Vorbeugung bei Steinleiden, Weißfluss
- Erkrankungen und Beschwerden im Bereich des Magen-Darm-
  Traktes wie Durchfall, Magen-Darm-Krämpfen, Koliken, Leber-
  und Gallenerkrankungen
- Gicht und Rheuma; Erkrankungen und Beschwerden im Bereich der
  Atemwege wie Husten und Erkältungskrankheiten;
  bei Schlafstörungen, Unruhezuständen
- in Augenbädern bei Augenentzündungen; ferner zur Wundbehandlung,
  bei Fieber, Milzleiden sowie als schweißtreibendes Mittel.

Kombinationen mit Heidekraut und/oder Heidekrautblüten werden
zusätzlich als Adjuvans bei Diabetes, Menstruationsbeschwerden, im
Klimakterium, bei nervöser Erschöpfung, zur Förderung der
Verdauung und bei Kreislaufregulationsstörungen angewendet.
Risiken: keine;
Beurteilung: Da die Wirksamkeit bei den beanspruchten
Anwendungsgebieten nicht belegt ist, kann eine therapeutische
Anwendung nicht befürwortet werden. Gegen die Verwendung als
Schmuckdroge oder Korrigens bestehen keine Bedenken.

Gegenwart

Rheumatismus, Arthritis urica, Lithiasis
harnsaure Diathese
Blasen-, Nierenleiden, Nierensteine und -grieß
Zystitis (der Prostatiker), Pyurie
bei fiebrigen Erkrankungen wegen schweißtreibender Wirkung
Blutreinigungsmittel bei Exanthemen und skrofulösen Ulzera
leichtes Schlafmittel
Diabetes mellitus
Arteriosklerose
krampfartige Magenschmerzen
Erikabäder bei Rachitis

*Humoral-
pathologie*

innerlich	**äußerlich**
Milzsucht	zerteilt die Geschwulst
Quartanfieber	Podagra
gichtbrüchige Glieder	Lendenweh
Darmgicht	böse Flechten (Herperes)
Lendenweh	
Frauenfluss	

Calluna vulgaris / Heidekraut

REZEPTE

Rezepte

Rp.: Rheuma (nach *Hämmerle*)
Hb. Callunae vulg.
Hb. Millefolii   aa 25,0
M. f. spec.
D.S. 2 Teelöffel / 1 Glas Wasser, Infus,
2 Tassen täglich vor dem Essen.

Rp.: Diabetes (nach *Feldmann*)
Hb. Callunae vulg.
Fol. Salviae
Hb. Alchemillae   aa 20,0
M. f. spec.
D.S. 2 Teelöffel / 1 Glas Wasser, Infus,
2 Tassen täglich vor dem Essen.

Calluna vulgaris / Heidekraut

Camphora / Kampfer

Volksnamen	Kampfer kommt vom arabischen Kafur.
Botanisches	Lorbeergewächse (Lauraceae); stattlicher Baum, bis 40 m hoch und mit bis zu 5 m dickem Stamm; Blätter: länglich-elliptisch, bis 13 cm lang; Blüten: grüngelb, in langgestielten Rispen angeordnet; purpurfarbene bis schwarze Früchte.
Vorkommen	Südchina, Japan, Madagaskar; kultiviert in Ägypten, Südfrankreich, Ostafrika, auf den Kanarischen Inseln und im südlichen Nordamerika.
Blütezeit	keine Angaben.

MONOGRAPHIE

verwendete Teile	Durch Wasserdampfdestillation aus dem Holz des Kampferbaumes, Cinnamomum camphora (LINNE) SIEBOLD und durch anschließende Sublimation gereinigter D (+) Campher oder synthetischer Campher bzw. Mischungen beider.
Inhaltsstoffe	enthält mindestens 96,0 und höchstens 101,0 Prozent 2-Bornanon; mindestens die Hälfte liegt in Form des (1R)-Isomeren vor.
Anwendungsart	lokal zur Inhalation; in flüssigen oder halbfesten Zubereitungen.
Dosierung	**äußerlich:** je nach umschriebener Anwendung, im allgemeinen in Konzentrationen von maximal 25 Prozent, bei Säuglingen und Kleinkindern von maximal 5 Prozent; **innerlich:** mittlere Tagesdosis: 30-300 mg.
Gegenanzeigen	**äußerlich:** geschädigte Haut, z.B. bei Verbrennungen; bei Säuglingen und Kleinkindern sollten kampferhaltige Zubereitungen nicht im Bereich des Gesichts - speziell der Nase - aufgetragen werden.
Nebenwirkungen	Kontaktekzeme sind möglich.
Wechselwirkungen	keine bekannt.

WIRKPROFIL

Monographie	äußerlich: bronchosekretolytisch, hyperämisierend; innerlich: kreislauftonisierend, atemanaleptisch, bronchospasmolytisch.
Humoralpathologie	kühlend, stopfend, zerteilend, fäulnis- und entzündungswidrig.

Camphora / Kampfer

Monographie

äußerlich: Muskelrheumatismus
katarrhalische Erkrankungen der Luftwege, Herzbeschwerden
innerlich: hypotone Kreislaufregulationsstörungen
katarrhalische Erkrankungen der Luftwege

Gegenwart

innerlich: Kollaps und Erlahmen der Herztätigkeit bei Scharlach,
Pneumonie, Typhus, Cholera und Grippe
entzündungswidrige Wirkung bei akuten Infektions- und
Erkältungskrankheiten, Prophylaktikum bei Grippe und Schnupfen;
epileptiforme, tetanische Krämpfe; Muskel-, Wadenkrämpfe; Blasenkatarrh, Retentio urinae; Enteritis, Brechdurchfall; Erregungszustände
des Gehirns und des Herzens; Schwindel, Ohnmacht; Bronchitis
äußerlich: neuralgische, rheumatische, gichtische Gliederschmerzen;
Kältegefühl, Lähmungserscheinungen; Stich-, Stoß-, Fall-, Schlagwunden;
Thrombose

Humoral-
pathologie

Kampfer wurde in China bereits im Altertum verwendet.
Über die islamischen Länder wurde er im Mittelalter auch in Europa
bekannt. Hildegard von Bingen erwähnt ihn.

innerlich
kühlendes Mittel bei Gehirner-
    krankungen
stopfendes, schlafbringendes Mittel
Vorbeugungsmittel bei Epidemien
bewahrt den Leib vor Fäulnis
gegen Pest
blutende Hämorrhoiden
hitziger Kopfschmerz
vertreibt Würmer
Fluor albus
Pollutionen
kräftig erweckend bei Ohnmacht
zerteilt das stockende Geblüt
reizt und eröffnet die Gefäße
bösartige hitzige Fieber
beugt Wundbrand vor
Rekonvaleszenzmittel

nervenstärkend
Dysenterie
Leiden des Urogenitaltraktes
venerische Krankheiten
beginnende Herzlähmung
Pertussis, Asthma
Epilepsie, Chorea
Angina pectoris
Geistesstörungen, Apoplexie

äußerlich
Zahnweh, Nasenbluten
Akne, befördert Hautausdünstung
    Hautausschläge
Rheumatismus
Augenentzündungen
Neuralgien
Frostbeulen

Rezepte

auf Fertigpräparate zurückgreifen;
als homöopathisches Einzelmittel erhältlich.

Capsicum / Paprika

Volksnamen	Cayenne-Pfeffer, Gemeine Beißbeere, Indischer Pfeffer, Roter Piment.
Botanisches	Nachtschattengewächse (Solanaceae); einjähriges Kraut mit aufrechtem, ästigem, vier- bis fünfkantigem Stängel; rote Blähfrüchte, von länglich-kegelförmiger Gestalt, bis 12 cm lang.
Vorkommen	ursprünglich Mittel- und Südamerika; Kulturpflanze.
Blütezeit	Juni bis September.

MONOGRAPHIE

verwendete Teile	Paprika: getrocknete Früchte verschiedener capsaicinreicher Capsicum-Arten sowie deren Zubereitungen in wirksamer Dosierung. Cayennepfeffer: getrocknete reife, meist vom Kelch befreite Früchte von Capsicum frutescens LINNE s.l. sowie deren Zubereitungen in wirksamer Dosierung.
Inhaltsstoffe	Capsaicinoide.
Anwendungsart	Zubereitungen aus Paprika ausschließlich zur äußeren Anwendung.
Dosierung	in halbfesten Zubereitungen entsprechend 0,02-0,05 % Capsaicinoide; in flüssigen Zubereitungen entsprechend 0,005-0,01 % Capsaicinoide; in Pflastern entsprechend 10-40 ng Capsaicinoide pro cm². **Dauer der Anwendung:** nicht länger als 2 Tage; vor einer erneuten Anwendung am gleichen Applikationsort muss ein Zeitraum von 14 Tagen abgewartet werden. *Cave:* Bei längerer Anwendung am gleichen Applikationsort ist mit einer Schädigung sensibler Nerven zu rechnen!
Gegenanzeigen	Anwendung auf geschädigter Haut; Überempfindlichkeit gegen Paprika-Zubereitungen.
Nebenwirkungen	In seltenen Fällen urtikarielles Exanthem.
Wechselwirkungen	keine bekannt. **Hinweis:** Keine zusätzliche Wärmeanwendung!

WIRKPROFIL

Monographie	lokal hyperämisierend; lokal nervenschädigend. **Hinweis:** Paprikazubereitungen reizen selbst in geringen Mengen die Schleimhäute sehr stark und erzeugen ein schmerzhaftes Brennen.
Humoralpathologie	warm und trocken im 4. Grad; von schädlicher und giftiger Natur.

Capsicum / Paprika

Monographie
schmerzhafter Muskelhartspann im Schulter-Arm-Bereich sowie im
Bereich der Wirbelsäule bei Erwachsenen und Schulkindern

Gegenwart
innerlich
Resistenzsteigerung bei Infektionskrankheiten
Dysenterie
appetitanregend
schweiß- und harntreibend
diätetisches Mittel mit hohem Vitamin-C-Gehalt

äußerlich
als Ableitungsmittel auf die Haut (Pflaster)
oder als Zusatz in anderen Hautableitungsmitteln
Lungen- und Rippenfellentzündung
Rheumatismus, Gicht
Neuralgien

Humoral-
pathologie
innerlich
Wassersucht
macht trübe Augen klar (Wurzelsaft mit Honig)
stillt das Zahnweh (das Kraut in Wein gesotten)

äußerlich
beißt die Haut auf
Hautflechten (mit Honig)
wider die harte und kalte Geschwulst

Rezepte
Rp.: Gurgelwasser (nach *Hager*)
Fruct. Capsici   10,0
D.S. 2,5 g als Infus mit $1/2$ Liter Wasser, mehrmals täglich gurgeln.

Carduus marianus / Mariendistel

ALLGEMEINES

Volksnamen	Christi Krone, Fieberdistel, Frauendistel, Heilandsdistel, Marienkörner, Stechkörner.
Botanisches	Korbblütler (Compositae); einjährige überwinternde oder zweijährige wärmeliebende Pflanze mit aufrechtem, ästigem, bräunlichem Stängel, bis 1,5 m hoch; Blätter: grünweiß marmoriert und dornig gezähnt; purpurrot gefärbte und kugelförmige Körbchenblüten; braunfleckige Früchte, mit glänzend weißen Pappushaaren.
Vorkommen	Südeuropa, Nordafrika, Nord- und Südamerika, Australien; sonnige, trockene Steinhänge; Steppengebiete; als Kulturbegleiter auf Dungplätzen, Bahnhöfen und Ödland.
Blütezeit	Juli bis August.

MONOGRAPHIE

verwendete Teile	reife, vom Pappus befreite Früchte von Silybum marianum (L.) GAERTNER sowie deren Zubereitungen in wirksamer Dosierung.
Inhaltsstoffe	Flavanolderivate wie Silibinin, Silydianin und Silychristin.
Anwendungsart	zerkleinerte Droge für Aufgüsse sowie andere galenische Zubereitungen zum Einnehmen.
Dosierung	mittlere Tagesdosis: 12–15 g; Zubereitungen: entsprechend 200–400 mg Silymarin, berechnet als Silibinin.
Gegenanzeigen	keine bekannt.
Nebenwirkungen	Droge: keine bekannt. Zubereitungen: Vereinzelt wird eine leicht laxierende Wirkung beobachtet.
Wechselwirkungen	keine bekannt.

WIRKPROFIL

Monographie	Silymarin wirkt antagonistisch gegenüber zahlreichen Leberschädigungsmodellen: Gifte des grünen Knollenblätterpilzes Phalloidin und a-Amantin, Lanthaniden, Tetrachlorkohlenstoff, Galactosamin, Thioacetamid sowie dem hepatotoxischen Kaltblütlervirus FV 3.

Carduus marianus / Mariendistel

C

Die therapeutische Wirksamkeit von Silymarin beruht auf zwei Angriffspunkten bzw. Wirkmechanismen: Zum einen verändert Silymarin die Struktur der äußeren Zellmembran der Hepatozyten derart, dass Lebergifte nicht in das Zellinnere eindringen können. Zum anderen stimuliert Silymarin die Aktivität der nucleolären Polymerase A mit der Konsequenz einer gesteigerten ribosomalen Proteinsynthese. Damit wird die Regenerationsfähigkeit der Leber angeregt und die Neubildung von Hepatozyten stimuliert.

Humoral-
pathologie

warm und von subtiler Substanz.

Carduus marianus / Mariendistel

INDIKATIONEN

Monographie

Droge: dyspeptische Beschwerden. Zubereitungen: toxische Leberschäden; zur unterstützenden Behandlung bei chronisch entzündlichen Lebererkrankungen und Leberzirrhose.

Gegenwart

Hauptmittel bei Lebererkrankungen, Leberschutzmittel

Leberschwellung, -stauung
toxische Leberschäden
Hepatitis, Cholangitis
Posthepatitissyndrom
Cholelithiasis mit Kolik
Ikterus
Hydrops, Aszites
Milzleiden
„Leber"-Kopfschmerz, Migräne
Übelkeit

Magenleiden
Meteorismus
Obstipation
Hämorrhoiden
Varizen, Ulcus cruris
Bauchspeicheldrüsenerkrankungen
Schlaflosigkeit
Asthma
Schwindel
Fieber
Hautjucken
intermenstruelle Schmerzen
Amenorrhoe

Humoral-pathologie

innerlich
eröffnet verstopfte Leber
gegen Wassersucht und Gelbsucht
Seitenstechen
Bauchflüsse
treibt Harn
Harnsand und Steinleiden
reinigt Niere und Blase

Laktagogum
Emmenagogum
Blutspeien
Krämpfe
fliegende Hitze
hitziges Fieber

äußerlich
macht Geschwüre und Geschwülste zeitig
Zahnweh

REZEPTE

Rezepte

Rp.: Leber-, Galleleiden (nach *Kroeber*)
Fruct. Cardui Mariae cont.   30,0
Rad. c. Hb. Taraxaci conc.
Rad. Cichorii conc.   aa 40,0
M. f. spec.
D.S. 1 Esslöffel / 1 Tasse Wasser, Infus, 2 mal täglich
1 Tasse eine halbe Stunde vor dem Essen.

C

Carex arenaria / Sandriedgraswurzelstock

	ALLGEMEINES
Volksnamen	Deutsche Sarsaparille, Riedgras, Rote Queckenwurzel, Sandsegge, Seegraswurzel.
Botanisches	Ried- oder Sauergräser (Cyperaceae); ausdauerndes Gras mit bis zu 10 m langen Rhizomen und dreikantigem, scharf rauem Stängel; Blätter (Spreiten): schmal, starr und rinnig; Blüten als ährenartige oft überhängende Rispen; Fruchtknoten oft schwarz durch die Sporen eines Pilzes (Cintractia caricis).
Vorkommen	europäische Küstengebiete, Sibirien, Nordamerika; gesellig wachsend besonders auf sandigen Plätzen, Dünen, in sandigen Kiefernwäldern und Heiden.
Blütezeit	Mai bis Juli.

	MONOGRAPHIE
verwendete Teile	getrocknete unterirdische Teile von Carex arenaria LINNE sowie deren Zubereitungen.
Inhaltsstoffe	keine Angaben.
Anwendungsart	keine Angaben.
Dosierung	keine Angaben.
Gegenanzeigen	keine Angaben.
Nebenwirkungen	keine Angaben.
Wechselwirkungen	keine Angaben.

	WIRKPROFIL
Monographie	keine Angaben.
Humoral-pathologie	keine Angaben.

Carex arenaria / Sandriedgraswurzelstock

INDIKATIONEN

Monographie

Zubereitungen aus Sandriedgraswurzelstock werden zur Vorbeugung gegen Gicht, Rheumatismus, Gelenkentzündungen und bei Hautleiden sowie als schweiß- und harntreibendes Mittel angewendet.
Risiken: Aufgrund des Gehaltes an Saponinen können lokale Reizungen auftreten.
Beurteilung: Da die Wirksamkeit bei den beanspruchten Anwendungsgebieten nicht belegt ist, kann eine therapeutische Anwendung nicht befürwortet werden.

Gegenwart

Ableitungsmittel auf die Haut
Diaphoreticum
zur Blutreinigung bei chronischen Hautleiden
(auch auf venerischer Basis)
Lues
Rheuma
Arthritis urica
Podagra
Blähungen
Koliken
Leberkongestionen
Magen-, Darmkatarrh
chronische Verstopfung
Bronchialkatarrh
Lungentuberkulose
Stirnhöhlenkatarrh

*Humoral-
pathologie*

In den mittelalterlichen Kräuterbüchern lässt sich Carex arenaria nicht feststellen.
Die Riedgraswurzel wurde 1754 als Heilmittel eingeführt. Damals setzte man sie in Verbindung mit Kletten-, Hauhechelwurzel und Guajakrinde anstatt der teuren ausländischen Sarsaparillwurzel gegen die Syphilis ein.
stärkende und leicht abführende Wirkung.

REZEPTE

Rezepte

als spagyrisches Einzelmittel erhältlich.

Carica papaya / Melonenbaum

	ALLGEMEINES
Volksnamen	Der Name Papaya stammt vom karibischen Wort Ababai oder Mabai und bedeutet Melonenbaum. Die Ureinwohner nennen ihn „goldenen Lebensbaum". Papayabaum, Melonenbaum.
Botanisches	Melonenbaumgewächse (Caricaceae); schnellwüchsiger, Milchsaft führender, zweihäusiger, meist unverästelter Baum mit fleischig-holzigem Stamm, bis 6 m hoch; Blätter: handförmig, fünf- bis siebenteilig, mit bis zu 90 cm langen Stielen; Blüten: gelblichweiß, in reich verzweigten Rispen (männliche Blüten) und in den Blattachseln am Stamm stehend (weibliche Blüten); Früchte: länglich oder rundlich, bis 5 Kilogramm schwer, mit schwarzen pfeffernussgroßen Kernen.
Vorkommen	tropisches Amerika; in den Tropen Asiens und Afrikas kultiviert.
Blütezeit	keine Angaben.

	MONOGRAPHIE
verwendete Teile	vor der Fruchtbildung geerntete, frische oder getrocknete Laubblätter von Carica papaya LINNE sowie deren Zubereitungen.
Inhaltsstoffe	keine Angaben.
Anwendungsart	keine Angaben.
Dosierung	keine Angaben.
Gegenanzeigen	keine Angaben.
Nebenwirkungen	keine Angaben.
Wechselwirkungen	keine Angaben.

	WIRKPROFIL
Monographie	keine Angaben.
Humoral-pathologie	Papaya ist in den alten Kräuterbüchern nicht vertreten.

Carica papaya / Melonenbaum

INDIKATIONEN	

Monographie

Melonenbaumblätterzubereitungen werden allein oder in Kombinationen angewendet: zur Vorbeugung und Behandlung von Erkrankungen und Beschwerden im Bereich des Magen-Darm-Traktes, bei Infektionen mit Darmparasiten sowie als Wurmmittel gegen Oxyuren, Strongyliden, Ascariden, Ancyclostomen wie Necator americanus und gegen andere Nematoden; ferner als beruhigendes und „wasserausscheidendes" Mittel.

Risiken: keine bekannt;

Beurteilung: Da die Wirksamkeit von Melonenbaumblättern nicht belegt ist und zur Behandlung von Darminfektionen, speziell mit Nematoden, andere, sichere Mittel zur Verfügung stehen, kann eine therapeutische Anwendung nicht befürwortet werden.

Gegenwart

(hauptsächlich die Früchte)
Dyspepsie mit gestörter Magensaftsekretion
Achylie
Anazidität
Fermentschwäche

Erkrankungen der Gallenwege
durch Darmgase verursachte herz- und asthmaähnliche Beschwerden
Adipositas
Darmparasiten

Humoral-
pathologie

Carica Papaya ist in den alten Kräuterbüchern nicht vertreten.
Über die medizinische Verwendbarkeit berichtete zuerst Pockolt im Jahre 1868.
Die Blätter des Baumes wurden zum Einhüllen von Fleisch verwendet, um es mürbe zu machen.
Der Milchsaft aus den angeritzten Früchten wurde bei Störungen der Magen-Darm-Sekretion, bei Dyspepsien und gastrischen und intestinalen Katarrhen eingesetzt.
Bei den Einheimischen wurden die Blätter gegen Beri-Beri, als Vermifugum, als Laxans und gegen Fluor albus benutzt.
Außerdem gelten die Blätter als fieberabwehrend, leberreinigend und appetitsteigernd.
In Indien wird der Milchsaft gegen Brandwunden, Diphtherie, als Emmenagogum und bei Gelenkschmerzen verwendet.

REZEPTE	

Rezepte

als homöopathisches Einzelmittel erhältlich.

Carum carvi / Kümmel

ALLGEMEINES

Volksnamen   Feldkümmel, Kämen, Karbei, Kümmich, Wiesenkümmel.

Botanisches   Doldengewächse (Umbelliferae); zweijährige Pflanze mit gefurchtem, verästeltem Stängel, bis 1 m hoch; Blätter: doppelfiederspaltig mit zugespitzten Teilblättchen; Blütenstände als Doppeldolden ohne Hüllblätter, mit kleinen, weißen bis roten Blüten; Früchte als Teilfrüchte braun und sichelförmig.

Vorkommen   Nord- und Mitteleuropa, Asien, Nordafrika; Wiesen, Wegränder, Böschungen; Kulturpflanze.

Blütezeit   Mai bis Juni/Juli.

MONOGRAPHIE

verwendete Teile   **Kümmelöl:** aus reifen Früchten von Carum carvi LINNE gewonnene ätherische Öle sowie deren Zubereitungen in wirksamer Dosierung; **Kümmel:** getrocknete reife Früchte von Carum carvi LINNE sowie deren Zubereitungen in wirksamer Dosierung.

Inhaltsstoffe   **Kümmelöl:** Hauptbestandteil D-Carvon; **Kümmel:** ätherisches Öl.

Anwendungsart   **Kümmelöl:** ätherisches Öl sowie dessen galenische Zubereitungen in wirksamer Dosierung; **Kümmel:** frisch zerkleinerte Droge für Aufgüsse sowie andere galenische Zubereitungen zum Einnehmen.

Dosierung   **Kümmelöl:** Tagesdosis: 3-6 Tropfen; **Kümmel:** 1,5-6 g Droge; Zubereitungen entsprechend.

Gegenanzeigen   **Kümmelöl:** keine bekannt; **Kümmel:** keine bekannt.

Nebenwirkungen   **Kümmelöl:** keine bekannt; **Kümmel:** keine bekannt.

Wechselwirkungen **Kümmelöl:** keine bekannt; **Kümmel:** keine bekannt.

WIRKPROFIL

Monographie   **Kümmelöl:** spasmolytisch, antimikrobiell; **Kümmel:** spasmolytisch, antimikrobiell.

Humoral-   warm im 3. Grad, trocken im 2.-3. Grad; erwärmend, dünn machend,
pathologie   zerteilend, öffnend, trocknend und treibend.

Carum carvi / Kümmel

Monographie

Kümmelöl: dyspeptische Beschwerden wie leichte krampfartige Beschwerden im Magen-Darm-Bereich, Blähungen und Völlegefühl
Kümmel: dyspeptische Beschwerden wie leichte krampfartige Beschwerden im Magen-Darm-Bereich, Blähungen und Völlegefühl

Gegenwart

Stomachikum und Karminativum
Flatulenz, Meteorismus, Magenkrämpfe, -schwäche, Dyspepsie, Enteritis
Menstruationsbeschwerden, Amenorrhoe, Galaktagogum, Wehen-
schwäche
Diuretikum, zur Stärkung schwächlicher Kinder als Kümmelbad

*Humoral-
pathologie*

innerlich	**äußerlich**
Blähungen, Magenschmerz	Hauptweh, Schwindel
fördert Magenverdauung	geronnenes Blut in den Ohren
Appetitlosigkeit	und Augen Augenbeißen,
Schluckauf, Aufstoßen, Erbrechen	Augenflecken Gesichtsflecken
Darmkolik, Darmgrimmen,	Nachtblindheit
Bauchfluss	Zahnweh
leberstärkend	Ohrenschmerz
Leberschmerz, Gelbsucht	Halsgeschwür
aufgeblähte, schmerzende Milz	Magenschmerz, Erbrechen
Spulwürmer	normalisiert den Milchfluss
Hämorrhoiden	Darmbrennen
Wassersucht	Stuhlzwang (Anräucherung)
Emmenagogum, Galaktagogum	Würmer (Pflaster über den Nabel)
verstandener Harn, Harnwinde	Weißfluss
Heiserkeit	Gebärmutteraufblähung,
Herzklopfen, Ohrensausen	Gebärmutterschmerz
Gonorrhoe	Unfruchtbarkeit
Vergiftungen	Podagra, Geschwülste

Rezepte

Rp.: Karminativum (nach *Prater*)
Ol. Carvi
Ol. Foeniculi
Ol. Menthae pip.   aa   5,0
M.D.S. 1-2 mal täglich 2 Tropfen auf ein Stück Zucker.

Rp.: Karminativum und Stomachikum bei
Kardialgien (nach *Rost-Klemperer*)
Ol. Carvi   1,5
Tct. Valerianae aeth.   15,0
M.D.S. 20-40 Tropfen auf Zucker oder Kamillentee.

Caryophyllus / Gewürznelken

ALLGEMEINES

Volksnamen	keine Angaben.
Botanisches	Myrtengewächse (Myrtaceae); immergrüner, schlanker Baum, bis 20 m hoch; Blätter: ledrig, eiförmig, durchscheinend punktiert, ganzrandig und gegenständig angeordnet; Blüten: weiß, in endständigen, dreiteiligen Schirmrispen stehend.
Vorkommen	Philippinen, Molukken, Malaysia, Ostafrika.
Blütezeit	keine Angaben.

MONOGRAPHIE

verwendete Teile	von Hand gepflückte und anschließend getrocknete Blütenknospen von Syzygium aromaticum (L) MERRILL et L.M. PERRY (Synonyme: Jambosa caryophyllus (Sprengel) NIEDENZU; Eugenia caryophyllata THUNBERG) sowie deren Zubereitungen in wirksamer Dosierung.
Inhaltsstoffe	mindestens 14 Prozent (V/G) ätherisches Öl, bezogen auf die getrocknete Droge.
Anwendungsart	Drogenpulver, ganze oder zerkleinerte Droge zur Gewinnung des ätherischen Öls sowie andere galenische Zubereitungen zur lokalen Anwendung.
Dosierung	in Mundwässern entsprechend 1-5 Prozent ätherisches Öl; in der Zahnheilkunde unverdünntes ätherisches Öl.
Gegenanzeigen	keine bekannt.
Nebenwirkungen	keine bekannt.
Wechselwirkungen	keine bekannt.

WIRKPROFIL

Monographie	antiseptisch, antibakteriell, antifungal, antiviral, lokalanästhetisch, spasmolytisch.
Humoral-pathologie	warm und trocken im 3. Grad.

Caryophyllus / Gewürznelken

	INDIKATIONEN
Monographie	entzündliche Veränderungen der Mund- und Rachenschleimhaut
	lokale Schmerzstillung in der Zahnheilkunde
Gegenwart	**Stomachikum; Karminativum; Tonikum**
	zur Desinfektion und Schmerzstillung im Mund- und Rachenraum
	als Gewürz zur besseren Verdaulichkeit bei Kohl, Fischgerichten und
	Wildbeizen.

Humoral-
pathologie

innerlich
stärkt Sinn und Gedächtnis
gegen alle Schwachheiten des Hirns durch Kälte
Hauptflüsse
halber Schlag
Schlafsucht
Schwindel
stinkender Atem
kalter blöder Magen
Aufblähen des Magens
Erbrechen
Bauchgrimmen
Ohnmacht des Herzens
Vermehrung des natürlichen Samens
äußerlich
kalter Magen
Ohnmacht
Hauptfluss
Öl aus Gewürznelken
gegen melancholisches Geblüt
stärkt Haupt, Herz und Hirn
Schwindel
Blödigkeit des Gesichts
gegen alle kalten Gebrechen des Magens
kalte Gebresten der Mutter und des Darms
gegen die Kolik

REZEPTE

Rezepte

Rp: appetitförderndes Mittel
Pericarp. Aurantii conc.   25,0
Pericarp. Citri sin.   10,0
Flor. Caryophyllarum   5,0
M. f. spec.
D.S. 1 $^1/_2$ Teelöffel / 2 Glas Wasser, kombiniertes Verfahren.

Castanea sativa / Esskastanie

ALLGEMEINES

Volksnamen	Kesten, Maroni.
Botanisches	Buchengewächse (Fagaceae); bestandbildender Baum mit olivbrauner Rinde, die später in eine längsrissige, bräunlichgraue Borke übergeht, bis 35 m hoch; Blätter: lederartig, länglich-lanzettförmig, stachelspitzig, bis 25 cm lang; männliche Blüten: zu Knäueln vereinigt, in aufrechten Kätzchen stehend; weibliche Blüten: einzeln am Grunde der männlichen Scheinähren stehend; Früchte: dunkelbraune, glatte Trockenfrüchte in einer vierklappig aufspringenden, dicht weichstacheligen Fruchthülle.
Vorkommen	Mittelmeergebiet, Kleinasien, Kaukasus, Nordafrika; in milderen Klimaten kultiviert; braucht lockeren, kieselsäurehaltigen Boden.
Blütezeit	Juni.

MONOGRAPHIE

verwendete Teile	Laubblätter von Castanea sativa MILLER (synonym Castanea vesca GAERTNER, Castanea vulgaris LAMARCK) sowie deren Zubereitungen.
Inhaltsstoffe	keine Angaben.
Anwendungsart	keine Angaben.
Dosierung	keine Angaben.
Gegenanzeigen	keine Angaben.
Nebenwirkungen	keine Angaben.
Wechselwirkungen	keine Angaben.

WIRKPROFIL

Monographie	keine Angaben.
Humoral-pathologie	warm und trocken im 1. Grad; zusammenziehend und trocknend (Früchte).

Castanea sativa / Esskastanie

INDIKATIONEN

Monographie

Kastanienblätter werden bei Erkrankungen und Beschwerden im Bereich der Atemwege wie Bronchitis und Keuchhusten sowie bei Beinbeschwerden und Durchblutungsstörungen angewendet.
Risiken: keine bekannt;
Beurteilung: Da die Wirksamkeit bei den beanspruchten Anwendungsgebieten nicht belegt ist, kann eine therapeutische Anwendung nicht befürwortet werden.

Gegenwart

Pertussis
Krampf- und Reizhusten
Die Früchte werden als stärkereiches Nahrungsmittel verwendet.

*Humoral-
pathologie*

Die Autoren der alten Kräuterbücher kennen nur die Verwendung der Früchte, vor deren übermäßigen Genuss gewarnt wird.
Gebraten oder gesotten wirken sie stopfend und „blähen um die Brust", verursachen Kopfschmerzen, machen viel Wind und ein grobes Geblüt.
„So man die gebraten Castanien mit Pfeffer und Saltz bestrewet und isset / machen sie geyl und unkeusch."
Hildegard von Bingen erwähnt ein Rezept aus den Blättern und der Rinde von Kastanien gegen die Viehseuche „schelmo".

REZEPTE

Rezepte

als homöopathisches Einzelmittel erhältlich.

Centaurea cyanus / Kornblume

ALLGEMEINES

Volksnamen	Kornnelke, Rockenblume, Sichelblume, Zachariasblume.
Botanisches	Korbblütler (Compositae); ein- bis zweijährige Pflanze mit kantigem, weißfilzigbehaartem, im oberen Teil verzweigtem Stängel, bis 50 cm hoch; Blätter: schmallanzettförmig, wollig behaart, die unteren gestielt und fiederspaltig, die oberen sitzend und ungeteilt; blaue und endständige Blüten (Rand- und Röhrenblüten). Früchte mit 2-3 mm langem Pappus.
Vorkommen	ursprünglich Mittelmeerraum; Kosmopolit; Getreidefelder, Schuttplätze und Wegränder.
Blütezeit	Juni bis September.

MONOGRAPHIE

verwendete Teile	getrocknete, von Blütenboden und Hüllkelch abgetrennte Röhrenblüten von Centaurea cyanus LINNE sowie deren Zubereitungen; der gesamte getrocknete Blütenstand und seine Zubereitungen finden ebenfalls Verwendung.
Inhaltsstoffe	keine Angaben.
Anwendungsart	keine Angaben.
Dosierung	keine Angaben.
Gegenanzeigen	keine Angaben.
Nebenwirkungen	keine Angaben.
Wechselwirkungen	keine Angaben.

WIRKPROFIL

Monographie	keine Angaben.
Humoral-pathologie	kalt und trocken im 2. Grad.

Centaurea cyanus / Kornblume

INDIKATIONEN

Monographie

Kornblumenblüten und ihre Zubereitungen werden bei Fieber, Menstruationsstörungen, Weißfluss, als Abführmittel, Tonikum, Amarum sowie als harntreibendes und schleimlösendes Mittel sowie zur Anregung der Funktion von Leber und Galle verwendet.
Risiken: keine bekannt;
Beurteilung: Da die Wirksamkeit bei den beanspruchten Anwendungsgebieten nicht belegt ist, kann eine therapeutische Anwendung nicht befürwortet werden.
Gegen die Verwendung als Schmuckdroge bestehen keine Bedenken.

Gegenwart

leichte harntreibende Wirkung
Magen-Darm-Erkrankungen
Appetitlosigkeit
als Schmuckdroge in Blutreinigungs-, Leber-Galle-Tees und in Nieren- und Blasentees;
in der Volksmedizin bei Augenleiden, Kopfschmerzen, Gelbsucht, Husten und zur Blutreinigung.

Humoral-
pathologie

innerlich
gegen hitzige, pestilenzische Fieber
kühlt und erquickt das Herz
löscht den Durst

äußerlich
rote hitzige Augen
hitziges Augenweh
hitzige Geschwulst
faule, entzündete Wunden
hitzige Blattern der Schenkel
stillt Nasen- und Wundbluten

REZEPTE

Rezepte

Rp.: Cholagogum (nach *Kroeber*)
Flor. Centaureae cyan.   5,0
Cort. Frangulae   20,0
Fol. Boldo
Fol. Hepaticae trilob.
Rad. c. Hb. Taraxaci   aa 25,0
M. f. spec.
D.S. 1 Esslöffel / 1 Tasse Wasser, Dekokt,
morgens und abends je 1 Tasse trinken.

Centaurium / Tausendgüldenkraut

ALLGEMEINES

Volksnamen	Centorelle, Fieberkraut, Laurinkraut, Magenkraut, Piferkraut, Sanktorikraut.
Botanisches	Enziangewächse (Gentianaceae); ein- bis zweijährige Pflanze mit vierkantigem Stängel, bis 50 cm hoch; grundständige, verkehrt eiförmige Rosettenblätter; kreuzgegenständige Stängelblätter, länglich eiförmig oder lanzettförmig mit Längsadern; Blüten: rosarot, selten weiß, gabelförmig und als Doldenrispe angeordnet.
Vorkommen	Europa, Mittelasien, Nordamerika, Nordafrika; lichte Wälder und feuchte Wiesen, bevorzugt auf kalkreichem, lehmigem Boden.
Blütezeit	Juli bis September.

MONOGRAPHIE

verwendete Teile	getrocknete oberirdische Teile blühender Pflanzen von Centaurium minus MOENCH; Synonym: Centaurium umbellatum GILIBERT, Erythraea centaurium (LINNE) PERSOON sowie deren Zubereitungen in wirksamer Dosierung.
Inhaltsstoffe	Die Droge hat einen Bitterwert von mindestens 2000.
Anwendungsart	zerkleinerte Droge für Aufgüsse sowie andere bitterschmeckende Zubereitungen zum Einnehmen.
Dosierung	mittlere Tagesdosis: 6 g Droge, Zubereitungen entsprechend.
Gegenanzeigen	keine bekannt.
Nebenwirkungen	keine bekannt.
Wechselwirkungen	keine bekannt.

WIRKPROFIL

Monographie	Steigerung der Magensaftsekretion.
Humoralpathologie	warm und trocken im 2. Grad; säubernd, zerteilend, öffnend, den Leib purgierend.

Centaurium / Tausendgüldenkraut

INDIKATIONEN

Monographie Appetitlosigkeit, dyspeptische Beschwerden

Gegenwart **Tonicum amarum** Hämorrhoiden

Malaria

Gastropathien Nephrolithiasis

Magenschwäche Pyelo-Urethritis

Pyrosis Diabetes mellitus

Appetitlosigkeit Uterusaffektionen

Dyspepsie Menstruationsstörungen

Magenkatarrh Febris intermittens

postinfektiöse achylische Zustände Rachitis

Obstipation Skrofulose

Verschleimung Bleichsucht, Blutarmut

Leber-Galle-Störungen Dermopathien (Exantheme,

Cholelithiasis Lichen, eiternde Ulzera)

Ikterus seltener bei Rheuma, Gicht und

Milzschwellung als Blutstillungsmittel

Humoral- **innerlich** verstopfte Mutter
pathologie wider allerlei Feuchtigkeit und Grimmen
Schleim Würmer
führt grobe Gall und Schleim aus Keuchen und Husten
Magenfieber
Gelb- und Wassersucht **äußerlich**
führt das Gift mit Gewalt aus
Lebersucht gegen scheußliche Wundmale,
verstopfte Leber Masern und Flecken
trocknet die Flüsse aus öffnet die gülden Ader
Nerven, die von grober frische Wunden
Feuchtigkeit beschwert sind Fisteln
Schlag (Paralysis) harte Milz
Drei-Tages-Fieber macht gelbes Haar
Hüftschmerz

REZEPTE

Rezepte Rp.: Anorexie der Kinder (nach *Weiss*)
Hb. Centaurii
Hb. Millefolii
Fol. Menthae pip. aa 20,0
M. f. spec.
D.S. 1 Teelöffel / 1 Tasse, Infus, vor dem Essen warm trinken.

Chelidonium majus / Schöllkraut

C

Volksnamen Gilbkraut, Goldkraut, Krätzekraut, Schälkraut, Schwalbenkraut, Teufelsmilchkraut, Trudenmilch, Warzenkraut.

Botanisches Mohngewächse (Papaveraceae); ausdauernde Pflanze mit verzweigtem, behaartem Stängel, bis 1 m hoch; Blätter: bläulich-grün, behaart, unten gefiedert, oben fiederspaltig; Blüten: leuchtend goldgelb in doldenartigen Blütenständen; Früchte: lang und fingerförmig; mit Samen und weißen Samenschwielen, die von Ameisen verschleppt werden; alle Pflanzenteile führen einen gelben, scharf schmeckenden und ätzend wirkenden Milchsaft.

Vorkommen Europa, gemäßigtes Asien, in Nordamerika eingeschleppt; an Mauern, Wegrändern, Zäunen und auf Schuttplätzen.

Blütezeit April bis Oktober.

MONOGRAPHIE

verwendete Teile zur Blütezeit gesammelte, getrocknete, oberirdische Teile von Chelidonium majus LINNE sowie deren Zubereitungen in wirksamer Dosierung.

Inhaltsstoffe Das Kraut enthält mindestens 0,6 Prozent Gesamtalkaloide, berechnet als Chelidonin und bezogen auf die wasserfreie Droge.

Anwendungsart geschnittene Drogen, Drogenpulver oder Trockenextrakte für flüssige und feste Darreichungsformen zur inneren Anwendung.

Dosierung mittlere Tagesdosis: 2–5 g der Droge bzw. 12–30 mg Gesamtalkaloide, berechnet als Chelidonin.

Gegenanzeigen keine bekannt.

Nebenwirkungen keine bekannt.

Wechselwirkungen keine bekannt.

WIRKPROFIL

Monographie Ausreichend gesichert ist die papaverinartige, leicht spasmolytische Wirkung am oberen Verdauungstrakt.

Humoralpathologie warm und trocken im 3. Grad; reinigend, lösend und säubernd.

Chelidonium majus / Schöllkraut

INDIKATIONEN

Monographie

krampfartige Beschwerden im Bereich der Gallenwege und des Magen-Darm-Traktes

Gegenwart

Cholagogum
bei Leber- und Gallestörungen
  durch spasmolytische Eigen-
  schaften
Leberschwellung, Ikterus
Diuretikum, Nierenwassersucht
Cholelithiasis, Gallenkoliken
biliöser Kopfschmerz
Pfortaderstauungen, Hämorrhoiden
Gastritis, Dyspepsie

Enteritis, Diarrhoe
Milzschwellung
Magenkarzinom
Asthma auf hepatogener Basis
Augenschwäche
Grippe, Ohrenschmerz
harnsaure Diathese
chronisches Rheuma, Gicht
Hypochondrie
Skrofulose

seltener bei: Pneumonie, Asthma, Bronchitis, Pertussis, Amenorrhoe (hepatogen); Milchsaft gegen Warzen, Hühneraugen, Psoriasis, Hautkrebs, Sommersprossen, Lupus, Wunden

Humoral-
pathologie

innerlich
flüssige Schäden und Wunden
führt die gelbe Galle durch Stuhl
  und Harn aus
Gelbsucht, Leber-, Milzverstopfung
Rote Ruhr
Fluss der „Güldenader"
Hüftweh, Fieber
verstandener Harn
Grimmen, Darmgicht
innerliche Geschwüre der
  heimlichen Glieder
Schwindel
zäher Schleim des Haupts

alte faule Schäden, Erbgrind,
  Kropf Angina, Zahnweh
Handzittern
geronnene Milch
verlorener Geruch
äußerlich
schweißtreibend bei Wasser-
  süchtigen
Augengebrechen
Geschwür und Fistel am Augen-
  winkel Fisteln, Warzen
dunkles Gesicht, Flecken der Augen
rote Augen, Augenschmerz
Nachtblindheit, Starblindheit

REZEPTE

Rezepte

Rp.: Erkrankungen der Leber und Galle (nach *Meyer*)
Hb. Chelidonii
Hb. Agrimoniae
Cort. Frangulae
Fol. Melissae
Fol. Menthae pip.   aa ad 100,0
M. f. spec.
D.S. 1 Esslöffel / 1 Tasse Infus oder kombiniertes Verfahren.

Chrysanthemum vulgare / Rainfarn

ALLGEMEINES	
Volksnamen	Michelkraut, Rehfarn, Revierblume, Tannkraut, Wurmkraut, Wurmsamen.
Botanisches	Korbblütler (Compositae); ausdauernde Pflanze mit spindelförmiger Wurzel, bis 150 cm hoch; Blätter: wechselständig, einfach- bis doppelfiederschnittig, zwischen den Fiedern mit drüsenartig punktierten Läppchen versehen; gelbe Blütenkörbchen, als Dolden angeordnet und ohne Strahlblüten.
Vorkommen	Europa, Asien; besonders auf Sand-, Lehm- und Tonböden; in Flusstälern, Auwäldern, an Straßen- und Wegrändern.
Blütezeit	Juli bis September.

MONOGRAPHIE	
verwendete Teile	**Rainfarnblüten:** Blütenstände von Chrysanthemum vulgare (LINNE) BERNHARDI, syn. Tanacetum vulgare LINNE sowie deren Zubereitungen. **Rainfarnkraut:** oberirdische Teile von Chrysanthemum vulgare (LINNE) BERNHARDI sowie deren Zubereitungen.
Inhaltsstoffe	keine Angaben.
Anwendungsart	keine Angaben.
Dosierung	keine Angaben.
Gegenanzeigen	keine Angaben.
Nebenwirkungen	keine Angaben.
Wechselwirkungen	keine Angaben.

WIRKPROFIL	
Monographie	keine Angaben.
Humoral-pathologie	warm im 3. Grad, trocken im 2. bis 3. Grad; erwärmend, trocknend, erweichend, zeitig machend und reinigend.

Chrysanthemum vulgare / Rainfarn

INDIKATIONEN

Monographie

Rainfarnzubereitungen werden als Anthelminthikum, bei Migräne, Neuralgie, Rheuma, Meteorismus und Appetitmangel angewendet. **Risiken:** Rainfarn enthält ätherisches Öl, das in der Regel thujonhaltig ist. Thujone besitzen neurotoxische Eigenschaften. Bei missbräuchlicher Verwendung großer Mengen der Droge oder des ätherischen Öls als Abortivum wurden die folgenden Vergiftungssymptome beobachtet: Erbrechen, Leibschmerzen, Gastroenteritis, starke Rötung des Gesichts; dann bei völliger Bewusstlosigkeit starke klonisch-tonische Krämpfe, starke Beschleunigung der Atmung und unregelmäßige Herztätigkeit; Mydriasis und Pupillenstarre, Uterusblutungen und u.U. Abort, Nierenschädigung, Leberschädigung. Die letale Dosis des ätherischen Öls beträgt beim Menschen 15–30g. **Bewertung:** Da die Wirksamkeit von Rainfarnzubereitungen bei den beanspruchten Anwendungsgebieten nicht belegt ist, kann angesichts der Risiken eine therapeutische Verwendung nicht vertreten werden.

Gegenwart

Anthelmintikum
Stomachikum
Gegen Oxyuren und Askariden
Appetitlosigkeit, Magenkrämpfe
Verdauungsstörungen
Meteorismus, Obstipation

äußerlich
Plattfußbeschwerden
Gelenkschmerzen
Gicht und Rheuma
Verrenkungen, Quetschungen
Wunden

Humoral-pathologie

innerlich
zerteilt und vertreibt die Winde
   des Magens und des Bauches
   und alle Schmerzen des Leibs
   und des Darms
erweckt den Appetit
gegen kalten Magen
tötet die Würmer
reinigt Lenden und Nieren
treibt den Sand, Grieß und
   Lendenstein
Harnwinde und Blasenschmerz
verstandener Harn, Wassersucht
stärkt die Mutter und die
   „Geburtglieder"

fördert die Weiberzeit
gegen böse, widerspenstige Fieber
Quotidian- und Quartanfieber
kontrakte und erlahmte Glieder
Wunden und alte unreine Schäden
reinigt böses Geblüt, Syphilis
äußerlich
gegen Geschwulst und Entzündung
   der Mutter (als Badezusatz)
treibt die tote Frucht aus
gegen schwache Monatszeit
erlahmte Glieder, Hüftweh
Wunden und alte Schäden
Nervenschmerzen
Geschwulst der Füße
Fieber (Einreibung)

REZEPTE

Rezepte

als homöopathisches und spagyrisches Einzelmittel erhältlich.

Cichorium intybus / Wegwarte

ALLGEMEINES

Volksnamen   Faule Gretl, Hindlauf, Rattenwurz, Sonnenwende, Sonnenwirbel, Wegeleuchte, Zichorie.

Botanisches   Korbblütler (Compositae); ausdauernde, Milchsaft führende Pflanze von sparrigem Wuchs; mit langer, spindelförmiger Wurzel und derbem, kantigem Stängel, bis 1 m hoch; wechselständige, länglich lanzettförmige Stängelblätter; die grundständigen Blätter bilden eine Rosette und sind gestielt und fiederspaltig eingeschnitten; zahlreiche Blütenköpfchen, end- oder winkelständig, mit hellblauen, zungenförmigen Blüten; Früchte: klein, strohgelb bis schwärzlich, verkehrt eiförmig.

Vorkommen   Europa, Asien, Nordafrika, eingeschleppt in Amerika und Australien; Wegränder, Böschungen, Ackerränder und auf Ödland.

Blütezeit   Juli bis September.

MONOGRAPHIE

verwendete Teile   getrocknete, im Herbst gesammelte, oberirdische Pflanzenteile und/oder Wurzeln von Cichorium intybus LINNE var. intybus (synonym Cichorium Intybus LINNE var. sylvestre VISIAN) sowie deren Zubereitungen in wirksamer Dosierung.

Inhaltsstoffe   Bitterstoffe, Inulin und Pentosane.

Anwendungsart   zerkleinerte Droge für Aufgüsse sowie andere bitter schmeckende Zubereitungen zum Einnehmen.

Dosierung   mittlere Tagesdosis: 3 g Droge, Zubereitungen entsprechend.

Gegenanzeigen   Allergie gegenüber Wegwarte und anderen Korbblütlern.

Nebenwirkungen   In seltenen Fällen können allergische Hautreaktionen auftreten.

Wechselwirkungen   keine bekannt.

WIRKPROFIL

Monographie   schwach choleretisch.

*Humoral-   kalt und trocken im 2. Grad; zusammenziehend und kühlend,
pathologie*   aber so, dass sie den kalten Magen und die Leber nicht verletzen.

Cichorium intybus / Wegwarte

INDIKATIONEN

Monographie Appetitlosigkeit; dyspeptische Beschwerden

Gegenwart

Cholagogum	Magenverschleimung
Leberanschoppung	Magendruck
Ikterus	Appetitlosigkeit
Cholelithiasis	Hypochondrie
Milzbeschwerden	Hämorrhoidalleiden
Nephropathien	Obstipation
Verdauungsschwäche	Hautunreinheiten

Humoral-
pathologie

innerlich	**äußerlich**
Febricitäten	hitziges Hauptweh
hitzige Schwachheiten	brennender Rotlauf auf den
hitzige Fieber	Häuptern der Kinder
hitzige Gebrechen von Magen,	grindige Haut
Leber, Milz und Nieren	Augenweh
eröffnet die Leber	rote, hitzige Augen
Leber- und Milzverstopfung	Drüsen und Beulen am Hals
Gelbsucht	hitziges Zahnweh
Appetitlosigkeit	Herzweh
Bauchflüsse	Magenschmerz
Cholera	gegen Geschwulst des Halses und
Harntröpfeln	des Zäpfleins
schmerzliches Harnen	Entzündung der Leber
Nierenschmerz	Blutruhr
gegen Wassersucht und	hitziges Zipperlein
Cachexiam (grüner Siechtag)	Versehrung der heimlichen Örter
Franzosenkrankheit	„wider die schlotternde und
verstopfte Monatsblutung	hangende Brüst der Weiber"
Blutspeien	Wegwarte war eine beliebte
Würmer	Zutat zu Salaten und Fleisch-
fliegende Hitz	speisen.

REZEPTE

Rezepte Rp.: Blutreinigung und Diuretikum (nach *Kneipp*)
Rad. c. Hb. Taraxaci
Rad. Cichorii   aa 15,0
M. f. spec.
D.S. 1 Teelöffel/1 Glas Wasser, kurzer Dekokt, 2 Tassen tägl. vor dem Essen.

Rp.: Hepatopathien (nach *Madaus*)
Rad. Cichorii   50,0
D.S. 1 Teelöffel, Infus, 2 mal täglich 1 Tasse vor dem Essen.

Cimicifuga racemosa / Nordamerikanische Schlangenwurzel

ALLGEMEINES

Volksnamen	Frauenwurzel, Schlangenkraut, Traubensilberkerze, Wanzenkraut.
Botanisches	Hahnenfußgewächse (Ranunculaceae); ausdauernde Pflanze mit längsfurchiger, knotiger, dunkelbrauner Wurzel und aufrechtem Stängel, bis 2 m hoch; große, doppelt gefiederte Blätter; Blüten: klein, weißlich, in sehr langen, schmalen Trauben stehend; Balgfrüchte.
Vorkommen	östlicher Teil Nordamerikas; lichte Wälder und Hecken.
Blütezeit	Juli bis August.

MONOGRAPHIE

verwendete Teile	frischer oder getrockneter Wurzelstock mit anhängenden Wurzeln von Cimicifuga racemosa (LINNE) NUTTAL in wirksamer Dosierung.
Inhaltsstoffe	Triterpenglykoside.
Anwendungsart	galenische Zubereitungen zum Einnehmen.
Dosierung	Tagesdosis: Auszüge mit Ethanol 40-60 Prozent (V/V) entsprechend 40 mg Droge.
Gegenanzeigen	keine bekannt.
Nebenwirkungen	gelegentlich Magenbeschwerden.
Wechselwirkungen	keine bekannt.

WIRKPROFIL

Monographie	östrogenartige Wirkung; LH-Suppression, Bindung an Östrogenrezeptoren.
Humoral-pathologie	Cimicifuga ist in den alten Kräuterbüchern nicht vertreten. Die Pflanze wurde erst Ende des 17. Jahrhunderts von Morrison botanisch beschrieben.

Cimicifuga racemosa / Nordamerikanische Schlangenwurzel

	INDIKATIONEN

Monographie   prämenstruelle und dysmenorrhoische sowie klimakterisch bedingte Beschwerden

Gegenwart

Ohrensausen
Graviditäts- und Klimakteriumsbeschwerden

Otitis media
Otosklerose, Morbus Menière
Geburtsmittel
Dysmenorrhoe, Menorrhagie
Ovaritis, Metritis, Endometritis
Puerperalfieber mit Tobsucht und Geistesstörung
nervöse, rheumatische und gichtische Beschwerden, besonders wenn
     durch Frauenleiden bedingt
Beschwerden in den Wechseljahren
Kopfschmerz, Migräne
Schlaflosigkeit
Hysterie
Melancholie
Neuralgien (Gesicht, Hinterkopf, Ovar)
Ischias

Humoral-
pathologie

Cimicifuga wurde von den Eingeborenen Kanadas, Wisconsins und Missouris als gutes Mittel gegen Epilepsie, Veitstanz, Schlangenbiss und zur Geburtserleichterung geschätzt.
Sie wurde auch gegen Rheumatismus, Arthritis, Asthma, Husten, Keuchhusten und bei Leber- und Nierenerkrankungen eingesetzt.

In Europa wurde Cimicifuga 1743 durch *Colden* als Mittel zur Zerteilung zirrhöser Geschwüre empfohlen. 1823 wurde sie von *Garden* in die wissenschaftliche Medizin eingeführt und bei Lungenschwindsucht, als Spezifikum bei Rheuma und Chorea und als wehenanregendes Mittel gebraucht.

	REZEPTE

Rezepte   als homöopathisches und spagyrisches Einzelmittel erhältlich.

Cinchona succirubra / Chinarindenbaum

	ALLGEMEINES
Volksnamen	Cascarilla, Jesuitenrinde. Der Name „China" stammt aus der Inkasprache quina (= Rinde).
Botanisches	Krappgewächse (Rubiaceae); stattlicher, immergrüner Baum mit schlankem Stamm, bis 25 m hoch; der aus Verletzungsstellen ausfließende Saft verfärbt sich schnell rot, daher die Bezeichnung „succirubra".
Vorkommen	westliches Südamerika; kultiviert in Indien, Schwarzafrika und auf Java.; die Bäume gedeihen in Höhenlagen bis über 1500 m.
Blütezeit	Juli bis August.

	MONOGRAPHIE
verwendete Teile	getrocknete Rinde von Cinchona pubescens VAHL (synonym Cinchona succirubra PAVON ex KLOTSCH) oder von deren Varietäten und Hybriden sowie Zubereitungen aus Chinarinde in wirksamer Dosierung.
Inhaltsstoffe	Alkaloide und andere Bitterstoffe.
Anwendungsart	zerkleinerte Droge sowie andere bitterschmeckende galenische Zubereitungen zum Einnehmen.
Dosierung	Tagesdosis: 1–3 g Droge; 0,6–3 g Chinafluidextrakt mit 4–5 % Gesamtalkaloiden; 0,15–0,6 g Chinaextrakt mit 15–20 % Gesamtalkaloiden; Zubereitungen mit entsprechendem Bitterwert.
Gegenanzeigen	Schwangerschaft, Überempfindlichkeit gegen Cinchona-Alkaloide wie Chinin oder Chinidin.
Nebenwirkungen	Gelegentlich können nach Einnahme von chininhaltigen Arzneimitteln Überempfindlichkeitsreaktionen wie Hautallergien oder Fieber auftreten. In seltenen Fällen ist eine erhöhte Blutungsneigung durch Verminderung der Blutplättchen zu beobachten (Thrombozytopenie). **Hinweis:** Eine Sensibilisierung gegen Chinin oder Chinidin ist möglich.
Wechselwirkungen	bei gleichzeitiger Gabe Wirkungsverstärkung von Antikoagulanzien.

	WIRKPROFIL
Monographie	Förderung der Magensaft- und Speichelsekretion.
Humoral-pathologie	keine Angaben.

Cinchona succirubra / Chinarindenbaum

	INDIKATIONEN

Monographie Appetitlosigkeit, dyspeptische Beschwerden wie Blähungen und Völlegefühl

Gegenwart

Tonikum und Rekonvaleszenzmittel, Stomachikum

Erschöpfung durch starken Säfteverlust

Malaria, auch in chininresistenten Fällen

exanthematöse, septische, gastrische und phthisische Fieber

Anämie, anämischer Schwindel

Schlaflosigkeit

Ohrensausen

Nachtschweiße

Reizleitungsstörungen des Herzens

Paroxysmale Tachykardie

„Digitalis der Rhythmusstörungen"

Menièrescher Symptomenkomplex

Herpes zoster

Dyspepsie mit Diarrhoe und großer Schwäche

Gastritis

Enteritis, fieberhafte Diarrhoe

Sommerdurchfall

Appetitlosigkeit

Leber- u. Milzstörungen, besonders Schwellungen und Cholelithiasis

Uterustonikum

Puerperalfieber

Menstruationsstörungen

Klimakterium

Augenschwäche alter Menschen, Asthenopie nach Geschlechtsausschweifungen

Neuralgien

Leukämie

Humoralpathologie

fieberwidriges, nervenstärkendes, tonisierendes, krampfstillendes und antiseptisches Mittel; asthenische Krankheitsformen mit Schlaffheit der irritablen Fasern; periodische Krankheiten wie Nervenleiden, Trigeminusneuralgie, Epilepsie, Asthma; Faul- und Nervenfieber mit Atonie und fauliger Entmischung der Säfte; gastrische Fieber; exanthematische Fieber; phthisische Fieber; Lungenvereiterung; Wechselfieber (nicht im Anfang und bei sthenischem Zustand); heftige Entzündungen Milzleiden.

Rheumatismus; Ruhr im Endstadium; Hämorrhagien; Menstruationsanomalien; Hydrops nach Wechselfieber und Hämorrhagie; venerische Krankheiten (bes. zur Nachkur); Magen-Darm-Schwäche; chronische Diarrhoe; Würmer; Ikterus; Ischurie; Enuresis; Diabetes insipidus; Lithiasis; Pollutionen, Impotenz; chronische Hautausschläge und Ulzera; Karies, Rachitis; Gangrän und eiternde Wunden.

	REZEPTE

Rezepte

Rp.: Verdauungsbeschwerden (nach Hager)
Cort. Chinae   5,0 – 10,0

D.S. Dekokt mit 150 g Wasser esslöffelweise einnehmen.

Cinnamomum ceylanicum, Cinnamomum cassia

ALLGEMEINES

Volksnamen	Zimt.
Botanisches	Lorbeergewächse (Lauraceae); dichtbelaubter, immergrüner Baum, bis 10 m hoch; Blätter: gegenständig, groß-oval, nach Nelken duftend; Blüten: weißlich-grün, in großen Rispen mit unangenehmem Geruch.
Vorkommen	Sri Lanka, China, Sumatra, Java; die Zimtrinde stammt ausschließlich aus Kulturen.
Blütezeit	keine Angaben.

MONOGRAPHIE

verwendete Teile	**Ceylonzimt:** getrocknete, vom äußeren Kork und dem darunter liegenden Parenchym befreite Rinde junger Zweige und Schösslinge von Cinnamomum verum J.S. PRESL (synonym Cinnamomum zeylanicum BLUME) sowie deren Zubereitungen in wirksamer Dosierung; **Chinesischer Zimt:** getrocknete, von der groben Korkschicht befreite Ast- und gelegentlich Stammrinde von Cinnamomum aromaticum NEES (synonym Cinnamomum cassia BLUME) sowie deren Zubereitungen in wirksamer Dosierung.
Inhaltsstoffe	ätherisches Öl.
Anwendungsart	zerkleinerte Droge für Teeaufgüsse; ätherisches Öl sowie andere galenische Zubereitungen zum Einnehmen.
Dosierung	Tagesdosis: 2-4 g Droge; 0,05-0,2 g ätherisches Öl, Zubereitungen entsprechend.
Gegenanzeigen	Überempfindlichkeit gegen Zimt oder Perubalsam; Schwangerschaft.
Nebenwirkungen	häufig allergische Haut- und Schleimhautreaktionen.
Wechselwirkungen	keine bekannt.

WIRKPROFIL

Monographie	antibakteriell; fungistatisch; motilitätsfördernd.
Humoral-pathologie	warm und trocken im 3. Grad; erwärmend, eröffnend, dünn machend, alle innerlichen Glieder stärkend.

Ceylonzimt, Chinesischer Zimt

INDIKATIONEN

Monographie

Appetitlosigkeit
dyspeptische Beschwerden wie leichte krampfartige Beschwerden im
Magen-Darm-Trakt, Völlegefühl und Blähungen

Gegenwart

Hämostyptikum
Stomachikum
Nervinum

profuse, hellrote Hämor-
    rhagien
Meno- und Metrorrhagien
Blutungen post partum
Epistaxis

Dyspepsie
Diarrhoe
Hyperazidität mit Aufstoßen
Vomitus
Blähungen
Nervenschwäche
Herzstärkung
Emmenagogum
Wehenschwäche

Humoral-
pathologie

innerlich
stärkt den Magen
erwärmt den kalten Magen
fördert die Dauung
gegen Bauchgrimmen
Bläste
verzehrt böse Feuchtigkeiten
eröffnet die verstandene Weiberzeit
treibt die Nachgeburt
gegen die verstopften Nieren
Husten

äußerlich
Flechten und Zittermäler
Masen des Gesichts
dunkle Augen

REZEPTE

Rezepte

Rp.: Stomachikum (nach *Dietl*)
Hb. Centaurii   40,0
Cort. Cinnamomi
Fol. Menthae pip.   aa 30,0
M. f spec.
D.S. 1 Teelöffel / 1 Tasse, kombiniertes Verfahren.

Citrullus colocynthis / Koloquinte ☠

ALLGEMEINES

Volksnamen	Koloquintenkürbis, Purgiergurke, Teufelsapfel.
Botanisches	Kürbisgewächse (Cucurbitaceae); ausdauernde Pflanze mit krautigen, niederliegenden, behaarten Stängeln; langgestielte, herzförmige Blätter; kürbisähnliche, goldgelbe Früchte, bis 10 cm im Durchmesser. **Cave: Die Pflanze ist giftig!**
Vorkommen	Nordafrika, Vorderasien; Wüsten- und Steppenpflanze.
Blütezeit	keine Angaben.

MONOGRAPHIE

verwendete Teile	von der äußeren, harten Schicht der Fruchtwand befreite, reife Früchte von Citrullus colocynthis (LINNE) SCHRADER sowie deren Zubereitungen.
Inhaltsstoffe	Cucurbitacine.
Anwendungsart	keine Angaben.
Dosierung	keine Angaben.
Gegenanzeigen	keine Angaben.
Nebenwirkungen	keine Angaben.
Wechselwirkungen	keine Angaben.

WIRKPROFIL

Monographie	keine Angaben.
Humoral-pathologie	warm im 3. Grad, trocken im 2. Grad; vor der Giftigkeit der Pflanze wird gewarnt.

Citrullus colocynthis / Koloquinte

INDIKATIONEN

Monographie

Zubereitungen aus Koloquinten werden ausschließlich in fixen Kombinationen bei akuter und chronischer Obstipation verschiedener Genese (auch in der Schwangerschaft) sowie bei Leber- und Gallenleiden angewendet.

Risiken: Koloquinten enthalten bis zu 3 % Cucurbitacine. Für die Droge und ihre Zubereitungen sind nach Einnahme starke Reizwirkungen auf die Schleimhäute des Magen-Darm-Traktes bis hin zu blutigen Durchfällen beschrieben. Teilweise Resorption kann zu Nierenschädigung und einer hämorrhagischen Zystitis führen. Eine abortive Wirkung ist bekannt. Cucurbitacine wirken zytotoxisch und antimitotisch. Sie treten in die Muttermilch über.

Beurteilung: Die Anwendung von Koloquintenzubereitungen als drastisches Abführmittel ist angesichts des hohen Risikos nicht mehr vertretbar. Bei den übrigen beanspruchten Anwendungsgebieten ist angesichts der Risiken und der nicht belegten Wirksamkeit eine Anwendung nicht zu verantworten.

Gegenwart

Drastisches Purgans! Vor dessen Verwendung muss abgeraten werden. In homöopathischer Dosierung indiziert bei Koliken, besonders bei Patienten mit rheumatisch-gichtischer Diathese.

Humoral-pathologie

Vor der Giftigkeit und der tödlichen Kraft wird gewarnt.

innerlich
purgiert Schleim und Galle
Kolik
faule Magenfieber
reinigt Hirn und Geäder
Nerven- und Augengebrechen
Fallendsucht

Husten
Wassersucht
Podagra, Hüftweh

äußerlich
Zahnweh
grindige Haut

Koloquintenöl
bewahrt das Haar vor dem Ausfallen und Grauwerden, macht es schwarz
gegen Ohrensausen
gegen Bauchwürm

REZEPTE

Rezepte

als homöopathisches Einzelmittel erhältlich.

Cnicus benedictus / Benediktenkraut

ALLGEMEINES

Volksnamen	Bitterdistel, Heildistel, Kardobenediktenkraut, Spinnendistel.
Botanisches	Korbblütler (Compositae); einjähriges, distelartiges Kraut mit aufrechtem, fünfkantigem, zottig behaartem, klebrigem Stängel; Blätter: stängelumfassend, länglich-lanzettförmig, oft mit zottiger und klebriger Behaarung, sägezahnartige Blattränder; Blüten: einzelstehend, mit gelben Röhrenblüten und graugrünen, spinnwebartig behaarten Hüllblättern; Früchte: stielrund, mit bleibendem Pappus.
Vorkommen	Mitteleuropa, Westasien, Afrika, Amerika; die Pflanze wird für Arzneizwecke in Kulturen angebaut.
Blütezeit	Juni bis September.

MONOGRAPHIE

verwendete Teile	getrocknete Blätter und obere Stängelanteile einschließlich Blütenstauden von Cnicus benedictus LINNE sowie deren Zubereitungen in wirksamer Dosierung.
Inhaltsstoffe	Bitterstoffe, z.B. Cnicin.
Anwendungsart	zerkleinerte Droge und Trockenextrakte für Aufgüsse; bitterschmecken-de galenische Zubereitungen zum Einnehmen.
Dosierung	mittlere Tagesdosis: 4-6 g Droge; Zubereitungen entsprechend.
Gegenanzeigen	Allergie gegenüber Benediktenkraut und anderen Korbblütlern.
Nebenwirkungen	Allergische Reaktionen sind möglich.
Wechselwirkungen	keine bekannt.

WIRKPROFIL

Monographie	Förderung der Speichel- und Magensaftsekretion.
Humoral-pathologie	von warmer und trockener Natur; durchdringend, die verstopften Glieder im Leib eröffnend.

Cnicus benedictus / Benediktenkraut

INDIKATIONEN

Monographie Appetitlosigkeit; dyspeptische Beschwerden

Gegenwart

Amarum aromaticum
Gelbsucht, Stauungsikterus
Leberkongestion
Dyspepsie, Flatulenz
Obstipation
Diarrhoe
Atonie des Magen-Darm-Kanals
Magen-Darm-Geschwüre
Hämorrhoiden
Amenorrhoe
Karzinom, Lupus

Blutreinigung
Gicht
Bronchialkatarrh, Tussis
Pneumonie; Asthma
Neurasthenie
Bleichsucht; Anämie
Hypochondrie
Herzschwäche: Herzbeschwerden
  in den Wechseljahren
anhaltende und intermittierende
  Fieber

Humoral-
pathologie

innerlich
macht Schweiß
treibt das Gift vom Herzen
reinigt das Geblüt
treibt die überflüssige Feuchte aus
  dem Magen und der Mutter
Hauptweh
Schwindel
Nasenbluten
schärft Gesicht und Gehör
macht ein gut Gedächtnis
reinigt Rachen und Kehle
Lungenweh, Lungensucht
Darmgicht
Würmer
Gelbsucht
treibt den Harn
Wassersucht

Verstopfung der Leber
Geschwär im Leib
Wider Pestilenz und giftige
  Schwachheiten
Viertägiges Fieber

äußerlich
Krebs
faule Schäden
Wunden
Pestilenzblattern
Verbrennungen
Giftiger Tierbiss
Röte und Jucken der Augen
grober Schleim der Brust
Grimmen
treibt die Weiberzeit
Geschwulst des Gemächts

REZEPTE

Rezepte

Rp.: Stomachikum (Pharm. Helv.V)
Pericarp. Aurantii
Hb. Menyanth. trifol.
Hb. Absinthii
Hb. Cnici benedicti
Hb. Centaurii   aa 20,0
M. f. spec.
D.S. 1 Teelöffel / 1 Glas Wasser, Infus, 3 mal täglich vor dem Essen.

Coffea arabica / Kaffee

ALLGEMEINES	
Volksnamen	keine weiteren Angaben.
Botanisches	Krappgewächse (Rubiaceae); kleiner, bis 6 m hoher Baum (in Kulturen niedriger gehalten); Blätter: lederartig, länglich-elliptisch zugespitzt, bis 20 cm lang; Blüten: weiß, in den Blattachseln sitzend, mit jasminartigem Geruch; Früchte (Kaffeekirsche): erst grün, dann rot, dann violett.
Vorkommen	ursprünglich Äthiopien; heute im gesamten Tropengürtel.
Blütezeit	keine Angaben.

MONOGRAPHIE	
verwendete Teile	gemahlene, bis zur Schwarzbräunung und Verkohlung der äußeren Samenpartien geröstete, grüne, getrocknete Früchte von Coffea arabica LINNE s.l., Coffea liberica BULL ex HIERN, Coffea canephora PIERRE ex FROEHNER und anderen Coffea-Arten sowie Zubereitungen aus Kaffeekohle in wirksamer Dosierung.
Inhaltsstoffe	keine Angaben.
Anwendungsart	gemahlene Kaffeekohle sowie deren Zubereitungen zum Einnehmen und zur lokalen Anwendung.
Dosierung	mittlere Tagesdosis: 9 g; Zubereitungen entsprechend; **Cave:** Sollten die Durchfälle länger als 3-4 Tage anhalten, ist ein Arzt aufzusuchen!
Gegenanzeigen	keine bekannt.
Nebenwirkungen	keine bekannt.
Wechselwirkungen	keine bekannt. **Hinweis:** Aufgrund des Adsorptionsvermögens der Kaffeekohle kann die Resorption anderer, gleichzeitig verabreichter Arzneimittel beeinträchtigt werden.

WIRKPROFIL	
Monographie	adsorbierend; adstringierend.
Humoral-pathologie	warm im 3. Grad, trocken im 2. Grad (geröstete Kaffeebohne).

Coffea arabica / Kaffee

C

INDIKATIONEN

Monographie

unspezifische akute Durchfallerkrankungen
lokale Therapie leichter Entzündungen der Mund- und
Rachenschleimhaut

Gegenwart

Resorptionsmittel bei Magen-Darm-Störungen
Blähungen
Vergiftungen
Wundbehandlung

*Humoral-
pathologie*

Über Kaffeekohle ist in den alten Kräuterbüchern nichts zu finden.

Kaffee gehörte zur Zeit seiner Einführung in Europa im Laufe des
17. Jahrhunderts zu einem Luxusartikel. Erst später entwickelte er sich
zu einem „Volksgetränk".

tonische und nährende Kräfte
magenstärkend, verdauungsfördernd, windtreibend, purgierend
gegen katarrhalische und gichtische Beschwerden
unterdrückte Menstruation
Wechselfieber
gallige Diarrhoe
Magenkrämpfe
Migräne
funktionelle Schwächezustände und nervöse Störungen

Zu starker Kaffeegenuss führt zur Erhitzung des Geblüts, zum
Dickwerden und Nervenzittern.

REZEPTE

Rezepte

auf Fertigpräparate zurückgreifen.

Cola vera / Kolanuss

ALLGEMEINES

Volksnamen	Kola, Gurunuss, Ombenenuss.
Botanisches	Sterculiaceae; stattlicher Baum mit glattem Stamm, bis 25 m hoch; Blätter: wechselständig, lanzettförmig oder oval, ungeteilt bis dreilappig, mit langgezogener Spitze, am Rand etwas umgebogen; Blüten: gelb, in seitenständigen Rispen stehend; Früchte: als Balgkapseln mit zwei bis sechs abgeflachten Samen in pergamentartiger Schale von bräunlich-roter Farbe.
Vorkommen	westliches Afrika; kultiviert in Westindien, Südamerika und Asien.
Blütezeit	keine Angaben.

MONOGRAPHIE

verwendete Teile	von den Samenschalen befreite Samenkerne von verschiedenen Spezies der Gattung Cola SCHOTT et ENDLICHER, besonders von Cola nitida (VENTENAT) SCHOTT et ENDLICHER sowie deren Zubereitungen in wirksamer Dosierung.
Inhaltsstoffe	mindestens 1,5 % Menthylxanthine (Coffein, Theobromin).
Anwendungsart	Drogenpulver sowie andere galenische Zubereitungen zum Einnehmen.
Dosierung	Tagesdosis: 2,0-6,0 g Kolasamen (Erg.B.6); 0,25-0,75 g Kola-Extrakt (Erg.B.6); 2,5-7,5 g Kola-Fluidextrakt (Erg.B.6); 10,0-30,0 g Kola-Tinktur (Erg.B.6); 60,0-180 g Kolawein (Erg.B.6).
Gegenanzeigen	Magen- und Zwölffingerdarmgeschwüre.
Nebenwirkungen	Einschlafstörungen, Übererregbarkeit, nervöse Unruhezustände, Magenbeschwerden.
Wechselwirkungen	Wirkungsverstärkung durch psychoanaleptisch wirksame Arzneimittel und koffeinhaltige Getränke.

WIRKPROFIL

Monographie	Tierexperimentell: analeptisch, stimuliert die Magensäureproduktion, lipolytisch, motilitätssteigernd; im Vergleich zum Methylxanthin Coffein schwächere diuretische und positiv chronotrope Wirkung.
Humoralpathologie	Cola ist in der älteren Literatur nicht enthalten.

Cola vera / Kolanuss

	INDIKATIONEN
Monographie	geistige und körperliche Ermüdung
Gegenwart	**Anregungsmittel** Ermüdung und Abgespanntheit Sexualschwäche Herzschwäche Migräne Neuralgien
Humoral- pathologie	Cola ist in der älteren Literatur nicht vertreten. Von *Pigafetta* auf seiner Reise durch das Königreich Kongo im Jahr 1591 zuerst beschrieben. Cola war in Westafrika und im Sudan als Genussmittel sehr beliebt und hat im sozialen Leben der dortigen Völker eine bedeutsame Rolle gespielt (nach Madaus). Die Kolanuss wird entweder gekaut oder pulverisiert und mit Wasser versetzt getrunken. Unterdrückung des Hungergefühls Erhöhung der Spannkraft bei Männern als Aphrodisiakum befördert bei Frauen die Konzeption Ab 1880 versuchte man die Kolanuss als Arznei- und Genussmittel in Europa einzuführen.
	REZEPTE
Rezepte	Rp.: Vinum Colae forte (F. M. Germ.)

Extr. Colae fluid.   22,5
Vini malacensis   ad 150,0
D.S. 1–2 Likörgläser täglich trinken.

Colchicum autumnale / Herbstzeitlose ☠

C

ALLGEMEINES

Volksnamen	Ägidibleamel, Butterwecken, Giftblume, Giftkrokus, Hennengift, Herbstblume, Heugucken, Hundszwiebel, Katharinenblume, Kuheuter, Lausblume, Lichtblume, Michaeliblume, Spinnblume, Teufelsbrot.
Botanisches	Liliengewächse (Liliaceae); ausdauernde Knollenpflanze, bis 25 cm hoch; Blätter: grundständig, breitlanzettförmig; Blüten: lila-rosa, mit langer sechszipfliger Kronröhre; Früchte: vielsamige, dreifächrige Kapsel mit schwarzen, klebrigen Samen; **Cave: Die Pflanze ist giftig!**
Vorkommen	Mittel- und Südeuropa. Auf feuchten Wiesen.
Blütezeit	September bis Oktober; die Pflanze blüht im Herbst, während die Blätter und die Kapselfrüchte erst im darauffolgenden Frühjahr erscheinen.

MONOGRAPHIE

verwendete Teile	im Juni/Juli geerntete und getrocknete Samen oder im Juli/August gesammelte, geschnittene und getrocknete Knollen oder im Spätsommer und Herbst gesammelte frische Blüten von Colchicum autumnale LINNE sowie deren Zubereitungen in wirksamer Dosierung.
Inhaltsstoffe	mindestens 0,4 % (DAC 1979, Stammlieferung) Colchicin als wirksamen Bestandteil im Samen.
Anwendungsart	zerkleinerte Droge, Frischpflanzenpresssaft sowie andere galenische Zubereitungen zum Einnehmen.
Dosierung	**akuter Anfall:** Initialdosis 1 mg Colchicin oral, gefolgt von 0,5–1,5 mg alle 1–2 Stunden bis zum Abklingen der Schmerzen; keine Wiederholung der Behandlung des Gichtanfalls innerhalb von 3 Tagen. Tagesgesamtdosis soll 8 mg Colchicin nicht überschreiten. **Anfallsprophylaxe** und Therapie des Familiären Mittelmeerfiebers: täglich entsprechend 0,5–1,5 mg Colchicin oral.
Gegenanzeigen	Schwangerschaft. **Hinweis:** Vorsicht bei alten und geschwächten Patienten sowie bei Patienten mit Herz- oder Nierenerkrankungen oder gastrointestinalen Beschwerden.
Nebenwirkungen	Durchfall, Übelkeit, Erbrechen, Bauchschmerzen, Leukopenie; bei längerem Gebrauch Hautveränderungen, Agranulozytose, aplastische Anämie, Myopathie und Alopezie.
Wechselwirkungen	keine bekannt.

Colchicum autumnale / Herbstzeitlose

	WIRKPROFIL
Monographie	antichemotaktisch; antiphlogistisch; mitosehemmend.
Humoral-pathologie	warm und trocken im 1. Grad; vor innerlichem Gebrauch wird wegen der außerordentlichen Giftigkeit ausdrücklich gewarnt.

	INDIKATIONEN
Monographie	akuter Gichtanfall Familiäres Mittelmeerfieber
Gegenwart	**Gichtmittel** rheumatische und gichtische Endo- und Perikarditis subakuter und chronischer Muskel- und Gelenkrheumatismus Arthritis urica Hydrops Anasarka Scharlachnephritis Zystopathien mit stinkendem Urin Asthma
Humoral-pathologie	Die Pflanze war im Mittelalter unter dem Namen Hermodactylos bekannt. **innerlich** bringt „die Leut umbs Leben" **äußerlich** mildert alle großen Schmerzen erweicht harte unartige Geschwer reinigt Flecken und Zittermäler der Haut wider die Lähme der Glieder

	REZEPTE
Rezepte	als homöopathisches und spagyrisches Einzelmittel erhältlich.

Convallaria majalis / Maiglöckchen

ALLGEMEINES

Volksnamen	Augenkraut, Faldron, Glasblümli, Herrenblümli, Maienlilie, Maischelle, Marienglöckchen, Schillerlilie, Schneetropfen, Springauf.
Botanisches	Liliaceae (Liliengewächse); kahle Pflanze, deren zwei bis drei Blätter aus einem verzweigten, kriechenden Wurzelstock entspringen, bis 30 cm hoch; Blätter: dunkelgrün, gestielt, oval bis lanzettförmig; Blütenstängel: kantig, mit weißer, glockenförmiger Blütentraube; Beerenfrucht: rot, erbsengroß, mit zwei blauen Samen. **Cave: Die Pflanze ist tödlich giftig!**
Vorkommen	Europa, Asien, Nordamerika; in lichten Laubwäldern.
Blütezeit	Mai bis Juni.

MONOGRAPHIE

verwendete Teile	getrocknete, während der Blütezeit gesammelte oberirdische Teile von Convallaria majalis LINNE oder nahestehender Arten sowie Zubereitungen aus Maiglöckchenkraut in wirksamer Dosierung.
Inhaltsstoffe	herzwirksame Glykoside mit dem Hauptglykosid Convallatoxin.
Anwendungsart	zerkleinerte Droge sowie deren galenische Zubereitungen zum Einnehmen.
Dosierung	mittlere Tagesdosis: 0,6 g eingestelltes Maiglöckchenpulver, Zubereitungen entsprechend.
Gegenanzeigen	Therapie mit Digitalis-Glykosiden; Kalium-Mangelzustände.
Nebenwirkungen	Übelkeit, Erbrechen, Herzrhythmusstörungen.
Wechselwirkungen	Wirkungs- und damit auch Nebenwirkungssteigerung bei gleichzeitiger Gabe von Chinidin, Kalzium, Saluretika, Laxanzien und bei Langzeittherapie mit Glukokortikoiden.

WIRKPROFIL

Monographie	positiv inotrop, „ökonomisiert" die Herzarbeit; senkt den gesteigerten linksventrikulären enddiastolischen Druck sowie den pathologisch erhöhten Venendruck; venentonisierend, diuretisch, natriuretisch, kaliuretisch.
Humoralpathologie	von warmer und trockener Natur; kalt und feucht im 2. Grad (nach Lonicerus); von vermischter Natur (nach Fuchs).

Convallaria majalis / Maiglöckchen

INDIKATIONEN

Monographie leichte Belastungsinsuffizienz, Altersherz, chronisches Cor pulmonale

Gegenwart **Herzmittel**
funktionelle Herzbeschwerden
Herzschwäche
(Alters-)Bradykardie, aber auch tachykarde Zustände
leichte bis mittelschwere Herzinsuffizienz
Extrasystolie
Herzklopfen bei Uterusbeschwerden
Bauch-, Unterleibsplethora

äußerlich bei Rheuma und Podagra

Humoral-
pathologie

innerlich	**äußerlich**
stärkt Hirn und Herz	Hauptschmerzen von Kälte
Schlaganfall (auch zur Prophylaxe)	Ohnmacht
verlorene Sprache	dunkle Augen
Schwindel	Röte des Angesichts
Stechen ums Herz	erlahmte Glieder
Zittern	Zittern der Hände
Ohnmacht	Geschwulst und Entzündung
Darmgicht	an den heimlichen Orten
Grimmen	
entzündete Leber	
treibt den Harn und die Weiberzeit	
vermehrt die Milch	
Harnwinde	

REZEPTE

Rezepte Rp.: funktionelle Herzbeschwerden, Altersherz (nach *Weiss*)

Hb. Convallariae 50,0
Fol. Menthae pip. 25,0
Rad. Valerianae 25,0
M. f. spec.
D.S. 2 Teelöffel / 1 Tasse Wasser, Infus, 15 Minuten ziehen lassen,
morgens und abends 1 Tasse, einige Wochen hindurch regelmäßig
trinken.

Coriandrum sativum / Koriander

ALLGEMEINES	
Volksnamen	keine weiteren Angaben.
Botanisches	Umbelliferae (Doldengewächse); kahles Kraut mit stielrundem, feingerilltem, oben verzweigtem Stängel, bis 50 cm hoch; untere Blätter: gestielt, ungeteilt oder einfach fiederschnittig; mittlere Blätter: zweifach gefiedert; obere Blätter: zwei- bis dreifach gefiedert und ungestielt; Blüten: weiß oder rosa, in drei- bis fünfstrahligen Doppeldolden; hellbraune, kugelige Früchte.
Vorkommen	ursprünglich westliches Asien; Kulturpflanze.
Blütezeit	Juni bis Juli.

MONOGRAPHIE	
verwendete Teile	reife, getrocknete, kugelige Früchte von Coriandrum sativum LINNE var. vulgare (synonym var. macrocarpum) ALEFELD und/oder Coriandrum sativum LINNE var. microcarpum DE CANDOLLE sowie deren Zubereitungen in wirksamer Dosierung.
Inhaltsstoffe	mindestens 0,5 % (V/m) ätherisches Öl.
Anwendungsart	zerquetschte und pulverisierte Droge sowie andere galenische Zubereitungen zum Einnehmen.
Dosierung	mittlere Tagesdosis: 3 g Droge, Zubereitungen entsprechend.
Gegenanzeigen	keine bekannt.
Nebenwirkungen	keine bekannt.
Wechselwirkungen	keine bekannt.

WIRKPROFIL	
Monographie	keine Angaben.
Humoral-pathologie	warm im 1. Grad, trocken im 2. Grad; mit geringer Adstriktion.

Coriandrum sativum / Koriander

INDIKATIONEN

Monographie

dyspeptische Beschwerden
Appetitlosigkeit

Gegenwart

Karminativum
Oberbauchbeschwerden
Blähungen
Völlegefühl

krampfartige Magen-Darm-
   Störungen
Geschmackskorrigens
Küchengewürz

Humoral-
pathologie

Vom innerlichen Gebrauch des Krautes wird wegen seiner Giftigkeit
und Schädlichkeit abgeraten.

innerlich
Schwindel
kalte Gebrechen des Hauptes
Fallendsucht
Hauptweh von aufsteigenden
   Dämpfen
gegen den stinkenden Atem
Magenweh von Galle und Schleim
saures Aufstoßen des Magens
Seitenstechen
Würmer
stärkt das Herz
Bauchfluss, Cholera, Ruhr
Wind im Leib
gonorrhoischer Samenfluss
gegen venerische Träume
treibt die Monatszeit
bringt sanften Schlaf
gegen pestilenzische Luft
nach aufgetretenem Drei-Tages-
   Fieber
als Fleisch- und Suppengewürz

äußerlich
(Kraut und Samen)
Entzündung und Rotlaufen auf
   den Kinderhäuptern
Ohrenschmerzen
Augenschmerzen
Augengeschwulst
Gelbsucht der Augen
grüne Flecken im Angesicht
Halsgeschwer
Geschwulst der Weiberbrüste
giftige Pestilenzblattern
Schmerzen
Geschwulst des Gemächts
Podagra
Flöhe
Läuse

REZEPTE

Rezepte

Rp.: Karminativum

Fruct. Carvi	20,0
Fruct. Anisi	10,0
Fruct. Foeniculi	10,0
Fruct. Coriandri	10,0

M. f. spec.
D.S. 2 Teelöffel auf $1/4$ l Wasser, Infus, 10 Minuten ziehen lassen,
3 Tassen täglich.

Crataegus / Weißdorn

ALLGEMEINES

Volksnamen	Hagedorn, Heckenrose, Mehlbeere, Roter Hahn, Zaundorn.
Botanisches	Rosengewächse (Rosaceae); astreicher, dorniger Strauch oder kleiner Baum mit hartem Holz und glatter, grauer Rinde, 2,5–3 m hoch; Blätter: dreilappig, unregelmäßig gesägt, kurzgestielt und glänzend dunkelgrün: Blüten: weiß, in Doldentrauben an den Zweigspitzen; Früchte: rund bis eiförmig, blut- bis scharlachrot gefärbt.
Vorkommen	Europa; lichte Wälder, Hecken, Waldränder, Gebüsche.
Blütezeit	Mai bis Juni.

MONOGRAPHIE

verwendete Teile	Blätter mit Blüten und/oder Früchte sowie deren Zubereitungen in wirksamer Dosierung.
Inhaltsstoffe	wirksamkeitsbestimmende Inhaltsstoffe: a) Flavonoide wie Hyperosid, Rutin, Flavonglykosylverbindungen b) oligomere Procyanidine (–), Epicatechin.
Anwendungsart	in flüssigen oder festen Darreichungsformen zur oralen Applikation und als Injektionslösung zur parenteralen Applikation.
Dosierung	Mindest-Tagesdosis: 5 mg Flavonoide (Berechnet als Hyperosid nach DAB 9) oder 10 mg Gesamtflavonoide (bestimmt als Gesamtphenole, berechnet als Hyperosid) oder 5 mg oligomere Procyanidine (berechnet als Epicatechin).
Gegenanzeigen	keine bekannt.
Nebenwirkungen	keine bekannt.
Wechselwirkungen	keine bekannt. Qualitätsanforderung: Weißdornblätter mit Blüten DAB 8; Weißdornbeeren DAC 1979. Aufbewahrung: vor Licht geschützt.

WIRKPROFIL

Monographie	positiv inotrop; positiv chronotrop und dromotrop sowie negativ bathmotrop; Zunahme der Koronar- und Myokarddurchblutung.
Humoralpathologie	kalt und trocken; stopft und zieht gewaltig zusammen.

Crataegus / Weißdorn

INDIKATIONEN	

Monographie nachlassende Leistungsfähigkeit des Herzens entsprechend Stadien I–II nach NYHA noch nicht digitalisbedürftiges Altersherz; leichte Formen von bradykarden Herzrhythmusstörungen.

Gegenwart **Kardiakum bei beginnender Myokardschwäche, besonders im Alter; Herz- und Gefäßpflegemittel**

degenerative Herzerkrankungen
Besserung der koronaren Durchblutung, koronare Herzerkrankung
Myokardschwäche nach Infektionskrankheiten, Myokarditis
Rhythmusstörungen (besonders Extrasystolen, paroxysmale Tachykardie)
Hypertonieherz
Dilatatio cordis mit/ohne Hydrops; Angina pectoris; Koronarsklerose;
Herzneurose (mit Dyspepsie); Herzunruhe bei Morbus Basedow;
Herztonikum und Kreislaufregulierung; auch bei klimakterischen
Beschwerden; zur Herzstütze bei Asthma und Emphysem; Erschöpfung
nach geringer Anstrengung; nervöse Verdauungsschwäche mit
Stuhlträgheit; vaskulärer Erethismus

Humoral-   **innerlich**   Nierenstein
pathologie   hitzige Fieber   macht Lust zu Essen
                entzündliches Geblüt
                erhitzte Leber   **äußerlich**
                Bauchfluss, Rote Ruhr   Mundfäule
                Mutterfluss, Leberfluss   Halsgebrechen
                Samenfluss   stärkt das Zahnfleisch
                Seitenstechen, Kolik   kühlt die Leber

REZEPTE	

Rezepte Rp: Herzmuskelschwäche, koronare Durchblutungsstörungen
Crataegus ø   50,0
Ammi visnaga ø   30,0
Tct. Arnicae   20,0
M.D.S. 3–5 mal täglich 30 Tropfen vor dem Essen in etwas Flüssigkeit.

Rp.: funktionelle Herzbeschwerden bei Hyperthyreose
Fol.c.Flor. Crataegi   40,0
Hb. Leonuri card.   20,0
Hb. Melissae   20,0
Fruct. Cynosbati   ad 100,0
M. f. spec.
D.S. 1 Teelöffel / 1 Glas Wasser, Infus; 3 Gläser täglich.

Crocus sativus / Safran

ALLGEMEINES	
Volksnamen	Krokus.
Botanisches	Schwertliliengewächse (Iridaceae); ausdauernde Pflanze, die sich aus einer unterirdischen Zwiebelknolle entwickelt, bis 30 cm hoch; Blätter: aufrecht, schmallinealartig, mit weißlichem Mittelstreifen; Blüten: lila, von Scheidenblättern umhüllt, einzeln aus der Knolle entspringend, mit fadenförmigem Griffel und orangeroten Narben.
Vorkommen	ursprünglich aus Vorderasien; tritt nur kultiviert auf.
Blütezeit	September bis November.

MONOGRAPHIE	
verwendete Teile	meistens durch ein kurzes Griffelstück zusammengehaltene Narbe von Crocus sativus LINNE sowie dessen Zubereitungen.
Inhaltsstoffe	keine Angaben.
Anwendungsart	keine Angaben.
Dosierung	keine Angaben.
Gegenanzeigen	keine Angaben.
Nebenwirkungen	keine Angaben.
Wechselwirkungen	keine Angaben.

WIRKPROFIL	
Monographie	keine Angaben.
Humoral-pathologie	warm im 2. Grad, trocken im 1. Grad; kräftig zerteilend, erweichend und nervenstärkend.

Crocus sativus / Safran

INDIKATIONEN

Monographie

Safran wird als Nervenberuhigungsmittel, bei Krämpfen und bei Asthma angewendet.

Risiken: Bei einer maximalen Tagesdosis von 1,5 g sind bisher keine Risiken dokumentiert. Die letale Dosis beträgt 20,0 g, die Abortivdosis 10,0 g Safran. Als Wirkungen bei der Anwendung der Droge als Abortivum wurden beobachtet: schwere Purpura nach 5 g Safran (in Milch aufgelöst) mit tiefschwarzer Nekrose der Nase bei einer Thrombozytopenie von 24000, einer Hypothrombinämie von 41 % und schwerem Kollaps mit Urämie.

Ansonsten: Erbrechen, Uterusblutungen, blutige Durchfälle, Hämaturie, Blutungen der Nasen-, Lippen- und Lidhaut; ferner Schwindelanfälle und Benommenheit. Es kommt zu Gelbfärbung von Skleren, Haut und Schleimhaut, so dass ein Ikterus vorgetäuscht werden kann.

Beurteilung: Die Wirksamkeit bei den beanspruchten Anwendungsgebieten ist nicht belegt.

Gegenwart

Uterusmittel
Dys-, Amenorrhoe
Krampfzustände
Homöopathisch bei nervösen und spastischen Erscheinungen
Uterushämorrhagien, Klimakterium, Abortneigung, Amenorrhöe
Muskelzuckungen, hysterische Lachanfälle, Schlafsucht, Vertigo,
Magen- und Brustkrampf, Otosklerose

Keuchhusten
Meteorismus
zum Färben und Würzen

Humoral-
pathologie

innerlich
stärkt das Herz
macht ein fröhlich Geblüt und
   eine schöne Farb
gegen schweren Atem und das
   Keuchen
Brustgeschwär
Schwindsucht
stärkt den Magen, ohne den
   Appetit zu fördern
Magen-, Nieren-, Blasen-,
   Lungen- und Leberentzündung
verstopfte Leber
Gelbsucht
Schlaganfall

Epilepsie
treibt den Harn und die Weiberzeit
fördert die Geburt
wider die Pest
bringt Begierde zur Unkeuschheit
   besonders bei den Frauen

äußerlich
stillt das große Hauptweh
Augenfluss
lahme Glieder
Podagra
kalter Brand
harte Beulen
kräftigt die Schwachherzigen

REZEPTE

Rezepte

als homöopathisches und spagyrisches Einzelmittel erhältlich.

Cucurbita pepo / Kürbissamen

ALLGEMEINES	
Volksnamen	Flaskenappel, Fleschkerbs, Kerwes, Pepone, Plutzer, Rundgurke.
Botanisches	Kürbisgewächse (Cucurbitaceae); einjährige, niederliegende oder mittels mehrspaltiger Ranken kletternde, einhäusige Pflanze, bis 10 m lang; Blätter: groß, gestielt, wechselständig, herzförmig, gebuchtet und fünflappig; Blüten: leuchtend gelb, eingeschlechtig auf derselben Pflanze; Früchte: je nach Kulturrasse rundlich oder länglich, bis 40 cm im Durchmesser; mit meist weißlichen, flachen bis schmaleiförmigen, deutlich berandeten Samen.
Vorkommen	ursprünglich vermutlich Amerika; Kulturpflanze; auf humosem, gut gedüngten Lehmböden oder Komposthaufen; verwildert an Wegen oder Schuttplätzen.
Blütezeit	Juni bis September.

MONOGRAPHIE	
verwendete Teile	reife, getrocknete Samen von Cucurbita pepo LINNE und Cultivars von Cucurbita pepo LINNE sowie deren Zubereitungen in wirksamer Dosierung.
Inhaltsstoffe	Die Samen enthalten Cucurbitin, Phytosterine in freier und gebundener Form, β- und γ-Tocopherol sowie Mineralstoffe (z.B. Selen).
Anwendungsart	ganze und grob zerkleinerte Samen sowie andere galenische Zubereitungen zum Einnehmen.
Dosierung	mittlere Tagesdosis: 10 g Samen; Zubereitungen entsprechend.
Gegenanzeigen	keine bekannt.
Nebenwirkungen	keine bekannt.
Wechselwirkungen	keine bekannt.

WIRKPROFIL	
Monographie	Für die klinisch-empirisch gefundene Wirksamkeit fehlen mangels geeigneter Modelle entsprechende pharmakologische Untersuchungen.
Humoralpathologie	kalt und feucht im 2. Grad.

Cucurbita pepo / Kürbissamen

INDIKATIONEN

Monographie

Reizblase, Miktionsbeschwerden bei Prostataadenom Stadium I bis II
Hinweis:
Dieses Medikament bessert nur die Beschwerden bei einer vergrößerten Prostata, ohne die Vergrößerung zu beheben. Bitte suchen Sie daher in regelmäßigen Abständen Ihren Arzt auf.

Gegenwart

Bandwurmmittel
Prostatahypertrophie

auch bei Oxyuren
Diuretikum
Zystopathien
Nephrosen
Hydrops
Bronchitis
Seekrankheit
Schwangerschaftserbrechen
adjuvant bei Diabetes mellitus

Humoral-
pathologie

innerlich
hitzige Leber und Nieren
verstopfte Leber und Milz
gegen allerlei Fieber und innerliche Hitze
Schwindsucht, Lungenentzündung
Zehrfieber
Rote Ruhr

äußerlich
Wundheilmittel (gepulverter Samen in die Wunden gestreut)

REZEPTE

Rezepte

Rp.: Anthelminthikum (nach *Wisotzky*)

Sem. Cucurbitae decort. pulv.   100,0
D.S. In 3 Portionen mit Preiselbeeren und roher Milch einnehmen,
2 Stunden später ein Abführmittel.

Curcuma longa / Gelbwurzel

ALLGEMEINES

Volksnamen	Gurgemei, Turmeris.
Botanisches	Ingwergewächse (Zingiberaceae); ausdauernde Pflanze mit dickem, knolligem Rhizom und einem Blütenschaft, bis 1 m hoch; Blätter: grundständig, scheidenartig, lang gestielt, verkehrt eiförmig-lanzettförmig; Blüten: blassgelb, als dicke Ähren ausgebildet.
Vorkommen	ursprünglich wohl Ostindien; alte Kulturpflanze.
Blütezeit	keine Angaben.

MONOGRAPHIE

verwendete Teile	fingerförmige, zuweilen knollenförmige, nach dem Ernten gebrühte und getrocknete Wurzelstöcke von Curcuma longa LINNE (Synonym: Curcuma domestica VALETON) sowie deren Zubereitungen in wirksamer Dosierung.
Inhaltsstoffe	mindestens 3,0 % Dicinnamoylmethan-Derivate (berechnet als Curcumin) und mindestens 3,0 % ätherisches Öl, bezogen auf die getrocknete Droge.
Anwendungsart	zerkleinerte Drogen sowie andere galenische Zubereitungen zur inneren Anwendung.
Dosierung	mittlere Tagesdosis: 1,5-3,0 g Droge; Zubereitungen entsprechend.
Gegenanzeigen	Verschluss der Gallenwege; bei Gallensteinleiden nur nach Rücksprache mit einem Arzt anzuwenden.
Nebenwirkungen	keine bekannt.
Wechselwirkungen	keine bekannt.

WIRKPROFIL

Monographie	Experimentell gut belegt ist die choleretische Wirkung des Curcumins. Weitere Hinweise bestehen für eine cholecystokinetische und deutlich antiphlogistische Wirkung.
Humoral-pathologie	von warmer und trockener Natur.

Curcuma longa / Gelbwurzel

	INDIKATIONEN
Monographie	dyspeptische Beschwerden
Gegenwart	**Choleretikum**
	Cholelithiasis
	Cholangitis
	Cholezystitis
	Dyspepsie
	Leberleiden
	Ikterus
	Als Einzelgewürz zu Eiern, Schalentieren und Fleisch zu empfehlen.
Humoral-pathologie	**innerlich**
	kalte Schwachheiten von Magen, Leber und Milz
	blöder Magen
	Gelbsucht
	Wassersucht
	treibt den Harn
	Nieren- und Blasenschmerz

REZEPTE

Rezepte

Rp.: Gallenkolik (nach *Kroeber*)
Rhiz. Curcumae
Hb. Absinthii   aa 50,0
M. f. spec.
D.S. 1 Esslöffel / 1 Tasse Wasser,
Dekokt 10-20 Minuten;
im Anfall 2-3 Tassen täglich.

Rp.: Species cholereticae (nach *Stirnadel*)
Rhiz. Curcumae   40,0
Fol. Menthae pip.   20,0
Hb. Absinthii
Flor. Gnaphalii
Cort. Frangulae
Rad. c. Hb. Taraxaci   aa 10,0
M. f. spec.
D.S. 1-2 Esslöffel / 1 Tasse Wasser,
reichlich süßen mit Traubenzucker.

Curcuma xanthorriza / Javanische Gelbwurz

ALLGEMEINES

Volksnamen	Temoe-Lawak (malaiischer Pflanzenname).
Botanisches	Ingwergewächse (Zingiberaceae); „Ausdauernde Pflanze mit einem Wurzelstock, der frisch durchschnitten eine gelbe Farbe zeigt. Die älteren Wurzeln oder die Hauptwurzel sind mehr orangefarben, sie enthalten viel Öl. Die Hauptwurzel wird zu Heilzwecken verwendet, während die Nebenwurzeln eine schmackhafte Kinderspeise liefern." (Madaus) Die übrigen botanischen Merkmale scheinen Curcuma longa zu entsprechen.
Vorkommen	ursprünglich wohl Ostasien; alte Kulturpflanze.
Blütezeit	keine Angaben.

MONOGRAPHIE

verwendete Teile	in Scheiben geschnittene, getrocknete, knollige Wurzelstöcke von Curcuma xanthorrhiza ROXBURGH (Synonym: Curcuma xanthorrhiza D. DIETRICH) sowie deren Zubereitungen in wirksamer Dosierung.
Inhaltsstoffe	ätherisches Öl und Dicinnamoylmethan-Derivate.
Anwendungsart	zerkleinerte Droge für Aufgüsse sowie andere galenische Zubereitungen zum Einnehmen.
Dosierung	mittlere Tagesdosis: 2 g Droge, Zubereitungen entsprechend.
Gegenanzeigen	Verschluss der Gallenwege; bei Gallensteinleiden nur nach Rücksprache mit einem Arzt anzuwenden.
Nebenwirkungen	bei längerem Gebrauch Magenbeschwerden.
Wechselwirkungen	keine bekannt.

WIRKPROFIL

Monographie	choleretisch.
Humoralpathologie	von warmer und trockener Natur.

Curcuma xanthorriza / Javanische Gelbwurz

INDIKATIONEN

Monographie dyspeptische Beschwerden

Gegenwart **Choleretikum**

Cholelithiasis
Cholangitis
Cholezystitis
Dyspepsie
Leberleiden
Ikterus

Humoral- In den alten Kräuterbüchern wird zwischen Curcuma longa und
pathologie Curcuma xanthorrhiza nicht unterschieden.
innerlich
kalte Schwachheiten von Magen, Leber und Milz
blöder Magen
Gelbsucht
Wassersucht
treibt den Harn
Nieren- und Blasenschmerz

REZEPTE

Rezepte Rp.: Gallenkolik (nach *Sell*)

Rhiz. Curcumae xanthorrhizae
Fol. Menthae pip.
Flor. Chamomillae   aa 25,0
M. f. spec.
D.S. 2 Teelöffel / 1 Glas Wasser, kombiniertes Verfahren, 3 Tassen täglich.

Cymbopogon species / Cymbopogon-Arten

ALLGEMEINES

Volksnamen
Citronellgras, Citronellöl, Indisches Melissenöl, Lemongras,
Westindisches Lemongrasöl.

Botanisches
echte Gräser (Gramineae);
hohe Gräser mit stark aromatischem Geruch.

Vorkommen
West- und Ostindien;
wird in Kulturen angebaut.

Blütezeit
keine Angaben.

MONOGRAPHIE

verwendete Teile
Cymbopoginis nardi herba (Citronellgras): oberirdische Teile von
Cymbopogon nardus RENDLE sowie deren Zubereitungen.
Cymbopoginis citrata herba (Lemongras): oberirdische Teile von
Cymbopogon citratus (DC) STAPF sowie dessen Zubereitungen.
Cymbopoginis citrata aetheroleum (Westindisches Lemongrasöl):
ätherisches Öl von Cymbopogon citratus (DC) STAPF sowie dessen
Zubereitungen.
Cymbopoginis winteriani aetheroleum (Citronellöl): ätherisches Öl
von Cymbopogon winterianus JOWITT sowie dessen Zubereitungen.

Inhaltsstoffe
keine Angaben.

Anwendungsart
keine Angaben.

Dosierung
keine Angaben.

Gegenanzeigen
keine Angaben.

Nebenwirkungen
keine Angaben.

Wechselwirkungen
keine Angaben.

WIRKPROFIL

Monographie
keine Angaben.

*Humoral-
pathologie*
keine Angaben.

Cymbopogon species / Cymbopogon-Arten

INDIKATIONEN

Monographie

Citronellgras wird als leichtes Adstringens und als magenstärkendes Mittel angewendet.

Lemongras-, Lemongrasöl- und Citronellölzubereitungen werden fast ausschließlich in Kombinationen bei Erkrankungen und Beschwerden im Bereich des Magen-Darm-Traktes, Muskel- und Nervenschmerzen, Erkältungskrankheiten, verschiedenen nervösen Störungen sowie bei Erschöpfungszuständen und als Insektenabwehrmittel eingenommen oder auf die Haut aufgetragen.

Risiken:
Beim Auftragen auf die Haut treten selten allergische Reaktionen auf. Zwei Fälle von toxischer Alveolitis nach Inhalation einer unbekannten Menge Lemongrasöl werden beschrieben. Nach accidenteller Einnahme eines Insektenabwehrmittels mit Citronellöl trat bei einem Kind eine tödliche Vergiftung auf.

Beurteilung:
Da die Wirksamkeit bei den beanspruchten Anwendungsgebieten nicht belegt ist, kann eine therapeutische Anwendung nicht befürwortet werden. Gegen die Anwendung citralarmer Drogen bzw. ätherischer Öle als Geruchs- oder Geschmackskorrigens bestehen keine Bedenken.

Gegenwart

Bestandteil vieler äußerlich angewandter Rheumamittel.

Humoral-
pathologie

Die Cymbopogon-Arten werden in den alten Kräuterbüchern nicht aufgeführt.

REZEPTE

Rezepte

auf Fertigpräparate zurückgreifen.

Cynara scolymus / Artischocke

ALLGEMEINES

Volksnamen	keine weiteren Angaben.
Botanisches	Korbblütler (Compositae); spinnwebartig behaarte Pflanze mit dickem, verzweigtem Stängel, bis 150 cm hoch; Blätter: groß, die unteren gestielt und ungeteilt, die oberen sitzend und fiederspaltig; Blüten: Blütenköpfe mit violetten Blütenständen, erstere sehr groß mit fleischigem Boden und mit derben, eiförmigen, am Grund fleischigen Hüllschuppen.
Vorkommen	Mittelmeergebiet; nur aus der Kultur bekannt.
Blütezeit	Juli.

MONOGRAPHIE

verwendete Teile	frische oder getrocknete Laubblätter von Cynara scolymus LINNE sowie deren Zubereitungen in wirksamer Dosierung.
Inhaltsstoffe	Kaffeoylchinasäurederivate wie Cynarin und Bitterstoffe.
Anwendungsart	getrocknete, zerkleinerte Droge und Frischpflanzenpresssaft sowie andere galenische Zubereitungen zum Einnehmen.
Dosierung	mittlere Tagesdosis: 6 g Droge; Zubereitungen entsprechend.
Gegenanzeigen	bekannte Allergie gegen Artischocken und andere Korbblütler; Verschluss der Gallenwege, Gallensteine.
Nebenwirkungen	keine bekannt.
Wechselwirkungen	keine bekannt.

WIRKPROFIL

Monographie	choleretisch.
Humoral-pathologie	warm und trocken im 2. Grad.

Cynara scolymus / Artischocke

INDIKATIONEN

Monographie dyspeptische Beschwerden

Gegenwart **Choleretikum**
Cholagogum
Förderung des Leberstoffwechsels
Regeneration der Leberzellen
Dyspepsie
Übelkeit, Völlegefühl, Blähungen
Obstipation
Cholelithiasis
erhöhte Cholesterinwerte
erhöhte Harnstoffwerte
Verstärkung der Diurese

Humoral- **innerlich**
pathologie (Wurzel, Mark und Blütenköpfe)
verstopfte Leber und Nieren
Gelbsucht
Wassersucht

Lonicerus meldet unter Welsch Distel oder Artischoca, dass die Einheimischen „die Knöpff von diesen Disteln ... zur Speiß fleißig ... gebrauchen / in Wasser gesotten / und mit Baumöl und Pfeffer zubereitet / die Eheliche Werck damit zu reizen und zu befürdern. Solches ist der fürnemste Gebrauch dieser Disteln."

REZEPTE

Rezepte auf Fertigpräparate zurückgreifen.

Cynoglossum officinale / Echte Hundszunge

ALLGEMEINES	
Volksnamen	Brandwurzel, Wolfszunge, Wundkraut.
Botanisches	Raublattgewächse (Borraginaceae); zweijährige, weichbehaarte Pflanze mit rübenförmiger Pfahlwurzel und kantigen, dicht beblätterten Sprossen, bis 80 cm hoch; lanzettförmige, ganzrandige Blätter; dunkelviolette, dann rotbraune, in Rispen angeordnete Blüten; in je vier Teilfrüchte zerfallende, mit widerhakigen Stacheln besetzte Früchte.
Vorkommen	Europa, Asien; Weg- und Ackerränder, Ödland.
Blütezeit	Mai bis Juni.

MONOGRAPHIE	
verwendete Teile	oberirdische Teile von Cynoglossum officinale LINNE (Syn. Cynoglossum clandestinum DESFONTAINES) sowie dessen Zubereitungen.
Inhaltsstoffe	keine Angaben.
Anwendungsart	keine Angaben.
Dosierung	keine Angaben.
Gegenanzeigen	keine Angaben.
Nebenwirkungen	keine Angaben.
Wechselwirkungen	keine Angaben.

WIRKPROFIL	
Monographie	keine Angaben.
Humoral-pathologie	kalt und trocken im 2. Grad.

Cynoglossum officinale / Echte Hundszunge

INDIKATIONEN

Monographie
Hundszungenzubereitungen werden als Antidiarrhoikum sowie als schleimlösendes Mittel angewendet.
Fixe Kombinationen mit Hundszungenkrautzubereitungen werden unter anderem bei Erkrankungen und Beschwerden im Bereich des Magen-Darm-Traktes, Infektionen, Hauterkrankungen, Bronchitis und äußerlich bei Erkrankungen und schmerzhaften Beschwerden des Bewegungsapparates, Myalgien, Neuralgien, stumpfen Traumen, Venenerkrankungen sowie zur Narbenbehandlung angewendet.
Risiken: Cynoglossum officinale enthält große Mengen lebertoxischer Pyrrolizidinalkaloide.
Bewertung: Da die Wirksamkeit bei den beanspruchten Anwendungsgebieten nicht belegt ist, kann angesichts der Risiken eine therapeutische Anwendung nicht vertreten werden.

Gegenwart
schlecht heilende Wunden
Venenentzündungen
Ulcus cruris
Sportverletzungen

Humoral-
pathologie
innerlich
(Kraut)
hitzige Geschwulst der Wunden
lässt das Haar wachsen

(Wurzel)
Flüsse des Leibs
Rote Ruhr
Franzosenkrankheit
Feigwarzen

äußerlich
Feigblattern
wütender Hundsbiss
Wunden

REZEPTE

Rezepte
als homöopathisches Einzelmittel erhältlich.

Cystisus scoparius / Besenginster

ALLGEMEINES

Volksnamen	Besenstrauch, Gelbe Scharte, Gilbkraut, Mägdebusch, Mägdekrieg.
Botanisches	Hülsenfrüchtler (Leguminosae); gesellige Pflanze mit kräftiger Pfahlwurzel und fünfkantigen, rutenförmigen Stängeln, bis 2 m hoch; spiralig angeordnete und verkehrt eiförmige Blätter; gelbe, blattachselständige Blüten.
Vorkommen	Europa, Nordafrika, Vorderindien, Japan; Sandböden, Heide, Wälder (als Unterwuchs), an Bahndämmen und Autobahnen.
Blütezeit	Mai bis Juni.

MONOGRAPHIE

verwendete Teile	**Besenginsterkraut:** oberirdische Teile von Cystisus scoparius (LINNE) LINK sowie deren Zubereitungen in wirksamer Dosierung; **Besenginsterblüten:** Blüten von Cystisus scoparius (LINNE) LINK (Synonym: Sarothamnus scoparius (LINNE) WIMM. ex. W.D.J. Koch) sowie deren Zubereitungen.
Inhaltsstoffe	**Besenginsterkraut:** Alkaloide, Hauptalkaloid ist Spartein. Die Zubereitungen enthalten höchstens 1mg/ml Spartein. **Besenginsterblüten:** Sie können über 2% Tyramin enthalten. Sie enthalten geringe Mengen Alkaloide; Hauptalkaloid ist Spartein.
Anwendungsart	**Besenginsterkraut:** wässrig äthanolische Auszüge zum Einnehmen; **Besenginsterblüten:** Die Droge wird in Teemischungen sowie als Extraktzubereitung angewandt.
Dosierung	**Besenginsterkraut:** Tagesdosis: wässrig äthanolische Auszüge entsprechend 1-1,5 g Droge; **Besenginsterblüten:** Die Droge wird in Teemischungen sowie als Extraktzubereitung angewandt; Überdosierung keine bekannt.
Gegenanzeigen	**Besenginsterkraut:** keine bekannt; **Besenginsterblüten:** Behandlung mit MAO-Hemmstoffen, Bluthochdruck.
Nebenwirkungen	**Besenginsterkraut:** keine bekannt; **Besenginsterblüten:** keine bekannt.
Wechselwirkungen	**Besenginsterkraut:** Die Verabreichung der Droge kann aufgrund ihres Tyramingehalts bei gleichzeitiger Behandlung mit MAO-Hemmstoffen zu einer Blutdruckkrise führen. **Besenginsterblüten:** Die Verabreichung der Droge kann aufgrund ihres Tyramingehalts bei gleichzeitiger Behandlung mit MAO-Hemmstoffen zu einer Blutdruckkrise führen.

Cystisus scoparius / Besenginster

WIRKPROFIL

Monographie

Besenginsterkraut: keine Angaben;
Besenginsterblüten: Tyramin wirkt als indirektes
Sympathikomimetikum vasokonstriktorisch und blutdrucksteigernd.
Spartein wirkt negativ inotrop und negativ chronotrop. Aufgrund der
sehr geringen Sparteinmengen sind bei der Anwendung der Droge ent-
sprechende Wirkungen nicht zu erwarten.

Humoral-
pathologie

warm und trocken im 2. Grad;
reinigend, öffnend, ausführend.

Cystisus scoparius / Besenginster

INDIKATIONEN

Monographie

Besenginsterkraut: funktionelle Herz- und Kreislaufbeschwerden

Besenginsterblüten
Beurteilung:
Aufgrund der nicht ausreichend belegten Wirksamkeit und angesichts der möglichen Wechselwirkungen ist eine therapeutische Anwendung nicht vertretbar.
Gegen die Verwendung als Schmuckdroge in Teemischungen in Mengen bis zu 1% bestehen keine Bedenken.

Gegenwart

Herzschwäche mit verlangsamtem Puls

Herzrhythmusstörungen	Blasen- und Nierensteine
Angina pectoris	Arthritis urica
Herzschmerzen	Harnsäureausscheidung
Kongestionen nach Brust, Hals	Hypomenorrhoe
und Kopf	Menstruationsdermatosen
mit leichten rheumatischen	Anregung von Leber, Milz
Erscheinungen	und Darm

Humoral-
pathologie

innerlich	öffnet die verstopfte Leber
reinigt Darm und Nieren	und Milz
treibt den Stein aus Nieren	Halsgeschwer
und Blase	**äußerlich**
Wassersucht	Müdigkeit der Glieder
Gelbsucht	Knieweh
Podagra	Podagra
Hüftweh	Kröpfe und allerlei Geschwulst
stärkt das Herz	(Samen)

REZEPTE

Rezepte

Rp.: Diuretikum (nach *Leclerc*)

Fol. Betulae	30,0
Hb. Polygoni avicularis	
Hb. Equiseti	aa 25,0
Hb. Spartii scoparii	20,0

M. f. spec.
D.S. 1 Esslöffel / 1 Tasse Wasser, Infus, 3 mal täglich 1 Tasse trinken.

Cystisus scoparius / Besenginster

Fortsetzung: REZEPTE

Rp.: Herztee – Reizleitungsstörungen (nach *Kroeber*)
Fol. Melissae   40.0
Hb. Spartii scop.   30.0
Hb. Leonuri card.   20.0
Fol. Menthae pip.   10.0
M. f. spec.
D.S. 2 Teelöffel / 1 Tasse Wasser, Infus, 10 Minuten ziehen lassen,
2–3 Tassen täglich.

Rp.: Herztee – Ödeme, Aszites (nach *Günther Lindemann*)
Fol. Betulae
Rad. Ononidis
Hb. Spartii scop.   aa ad 90.0
M. f. spec.
D.S. 1 Teelöffel / 1 Tasse, Infus, 15 Minuten ziehen lassen,
2–3 Tassen tagsüber.

Rp.: Herztee – Arrhythmie, Extrasystolie (nach *Günther Lindemann*)
Hb. Spartii scop.   25.0
Hb. Millefolii   15.0
Rad. Valerianae   10.0
M. f. spec.
D.S. 1 Teelöffel / 1 Tasse, Infus, 1–2 Tassen tagsüber
schluckweise trinken.

Delphinium staphisagria / Stephanskraut ☠

D

Volksnamen	Läusesamen, Rittersporn.
Botanisches	Hahnenfußgewächse (Ranunculaceae); zweijährige Staude mit steifem, aufrechtem, behaartem Stängel, bis 120 cm hoch; Blätter: wechselständig, handspaltig und langgestielt (untere Blätter); Blüten: verschiedenfarbig, in einfacher, vielblütiger Traubenform; Früchte als gelbbraune, bauchige, zottige Balgkapseln mit graubraunen, tetraedrischen Samen. **Cave: Giftpflanze!**
Vorkommen	Südeuropa, Kleinasien, Azoren, Kanarische Inseln; weite Verbreitung als Zierpflanze; an unfruchtbaren Berghängen.
Blütezeit	Juni bis Juli.

MONOGRAPHIE

verwendete Teile	Blüten von Delphinium consolida LINNE sowie deren Zubereitungen.
Inhaltsstoffe	Alkaloide.
Anwendungsart	Gegen die Verwendung als Schmuckdroge in Teemischungen (unter 1 %) bestehen keine Bedenken.
Dosierung	keine Angaben.
Gegenanzeigen	keine Angaben.
Nebenwirkungen	keine Angaben.
Wechselwirkungen	keine Angaben.

WIRKPROFIL

Monographie	Die in Rittersporn enthaltenen Alkaloide können zu Bradykardie, Blutdrucksenkung und Herzstillstand führen. Ferner wirken sie zentral lähmend und curareartig auf das Atemzentrum. **Beurteilung:** Da die Wirksamkeit der Droge und ihrer Zubereitungen nicht belegt ist, kann eine therapeutische Anwendung nicht befürwortet werden.Gegen die Verwendung als Schmuckdroge in Teemischungen bestehen keine Bedenken.
Humoralpathologie	trocken und mittelmäßig warm; mit geringer Adstriktion.

Delphinium staphisagria / Stephanskraut

INDIKATIONEN

Monographie

Zubereitungen aus Ritterspornblüten werden als „harn- und wurmtreibendes" Mittel, als Sedativum sowie als appetitanregendes Mittel angewendet. Die Wirksamkeit bei den beanspruchten Anwendungsgebieten ist nicht belegt.

Gegenwart

Homöopathische Verordnung bei Erschöpfungszuständen des Nervensystems

Neurasthenie mit Gedächtnis-
  schwäche
allgemeine Schwächezustände
Hypochondrie
sexuelle Neurasthenie mit
  Pollutionen
Onanie (mit Gemütsleiden)
Prostataleiden
Gonorrhoe
Neuralgien der Ovarien

Melancholie, Hysterie
Fluor albus
Hordeolum, Chalazion
Blepharitis
Drüsenschwellung
nervöse Diarrhoen
habituelle Obstipation
postoperative Darmlähmung
Gastritis, Ulcus ventriculi
Zahnschmerzen infolge Karies

Humoral-
pathologie

innerlich
beschwerliches Harnen
Blutharnen
verstandener Harn
Nierensand, -grieß, -stein
Blasenschmerzen
Magenschmerzen
Husten
Milzverstopfung
dunkles Gesicht

äußerlich
Wunden
hitzige Schäden
Brand
hitzige Augen
bissige, flüssige, rote Augen
Augenwinkelgeschwür
Muskelkrämpfe

REZEPTE

Rezepte

als homöopathisches und spagyrisches Einzelmittel erhältlich.

Drosera rotundifolia / Sonnentaukraut

ALLGEMEINES

Volksnamen	Bauernlöffel, Engelkraut, Fliegenfalle, Himmelstau, Immertau, Jungferntröpfle, Marienträne, Perlknöpfe, Rossolikraut, Sintau, Sonnenlöffelkraut, Wettertau.
Botanisches	Sonnentaugewächse (Droseraceae); ausdauernde, fleischfressende Pflanze, mit rot angelaufenem Blütenstiel, bis 20 cm hoch; Blätter mit bis zu 200 Drüsenhaaren versehen, die ein klebriges Sekret ausscheiden; weiße Blüten an aufrechtem Blütenschaft mit fünfblättrigem Kelch; Kapselfrüchte mit rundlichen, sehr kleinen Samen. **Die Pflanze ist geschützt!**
Vorkommen	Mittel-, Nordeuropa, kühle Zonen Asiens und Nordamerikas; Hochmoorpflanze.
Blütezeit	Juli bis August.

MONOGRAPHIE

verwendete Teile	oberirdische und unterirdische Teile von Drosera rotundifolia LINNE, Drosera ramentacea BURCH. ex HARV. et SOND., Drosera longifolia LINNE p.p. und Drosera intermedia HAYNE sowie deren Zubereitungen in wirksamer Dosierung.
Inhaltsstoffe	0,14–0,22 % Naphthochinderivate, berechnet als Juglon und bezogen auf die wasserfreie Droge.
Anwendungsart	flüssige und feste Darreichungsformen zur äußeren und inneren Anwendung.
Dosierung	mittlere Tagesdosis: 3 g Droge.
Gegenanzeigen	keine bekannt.
Nebenwirkungen	keine bekannt.
Wechselwirkungen	keine bekannt.

WIRKPROFIL

Monographie	bronchospasmolytisch, antitussiv.
Humoralpathologie	warm und trocken im 4. Grad; von scharfer, bissiger und hitziger Natur.

Drosera rotundifolia / Sonnentaukraut

INDIKATIONEN

Monographie Krampf- und Reizhusten

Gegenwart **häufig angewandtes Mittel bei Pertussis und nervösem Krampfhusten (besonders nachts)**

Kitzelhusten der Phthisiker	Gastritis
Bronchitis, Lungenkatarrh	Ruhr
Asthma bronchiale	Zystitis
Pharyngitis	Masern
Magenschwäche	Skrofulose
Blähungen	Warzen
Hydrops	

Humoral-
pathologie
Die Pflanze war im Altertum unbekannt.
Erst *Arnoldus de Villanova* beschäftigte sich im 14. Jahrhundert einge-
hend mit Drosera. Seine Schriften wurden jedoch von der Inquisition
verbrannt.

Epilepsie
Lungenleiden

Der mit Zucker versetzte Presssaft wurde gegen Husten, Keuchhusten,
Schwindsucht, Nieren- und Blasenleiden verwendet.

REZEPTE

Rezepte Rp.: Pertussis (nach *Kneipp*)
Flor. Sambuci
Hb. Droserae
Hb. Plantaginis
Hb. Violae tric.   aa 25,0
M. f. spec.
D.S. 2 Teelöffel / 2 Glas Wasser,
kombiniertes Verfahren, 3 Tassen täglich.

Rp.: Asthma bronchiale (nach *Vonarburg*)
Tinct. Droserae   20,0
Tinct. Thymii   10,0
Tinct. Petasitidis   10,0
Tinct. Althaeae   10,0
M.D.S. 3 mal täglich 15 Tropfen bis stündlich 7 Tropfen.

Echinacea purpurea / Purpurrote Kegelblume

	ALLGEMEINES
Volksnamen	Amerikanischer Sonnenhut, Kegelblume, Kleine Sonnenblume.
Botanisches	Korbblütler (Compositae); ausdauernde, bis 50 cm hohe Staude; Blätter: lanzettförmig, ganzrandig, mit Borstenhaaren besetzt; Blüten: an der Stängelspitze eine einzige Korbblüte mit kegelförmigem Blütenboden und purpurrot gefärbten Strahlenblüten; Früchte mit Pappuskrönchen.
Vorkommen	heimisch im westlichen Nordamerika; Zierpflanze; trockene und kalkhaltige Böden.
Blütezeit	Juli bis August.

	MONOGRAPHIE
verwendete Teile	frische, oberirdische Teile von Echinacea purpurea (LINNE) MOENCH sowie deren Zubereitungen in wirksamer Dosierung.
Inhaltsstoffe	keine Angaben.
Anwendungsart	Frischpflanzensaft sowie dessen galenische Zubereitungen zur inneren und äußeren Anwendung; **Anwendungsdauer:** parenterale Anwendung: nicht länger als 3 Wochen; Einnahme und äußere Anwendung: nicht länger als 8 Wochen.
Dosierung	**Einnahme:** Tagesdosis: 6-9 ml Presssaft; Zubereitungen entsprechend; **parenterale Anwendung:** je nach Art und Schwere des Krankheitsbildes sowie der speziellen Eigenschaften der jeweiligen Zubereitung. Die parenterale Verabreichung erfordert, speziell bei Kindern, ein abgestuftes Dosierungsschema, das vom Hersteller der jeweiligen Zubereitung entsprechend belegt werden muss. **äußere Anwendung:** halbfeste Zubereitungen mit mindestens 15 % Presssaft.
Gegenanzeigen	**äußere Anwendung:** keine bekannt; **innere Anwendung:** progrediente Systemerkrankungen wie Tuberkulose, Leukosen, Kollagenosen, Multiple Sklerose; Neigung zu Allergien, besonders gegen Korbblütler; außerdem in der Schwangerschaft keine parenterale Applikation. **Hinweis:** Bei Diabetes mellitus kann sich die Stoffwechsellage durch parenterale Applikation verschlechtern.

Echinacea purpurea / Purpurrote Kegelblume

Nebenwirkungen

Einnahme und äußere Anwendung: keine bekannt;
parenterale Anwendung: Dosisabhängig können Schüttelfrost, kurz-
fristige Fieberreaktionen, Übelkeit und Erbrechen auftreten. In
Einzelfällen sind allergische Reaktionen vom Soforttyp möglich.

Wechselwirkungen

keine bekannt.

WIRKPROFIL

Monographie

Beim Menschen und/oder im Tierversuch haben Echinacea-
Zubereitungen bei parenteraler und/oder oraler Gabe eine immunbio-
logische Wirkung. Sie steigern u.a. die Zahl der weißen
Blutkörperchen und der Milzzellen, aktivieren die Phagozytoseleistung
menschlicher Granulozyten und wirken fiebererzeugend.

*Humoral-
pathologie*

Echinacea purpurea wird in den alten Kräuterbüchern nicht
aufgeführt.

Echinacea purpurea / Purpurrote Kegelblume

Monographie

innere Anwendung: unterstützende Behandlung rezidivierender Infekte im Bereich der Atemwege und der ableitenden Harnwege.
äußere Anwendung: schlecht heilende, oberflächliche Wunden.

E

Gegenwart

Resistenzsteigerung
Antiseptikum

Infektionskrankheiten	primär-chronische Polyarthritis
leichte Allgemeininfektionen	Septikämie nach Wochenbettfieber
Grippevorbeugung	Appendizitis
antivirale Aktivität	Peritonitis, Lymphangitis
septische Fieber mit Schüttelfrost	Typhus abdominalis
bei Scharlach, Diphtherie,	Insektenstiche
Angina tonsillaris, Keuchhusten	Infektion nach Zahnextraktion
chronische Sinusitis und Tonsillitis	Brandwunden 1. bis 3. Grades
Urethritis, Prostatitis	Urtikaria
wundheilungsfördernd	Psoriasis, Erythrodermien
Eiterungen mit Neigung zu	Adjuvans in der Krebstherapie
Abszessbildung	seltener angewendet bei:
Furunkel, Panaritium	Herzschwäche
Gangrän, Phlegmone	Diabetes mellitus
Ulcus ventriculi et duodeni	Gastritis, Brechdurchfall
Ulcus cruris	Blähungen

Humoral-
pathologie

Echinacea wird in den alten Kräuterbüchern nicht aufgeführt. Die Pflanze ist in der amerikanischen Volksmedizin schon lange als Antiseptikum in Gebrauch.

Rezepte

Rp.: chronische Zahnwurzeleiterung (nach *Baumbach*)
Phytolacca decandra D3 dil.   10,0
Myristica sebifera D3 dil.   8,0
Echinacea Ø   1,0
M.D.S. stündlich 7-8 Tropfen auf etwas Wasser.

Echinacea purpurea / Purpurrote Kegelblume

Elettaria cardamomum / Kardamomen

ALLGEMEINES	

Volksnamen	keine Angaben.
Botanisches	Ingwergewächse (Zingiberaceae); ausdauernde Staude mit beblätterten Scheinstängeln, bis 4 m hoch. Blätter: lineallanzettförmig, bis 70 cm lang und 8 cm breit; Blüten: gelb, als Blütenkrone mit 3 schmalen Zipfeln ausgebildet; Früchte: als dreifächrige, unterschiedlich große Kapsel.
Vorkommen	ursprünglich südwestliches Vorderindien, Java, Ceylon und andere Tropengebiete; auf fruchtbarem Boden in feuchtwarmem Klima.
Blütezeit	ganzjährig; Hauptblütezeit von Januar bis Mai.

MONOGRAPHIE	

verwendete Teile	getrocknete, fast reife, grünlich bis gelblichgraue Früchte von Elettaria cardamomum (L.) MATON; arzneilich verwendet werden die von der Kapselhülle befreiten Samen sowie Zubereitungen in wirksamer Dosierung.
Inhaltsstoffe	ätherisches Öl mit vorwiegend Terpinylacetat, α-Terpineol und 1,8-Cineol.
Anwendungsart	zerkleinerte Samen sowie andere galenische Zubereitungen zur inneren Anwendung.
Dosierung	mittlere Tagesdosis: 1,5 g Droge, Zubereitungen entsprechend; bei Tinktur (entsprechend EB 6) 1-2 g.
Gegenanzeigen	Bei Gallensteinleiden nur nach Rücksprache mit einem Arzt anzuwenden.
Nebenwirkungen	keine bekannt.
Wechselwirkungen	keine bekannt.

WIRKPROFIL	

Monographie	cholagog, virustatisch.
Humoral-pathologie	von warmer und trockener Natur.

Elettaria cardamomum / Kardamomen

Monographie   dyspeptische Beschwerden

Gegenwart   **Karminativum**
                       Gewürzdroge
                       appetitanregend
                       Magenmittel
                       verdauungsfördernd
                       gegen Blähungen
                       Roemheld-Syndrom

Humoral-   **innerlich**
pathologie   erwärmt den Magen
                       gegen Aufstoßen und Würgen
                       Grimmen
                       reinigt Magen und Haupt
                       Hauptweh
                       Fallendsucht
                       Schwindel
                       Ohnmacht des Herzens
                       Herzzittern
                       Husten
                       Lähme
                       verrenkte Glieder
                       blaue Mäler
                       Gebrechen der Mutter von Kälte
                       breite Bauchwürmer

REZEPTE

Rezepte   Rp.: Karminativum (nach *Pahlow*)

                       Fruct. Cardamomi   20,0
                       Fruct. Carvi   20,0
                       Fruct. Foeniculi   10,0
                       M. f. spec.
                       D.S. 2 Teelöffel / $1/4$ l Wasser, Infus, 10 Minuten ziehen lassen, vor den
                       Hauptmahlzeiten trinken.

Eleutherococcus, Eleutherococcus senticosus / Taigawurzel

Volksnamen	Stachel-Eleutherokokk, Teufelsbaum, Teufelsbusch.
Botanisches	Efeugewächse (Araliaceae); mehrjähriger Strauch mit wenig verzweigtem, stacheligem Stängel und parallel zur Erdoberfläche wachsender Wurzel, bis 7 m hoch; Blätter: langstielig, fünffächrig, kirschblattähnlich; Blüten: klein, gelb (weibliche Blüten) oder veilchenblau (männliche Blüten), in kegelförmigem Blütenstand angeordnet; schwarze und aromatische Früchte.
Vorkommen	südlicher Ferner Osten, Russland; Waldgebiete und Waldränder; zur pharmazeutischen Verwendung seit einiger Zeit kultiviert.
Blütezeit	Juni. Geerntet wird die Wurzel gegen Ende der Vegetationsperiode.

MONOGRAPHIE

verwendete Teile	getrocknete Wurzel und/oder Wurzelstock von Eleuterococcus senticosus RUPRECHT et MAXIMOVICH sowie deren Zubereitungen in wirksamer Dosierung.
Inhaltsstoffe	Lignane und Cumarinderivate.
Anwendungsart	als Drogenpulver, zerkleinerte Droge für Teeaufgüsse sowie wässrig-alkoholische Auszüge zum Einnehmen. Einnahmedauer: in der Regel bis zu 3 Monaten; Wiederholungsbehandlung ist möglich.
Dosierung	Tagesdosis: 2–3 g Droge; Zubereitungen entsprechend.
Gegenanzeigen	Bluthochdruck.
Nebenwirkungen	keine bekannt.
Wechselwirkungen	keine bekannt.

WIRKPROFIL

Monographie	In verschiedenen Stressmodellen, z.B. Immobilisations- oder Kältetest, wird die Belastbarkeit von Nagern erhöht. Bei gesunden Probanden wird nach Gabe des Fluidextraktes die Zahl der Lymphozyten, insbesondere die der T-Lymphozyten, gesteigert.
Humoralpathologie	keine Angaben in den alten Kräuterbüchern.

Eleutherococcus, Eleutherococcus senticosus / Taigawurzel

	INDIKATIONEN
Monographie	Tonikum zur Stärkung und Kräftigung bei Müdigkeits- und Schwächegefühl, nachlassende Leistungs- und Konzentrationsfähigkeit sowie in der Rekonvaleszenz
Gegenwart	**Aktivierung der Körperabwehr; Anti-Stress-Wirkung, Verbesserung der Anpassungsfähigkeit (Adaptogen)** allgemeine Tonisierung Steigerung der Arbeitsleistung Resistenzsteigerung der Zellen gegen Viren Asthenie nach Grippe antihypertonische Wirkung Angina pectoris Geriatrikum rheumatische Herzschäden abgeschwächte Form der Lungen-TBC bei Kindern akute Lungenentzündung Adjuvans bei der Diabetes-Behandlung akute Pyelonephritis Dysenterie bei Kindern Adjuvans in der Krebstherapie Vegetative Dystonie, Neurasthenie Hypochondrie, klimakterische Neurosen Zerebralsklerose Steigerung der Konzentrationsfähigkeit Farbenblindheit Primärglaukom, Kurzsichtigkeit Strahlenkrankheit
Humoral-pathologie	Die Pflanze ist in den alten Kräuterbüchern nicht aufgeführt. Die ersten wissenschaftlichen Arbeiten stammen von russischen Wissenschaftlern (zuerst von Prof. Dr. *Israel Brekhman*), die die Droge seit 1960 systematisch erforschen. In der Folge erlangte die Taigawurzel weltweit wissenschaftliches Interesse.

REZEPTE

Rezepte	auf Fertigpräparate zurückgreifen.

Ephedra / Meerträubchen

Volksnamen	Der chinesische Name lautet *Tsaopen-Ma Huang.*
Botanisches	Gnetaceae; kleine, bis 50 cm hohe Sträucher von schachtelhalmartigem Aussehen; Äste: wirtelständig angeordnet, an den Knoten mit häutigen Scheiden; Zweige: blattlos und rutenartig; unscheinbare Blüten.
Vorkommen	südliches Asien, Mittelmeergebiet; Steppen und Wüstengegenden.
Blütezeit	keine Angaben.

MONOGRAPHIE

verwendete Teile	getrocknete, im Herbst gesammelte, junge Rutenzweige von Ephedra sinica STAPF, Ephedra shennungiana TANG oder anderen gleichwertigen Ephedra-Arten sowie deren Zubereitungen in wirksamer Dosierung.
Inhaltsstoffe	Alkaloide; Hauptalkaloid ist Ephedrin.
Anwendungsart	zerkleinerte Droge sowie andere galenische Zubereitungen zum Einnehmen; **Hinweise:** Wegen der Gefahr der Tachyphylaxie sind Ephedrakraut-Zubereitungen nur kurzfristig anzuwenden. Ephedrinhaltige Arzneimittel sind Bestandteil der Doping-Liste des IOC und des deutschen Sportbundes.
Dosierung	**Einzeldosis:** Erwachsene: Drogenzubereitungen entsprechend 15-30 mg Gesamtalkaloide pro Kilogramm Körpergewicht; Kinder: Drogenzubereitungen entsprechend 0,5 mg Gesamtalkaloide pro Kilogramm Körpergewicht; **höchste Tagesdosis:** Erwachsene: Drogenzubereitungen entsprechend 300 mg Gesamtalkaloide berechnet als Ephedrin; Kinder: 2 mg Gesamtalkaloide pro Kilogramm Körpergewicht.
Gegenanzeigen	Angst- und Unruhezustände, Bluthochdruck, Engwinkelglaukom, Hirndurchblutungsstörungen, Prostataadenom mit Restharnbildung, Phäochromozytom, Thyreotoxikose.
Nebenwirkungen	Schlaflosigkeit, motorische Unruhe, Reizbarkeit, Kopfschmerzen, Übelkeit, Erbrechen, Miktionsstörungen, Tachykardien; in höherer Dosierung auch drastischer Blutdruckanstieg, Herzrhythmusstörungen und Abhängigkeit.

Ephedra / Meerträubchen

Wechselwirkungen   Herzglykoside und Halothan: Herzrhythmusstörungen. Guanethidin: Verstärkung der sympathomimetischen Wirkung. MAO-Hemmstoffe: Potenzierung der sympathomimetischen Wirkung von Ephedrin. Secale-Alkaloid-Derivate oder Oxytocin: Entwicklung von Bluthochdruck.

E

WIRKPROFIL

Monographie   antitussiv (Tierversuch);
Ephedrin wirkt indirekt sympathomimetisch und zentral stimulierend.

Humoral-
pathologie   trocken im 2. Grad;
zusammenziehend.

INDIKATIONEN

Monographie   Atemwegserkrankungen mit leichtem Bronchospasmus bei Erwachsenen und Schulkindern

Gegenwart

Antiallergikum	chronische Bronchitis
Asthma bronchiale	Lungenemphysem
Heuschnupfen	akute Rhinitis
Nesselsucht	Pertussis
arterielle Hypotension	Struma mit Exophtalmus
Quincke-Ödem	Kopfschmerzen
Röntgenkater	Rheuma

Humoral-
pathologie   Stillen der Bauchflüsse
Stillen der Weiberzeit

REZEPTE

Rezepte   als homöopathisches und spagyrisches Einzelmittel erhältlich.

Equisetum arvense / Ackerschachtelhalm

ALLGEMEINES	
Volksnamen	Dubockkraut, Fegekraut, Katzenschwanz, Katzenwedel, Pferdeschwanz, Rossschwanz, Schaftelen, Scheuergras, Zinnkraut.
Botanisches	Schachtelhalmgewächse (Equisetaceae); Die Pflanze treibt aus einem waagrecht im Boden liegenden Rhizom im zeitigen Frühjahr braune Sporentriebe mit endständigen Sporenähren an die Oberfläche, bis 30 cm hoch. Einige Wochen später werden unfruchtbare, grüne Laubtriebe ausgebildet mit in Quirlen angeordneten Seitenästen, bis 50 cm hoch.
Vorkommen	Europa, Nordasien, Nordafrika, Nordamerika; lästiges Ackerunkraut, bevorzugt feuchte lehmige Böden; Graben- und Wiesenränder, Böschungen und Ödland.
Blütezeit	März bis April (Sporenreifung).

MONOGRAPHIE	
verwendete Teile	frische oder getrocknete, grüne, sterile Sprossen von Equisetum arvense LINNE sowie deren Zubereitungen in wirksamer Dosierung.
Inhaltsstoffe	Kieselsäure und Flavonoide.
Anwendungsart	**innere Anwendung:** zerkleinerte Droge für Infuse sowie andere galenische Zubereitungen zum Einnehmen; Durchspülungstherapie: Auf reichliche Flüssigkeitszufuhr ist zu achten! **äußere Anwendung:** zerkleinerte Droge für Dekokte sowie andere galenische Zubereitungen.
Dosierung	**innere Anwendung:** mittlere Tagesdosis: 6 g Droge; Zubereitungen entsprechend; **äußere Anwendung:** für Umschläge 10 g Droge auf 1 l Wasser.
Gegenanzeigen	keine bekannt; **Hinweis:** Keine Durchspülungstherapie bei Ödemen infolge eingeschränkter Herz- und Nierentätigkeit.
Nebenwirkungen	keine bekannt.
Wechselwirkungen	keine bekannt.

WIRKPROFIL	
Monographie	schwach diuretisch.
Humoral-pathologie	zusammenziehende, austrocknende Eigenschaften mit Bitterkeit, aber ohne Schärfe.

Equisetum arvense / Ackerschachtelhalm

INDIKATIONEN

Monographie

innere Anwendung: posttraumatisches und statisches Ödem
bakterielle und entzündliche Erkrankungen der ableitenden Harnwege
und bei Nierengrieß
äußere Anwendung:
unterstützende Behandlung schlecht heilender Wunden

Gegenwart

Bindegewebs- und Stoffwechselmittel

Resistenzsteigerung des Binde-
gewebes
antidyskratische und humorale
Wirkung
Adstringens bei Hämorrhagien
aller Art
rheumatische Erkrankungen, Gicht
Diarrhoe, Mastdarmfistel
Lungen-TBC auch im hämorrha-
gischen Stadium, Asthma,
Bronchitis
Leberstauung, Milzschwellung
Pelvipathia vegetativa
Zystitis, chronische Blasenreizung
Harngrieß, Dys-, Strangurie

Enuresis
Nephritis mit Albuminurie
Scharlachnephritis, Pyelitis,
Nieren-TBC
Nierenblutungen
Fluor albus
Arteriosklerose, Apoplexie
Harnverhaltung, Blasenkrampf
Stomatitis, Gingivitis
Geschwüre, eiternde Wunden
Ulcus cruris
Knochen-TBC
Schweißfüße
Frostbeulen
Knöchelbrüche

Humoral-
pathologie

innerlich
Blutspeien
Versehrung der Brust und Lunge
Schwindsucht, Lungengeschwür
Keuchen
Magengeschwür
Darmbrüche
Versehrung des Mastdarm
Rote Ruhr, Bauchfluss
treibt den Harn
Harntröpfeln, Eiterharnen

Nieren-, Blasengeschwür
unmäßiger Weiberfluss
weißer Mutterfluss
Milzsucht, Wassersucht, Fisteln
äußerlich
Nasenbluten, Ohrenbluten
Halsgeschwür
Mutterentzündung, -geschwür
Leberentzündung, -geschwür
Karbunkel, blutende Wunden
Zerknitschung der Glieder

REZEPTE

Rezepte

Rp.: Nierenentzündung und Nierenblutung (nach *Langhoff*)
Fruct. Juniperi   65,0
Hb. Equiseti
Flor. Chamomillae
Hb. Alchemillae   aa ad 45,0
M. f. spec.
D.S. 4 Teelöffel / 2 Glas Wasser, kombiniertes Verfahren.

187

Eucalyptus globulus / Eukalyptus

	ALLGEMEINES
Volksnamen	Blaugummibaum, Fieberbaum.
Botanisches	Myrtengewächse (Myrtaceae); stattlicher Baum mit grauweißer Rinde, bis 70 m hoch; Blätter: an jungen Zweigen sitzend, dünn, eiförmig und gegenständig angeordnet.
Vorkommen	in Südwestaustralien und Tasmanien heimisch; in den Mittelmeerländern, im tropischen Asien und in Afrika verbreitet.
Blütezeit	keine Angaben.

	MONOGRAPHIE
verwendete Teile	getrocknete Laubblätter (Folgeblätter) älterer Bäume von Eucalyptus globulus LA BILLARDIERE sowie deren Zubereitungen in wirksamer Dosierung.
Inhaltsstoffe	ätherisches Öl, das überwiegend aus 1,8-Cineol besteht sowie Gerbstoffe.
Anwendungsart	zerkleinerte Droge für Aufgüsse sowie andere galenische Zubereitungen zur inneren und äußeren Anwendung.
Dosierung	mittlere Tagesdosis: 4-6 g Droge zur inneren Anwendung; Zubereitungen entsprechend.
Gegenanzeigen	entzündliche Erkrankungen der Gallenwege und des Magen-Darm-Trakts, schwere Lebererkrankungen; bei Säuglingen und Kleinkindern sollten Eucalyptus-Zubereitungen nicht im Bereich des Gesichts, speziell der Nase, aufgetragen werden.
Nebenwirkungen	In seltenen Fällen können nach Einnahme von Eucalyptus-Zubereitungen Übelkeit, Erbrechen und Durchfall auftreten.
Wechselwirkungen	keine bekannt; **Hinweis:** Eucalyptus-Öl bewirkt eine Induktion des fremdstoffabbauenden Enzymsystems der Leber. Die Wirkung anderer Arzneimittel kann deshalb abgeschwächt und/oder verkürzt werden.

	WIRKPROFIL
Monographie	sekretomotorisch; expektorierend; schwach spasmolytisch.
Humoral-pathologie	Die Pflanze ist in den alten Kräuterbüchern nicht vertreten. Der Baum wurde 1792 von *Labillardière* auf Tasmanien entdeckt und beschrieben.

Eucalyptus globulus / Eukalyptus

INDIKATIONEN

Monographie Erkältungskrankheiten der Luftwege

Gegenwart **Expektorans; Kupieren von Grippe und grippalen Infekten**
Grippe mit rheumatischen Affektionen
Bronchitis, Lungenkatarrh
Pertussis
Laryngitis, Rhinitis
Asthma
Stirnkopfschmerz (bei Infekten)
Nierenbeckenentzündung
Nierentuberkulose
Rheuma, Gicht
Diabetes mellitus
Gastroenteritis
Leber-, Galleleiden
appetitanregend
Arthritis urica
alte Geschwüre
Zahnfleischblutungen, -schmerzen
Gonorrhoe
Metrorrhagie

Oleum Eucalypti als Expektorans und Sekretolyticum zur äußerlichen Anwendung oder zur Inhalation
auch bei rheumatischen, gichtigen Affektionen

Humoral- Eucalyptus ist in der älteren Literatur nicht vertreten.
pathologie

REZEPTE

Rezepte Rp.: Grippe und Bronchialkatarrh (nach *Madaus*)
Fol. Eucalypti conc.   50,0
D.S. 4 Teelöffel / 2 Glas Wasser, Infus, tagsüber trinken.

Faex medicinalis / Medizinische Hefe

Volksnamen   Bierhefe.

Botanisches   Hefen sind winzige, einzellige Pilze aus der Klasse der Askomyzeten
                 (Ordnung Saccharomycetales). Ihr Vegetationskörper, das Myzel,
                 besteht aus kugeligen bis ovalen Zellen, die sich durch Zweiteilung (bei
                 ungünstigen Bedingungen) oder durch Sprossung (bei günstigen
                 Bedingungen) vermehren und mehr oder weniger verzweigte Ketten
                 bilden.

Vorkommen   keine Angaben.

Blütezeit   keine Angaben.

verwendete Teile   frische oder getrocknete Zellen von Saccharomyces cerevisiae MEYEN
                     und/oder von Candida utilis (HENNEBERG) RODDEN et KREYER
                     VAN REY sowie deren Zubereitungen in wirksamer Dosierung.

Inhaltsstoffe   Vitamine, speziell der B-Gruppe, Glucane und Mannane.

Anwendungsart   medizinische Hefe sowie galenische Zubereitungen zum Einnehmen.

Dosierung   mittlere Tagesdosis: 6 g; Zubereitungen entsprechend.

Gegenanzeigen   keine bekannt.

Nebenwirkungen   Bei empfindlichen Patienten können in Einzelfällen migräneartige
                     Kopfschmerzen ausgelöst werden.
                     Die Einnahme von gärfähiger Hefe kann Blähungen verursachen.

Wechselwirkungen   keine bekannt;
                     Hinweis: Bei gleichzeitiger Einnahme von Monoaminooxidase-
                     Hemmstoffen ist eine Blutdruckerhöhung möglich.

Monographie   antibakteriell;
                 phagozytosestimulierend.

*Humoral-   keine Angaben.
pathologie*

Faex medicinalis / Medizinische Hefe

	INDIKATIONEN
Monographie	Appetitlosigkeit Adjuvans bei chronischen Formen von Akne und Furunkulose
Gegenwart	Fermentschwäche Normalisierung der Darmflora Reduzierung von Zellgiften Akne Furunkulose
Humoral- pathologie	keine Angaben.

	REZEPTE
Rezepte	auf Fertigpräparate zurückgreifen.

Ficus carica / Feige

	ALLGEMEINES
Volksnamen	keine weiteren Angaben.
Botanisches	Maulbeergewächse (Moraceae); bis 8 m hoher Baum mit breitausladenden, waagrechten oder teilweise kletternden Ästen und lockerer Krone; Blätter mit rundlicher Grundform, handförmig gelappt, an den Zipfeln leicht verbreitert, an der Unterseite behaart; Fruchtstände der weiblichen Pflanze mit birnenförmiger, weicher, fleischiger Hülle.
Vorkommen	Mittelmeergebiet, Süd-West-Asien; in allen warmen Klimazonen kultiviert.
Blütezeit	keine Angaben; Sammeln der reifen Scheinfrüchte im Herbst.

	MONOGRAPHIE
verwendete Teile	getrocknete Fruchtstände von Ficus carica LINNE sowie deren Zubereitungen.
Inhaltsstoffe	keine Angaben.
Anwendungsart	keine Angaben.
Dosierung	keine Angaben.
Gegenanzeigen	keine Angaben.
Nebenwirkungen	keine Angaben.
Wechselwirkungen	keine Angaben.

	WIRKPROFIL
Monographie	keine Angaben.
Humoral-pathologie	**getrocknete Feigen:** warm im 2. Grad; säubernd und zerteilend; **reife Feigen:** geringerer Wärmegrad, von mittlerer Natur; erweichend und zeitig machend.

Ficus carica / Feige

INDIKATIONEN

Monographie

Feigenzubereitungen werden als Abführmittel verwendet.
Risiken: keine bekannt;
Beurteilung: Da die Wirksamkeit bei den beanspruchten
Anwendungsgebieten nicht ausreichend belegt ist, kann eine therapeu-
tische Anwendung nicht befürwortet werden. Gegen die Verwendung
von Feigenzubereitungen als Korrigens und Konstituens bestehen keine
Bedenken.

Gegenwart

mildes Laxans
Zusatz in Hustentees

Humoral-
pathologie

innerlich

frische Feigen
beschädigen den Magen
treiben den Stuhl
löschen den Durst und die Hitze
Nierenweh, treiben Sand und
    Grieß aus
Verstopfung von Leber und Milz

getrocknete Feigen
geben dem Leib Stärke und
    Nahrung
machen Durst
sind dem Magen nützlich
nicht tauglich dem flüssigen Bauch
treiben den Stuhl
Bauchgrimmen und Stein-
    schmerzen
wider das Gift
Husten, Keuchen
Lungensucht
Kindsblattern

äußerlich
hitzige Geschwulst des Schlundes
harte Geschwulst des Halses und
    der Ohren
schmerzlindernd
Wassersucht
Beulen neben der Scham
flüssige Schenkel
flüssige Geschwär des Hauptes
Pestilenzbeulen
erfrorene Füße

REZEPTE

Rezepte

in reifem Zustand als Nahrungsmittel.

Filipendula ulmaria / Mädesüß

ALLGEMEINES

Volksnamen	Beielichrut, Geißbart, Geißleitere, Rüsterstaude, Spierstrauch, Wiesengeißbart, Wiesenkönigin.
Botanisches	Rosengewächse (Rosaceae); ausdauernde Staude mit kriechendem Wurzelstock und kantigen, rot überlaufenen Stängeln, bis 1,5 m hoch; Blätter: wechselständig angeordnet und unterbrochen gefiedert, Fiederblättchen gekerbt, gesägt und auf der Unterseite silbrig behaart; Blüten: klein, weiß, stehen in trugdoldigen Blütenständen am Stängelende.
Vorkommen	Ostasien, Nord- und Mitteleuropa; Gräben, Bachufer, moorige feuchte Wiesen.
Blütezeit	Juni bis August.

MONOGRAPHIE

verwendete Teile	**Mädesüßblüten:** getrocknete Blüten von Filipendula ulmaria (LINNE) MAXIMOWICZ (Synonym: Spiraea ulmaria LINNE) sowie deren Zubereitungen in wirksamer Dosierung; **Mädesüßkraut:** zur Blütezeit geerntete, getrocknete oberirdische Teile von Filipendula ulmaria (LINNE) MAXIMOWICZ sowie deren Zubereitungen in wirksamer Dosierung.
Inhaltsstoffe	Flavonoide, Phenolglykoside (hauptsächlich in den Blüten), ätherisches Öl.
Anwendungsart	zerkleinerte Droge und andere galenische Zubereitungen für Teeaufgüsse; mehrmals täglich 1 Tasse Teeaufguss möglichst heiß trinken.
Dosierung	Tagesdosis: 2,5–3,5 g Mädesüßblüten bzw. 4–5 g Mädesüßkraut; Zubereitungen entsprechend.
Gegenanzeigen	keine bekannt; **Hinweis:** Mädesüßblüten enthalten Salicylate. Sie sollten daher bei Salicylat-Überempfindlichkeit nicht angewendet werden.
Nebenwirkungen	keine bekannt.
Wechselwirkungen	keine bekannt.

WIRKPROFIL

Monographie	zur unterstützenden Behandlung von Erkältungskrankheiten.
Humoralpathologie	keine Angaben.

Filipendula ulmaria / Mädesüß

Monographie   zur unterstützenden Behandlung von Erkältungskrankheiten

Gegenwart   **pflanzliches Salizylat**
Diaphoreticum
Ableitungsmittel auf die Haut

F

gichtische und rheumatische Erkrankungen mit Herzleiden und
    unregelmäßigem Puls
akuter und chronischer Gelenkrheumatismus
Ischias
Masern
Zystitis
Nephritis (bes. nach Scharlach)
schwache Diurese
Harnzwang
harnsaure Diathese
Hydrops, Aszites

Humoral-   **innerlich** (Wurzel)
pathologie   gallereinigend
Rote Ruhr

äußerlich (Kraut)
zerteilt Knollen und Geschwüre
zieht Pfeile und Dornen aus
blasenziehend

Rezepte   Rp.: Gicht, Rheuma (nach *Madaus*)
Hb. Spireae ulmariae   50,0
D.S. 1 Teelöffel / 1 Glas Wasser, Kaltansatz, 8 Stunden ziehen lassen,
tagsüber trinken.

Foeniculum vulgare / Fenchel

ALLGEMEINES	
Volksnamen	Brotanis, Brotsamen, Femis, Fenikel, Fennisamen, Finckel, Frauenfenchel, Kammfenchel, Kinderfenchel, Langer Anis.
Botanisches	Doldenblütler (Umbelliferae); ein- bis mehrjährige Staude, mit feingerilltem Röhrenstängel, bis 2 m hoch; drei- bis vierfach fiederschnittige, schmale Blättchen. Blüten: gelb, endständig in großen Dolden.
Vorkommen	Mittelmeerraum, West- und Mitteleuropa, Asien, Afrika, Amerika; als Garten- und Kulturpflanze weit verbreitet.
Blütezeit	Juli bis September.

MONOGRAPHIE	
verwendete Teile	**Fenchel:** getrocknete, reife Früchte von Foeniculum vulgare MILLER var. vulgare (MILLER) THELLUNG sowie deren Zubereitungen in wirksamer Dosierung; **Fenchelöl:** getrocknete, reife Früchte von Foeniculum vulgare MILLER var. vulgare (MILLER) THELLUNG; durch Wasserdampfdestillation gewonnenes ätherisches Öl sowie dessen Zubereitungen in wirksamer Dosierung.
Inhaltsstoffe	**Foeniculi fructus:** mindestens 4 % ätherisches Öl mit höchstens 5 % Estragon; **Foeniculi aetheroleum:** Anethol, Fenchon und höchstens 5 % Estragon.
Anwendungsart	**Foeniculi fructus:** zerkleinerte Droge für Teeaufgüsse, teeähnliche Produkte sowie andere galenische Zubereitungen zum Einnehmen; **Fenchelöl:** ätherisches Öl sowie galenische Zubereitungen zum Einnehmen.

Foeniculum vulgare / Fenchel

Dosierung

Foeniculi fructus: Tagesdosis: 5–7 g Droge, 10–20 g Fenchelsirup (entsprechend EB 6) oder Fenchelhonig (entsprechend EB 6), 5–7,5 g zusammengesetzte Fencheltinktur (entsprechend EB 6); **Fenchelöl:** Tagesdosis: 0,1–0,6 ml, entsprechend 0,1–0,6 g; Zubereitungen entsprechend; **Fenchelhonig:** mit 0,5 g Fenchelöl/Kg: 10–20 g; Zubereitungen entsprechend.

F

Gegenanzeigen

Foeniculi fructus: Droge für Teeaufgüsse; mit Teeaufgüssen hinsichtlich des Gehaltes an ätherischem Öl vergleichbare Zubereitungen: keine bekannt; **Fenchelhonig:** keine bekannt; **andere Zubereitungen:** Schwangerschaft; **Foeniculi aetheroleum:** Schwangerschaft, nicht anwenden bei Säuglingen und Kleinkindern.

Nebenwirkungen

Foeniculi fructus und Foeniculi aetheroleum:
in Einzelfällen allergische Reaktionen der Haut und der Atemwege.

Wechselwirkungen

keine bekannt.

Monographie

Foeniculi fructus und Foeniculi aetheroleum:
Förderung der Magen-Darm-Motilität, spasmolytisch in höheren Konzentrationen; Anethol und Fenchon wirken im Bereich der Atemwege sekretolytisch (im Experiment).

Humoral-pathologie

warm 2. Grad, trocken 1. Grad;
geringe Adstriktion, öffnend, subtil machend, ablösend und zerteilend.

Foeniculum vulgare / Fenchel

INDIKATIONEN

Monographie

Foeniculi fructus und Foeniculi aetheroleum: dyspeptische
Beschwerden wie leichte krampfartige Magen-Darm-Beschwerden,
Völlegefühl und Blähungen; Katarrhe der oberen Luftwege
Fenchelsirup, Fenchelhonig: Katarrhe der oberen Luftwege bei Kindern

Gegenwart

Expektorans;	Galaktagogum, Emmenagogum
Karminativum	Zystitis, Pyelonephritis
Krampfhusten, Asthma	Diuretikum
Schlaflosigkeit	Rachitis, Skrofulose
krampflösend bei Verdauungs-	Grippe
störungen	Würmer
Blähungen, Kolik	Beruhigungsmittel
Durchfall, Verstopfung	
abdomineller Kopfschmerz	äußerlich bei
appetitanregend	Konjunktivitis, Lidrandentzündung
Leber-Galle-Leiden	Augenstärkung
Dysmenorrhoe	

Humoral-
pathologie

innerlich	nervöse Unruhe, Zittern, Schwindel
erwärmt Kopf, Magen, Leber und	Ohnmacht
Milz	Mastitis, Brustschmerz, Geschwüre
stärkt den Magen	Schlangenbiss
Appetitlosigkeit, Magenverstimmung	1- und 3-tägiges Fieber
Erbrechen	kalt phlegmatisches Fieber
Blähungen	Laktagogum
Leber-Galle-Leiden, verstopfte Leber	stärkt Gehör und Gedächtnis
Gelbsucht, gallige Kopfschmerzen	Ohrenschmerz
Lungenstärkung, langwieriger	Menstruationsschmerzen
Husten	menstruationsfördernd
Heiserkeit	„Sehr nützlich den erkalten
kalte zähe Verschleimung	ungeschickten Männern zu den
Wassersucht, Milzsucht	ehelichen Wercken / deßglei-
harntreibend, steintreibend	chen den erkalten unfrucht-
Lenden- und Nierenschmerz	baren Weibern."

Foeniculum vulgare / Fenchel

Fortsetzung: INDIKATIONEN

äußerlich
Hauptschuppen
Erbgrind
Taubsucht
Hauptweh
Augenflecken
dunkles Gesicht
Blödigkeit des Gehirns
flüssiges Auge
Beißen und Jucken der Augen
Gelbsucht der Augen
beginnender Star
Nachtblindheit
macht einen wohlriechenden
  Mund
macht weiße Zähne
Zahnweh

rote Gesichtsflecken
gegen das Blutauswerfen
Magenweh
Krimmen
Rücken- und Lendenschmerz
Versehrung des männlichen
  Gliedes
treibt den Schweiß
treibt die Gelbsucht heraus
gegen die Schwermütigkeit der
  Glieder
Jucken des ganzen Leibes
Zipperlein
Bluten der Wunden
Geschwulst der Wunden
Geschwulst von Schlag und Stoß

REZEPTE

Rezepte

Rp.: Kinderberuhigungstee (Wiener Vorschr.)
Rad. Althaeae
Rad. Liquiritiae
Rhiz. Graminis   aa 20,0
Fruct. Foeniculi
Flor. Chamomillae   aa 10,0
M. f. spec.
D.S. 2 Teelöffel auf 1 Glas Wasser; 8 Stunden Kaltauszug,
kombiniertes Verfahren, schluckweise über den Tag verteilt trinken.

Foenum graecum / Bockshornklee

Volksnamen   Fenugräk, Filigrazie, Griechisch Heu, Kuhhornklee, Rektum, Stundenkraut.

Botanisches   Hülsenfrüchtler (Leguminosae);
einjähriges Kraut, süßlich-aromatisch duftend mit kräftiger
Pfahlwurzel, bis 60 cm hoch;
kleeähnliche, dreizählige Blätter;
Schmetterlingsblüten, gelblich oder gelblich-weiß an den Blattachseln;
Früchte: säbelförmig, bis 10 cm lang, mit 5–20 Samen.

Vorkommen   Mittelmeerländer, Südosteuropa, Vorderasien; steinige Böden.

Blütezeit   Mai bis Juni.

MONOGRAPHIE

verwendete Teile   reife, getrocknete Samen von Trigonella foenum graecum LINNE
sowie deren Zubereitungen in wirksamer Dosierung.

Inhaltsstoffe   Schleimstoffe und Bitterstoffe.

Anwendungsart   Einnahme: zerkleinerte Droge sowie andere galenische Zubereitungen;
äußere Anwendung: 50 g gepulverte Droge mit $1/4$ l Wasser
5 Minuten kochen und als feuchtwarmen Umschlag anwenden.

Dosierung   Tagesdosis: Einnahme: 6 g Droge; Zubereitungen entsprechend;
äußere Anwendung: 50 g gepulverte Droge für $1/4$ l Wasser.

Gegenanzeigen   keine bekannt.

Nebenwirkungen   Bei wiederholter äußerer Anwendung können unerwünschte
Hautreaktionen auftreten.

Wechselwirkungen   keine bekannt.

WIRKPROFIL

Monographie   Einnahme: regt Appetit an;
äußere Anwendung: entzündungswidrig.

Humoral-
pathologie   warm im 2. Grad, trocken im 1. Grad;
erweicht innen und außen den Leib.

Foenum graecum / Bockshornklee

INDIKATIONEN

Monographie Einnahme: Appetitlosigkeit; äußere Anwendung: lokale Entzündungen

Gegenwart **Muzilaginosum, Emolliens**
innerlich
beginnende Lungentuberkulose
Brustverschleimung mit Husten
und Erstickungsanfällen
Anämie, Schwäche , Appetitlosig-
keit („pflanzlicher Lebertran")
Gonorrhoe, Rheuma und Gicht
äußerlich
Furunkel, Karbunkel, Geschwüre
erysipelartige Plaques
offene, eitrige Wunden
Drüsenschwellungen,
Drüsenverhärtungen
Panaritium, Ekzeme
Ischias, Neuralgien
Darmtuberkulose, Prolapsus ani

Lungenemphysem
Adjuvans bei Diabetes mellitus
Rachitis, Osteomyelitis
Milzmittel
Ausscheidungskur
seltener Fieber, Magen-, Darm-
Ulcus ventriculi
Mastdarmkrebs (als Klistier)
Knocheneiterungen
Phlegmone
Tumoren
Lymphangitis
skrofulöse Knoten der Brust
Appendizitis, Mastitis acuta
Angina, Halsgeschwüre (zum
Gurgeln)

Humoral-
pathologie Der Bockshornklee ist eine der ältesten Arzneipflanzen.
Er wird bereits im Papyrus Ebers als Mittel bei Brandwunden erwähnt.
innerlich
Schmerz, Husten lindernd
Rote Ruhr (als Klistier)

äußerlich
Geschwür, Geschwulst
Haarausfall, Erbgrind

Gebärmuttergeschwulst, -schmerz
eröffnet die verschlossene Mutter
fördert die Geburt
vertreibt die „Masen" und
„Rauden" des Gesichts
Podagra, Beulen
Milzschwellung

„Bockshorn mit Rosenöl gesotten / und den Leib damit geschmiert /
macht ein schöne Farb / vertreibt das Übelriechen des Munds / auch
den Gestanck am Leib / so von faulem Schweiß entspringt."

REZEPTE

Rezepte Rp.: Ausscheidungs- und Reinigungskur, besonders bei Gicht und
Rheuma (nach *Tschirner*)
Sem. Foenum graeci
Hb. Centaurii
Cort. Frangulae
Fol. Urticae
M. f. spec.

Hb. Millefolii
Hb. Hyperici
Fol. Betulae
aa 10,0

D.S. 2 Teelöffel / 2 Glas Wasser, kombiniertes Verfahren.

Fragaria vesca / Erdbeere

	ALLGEMEINES
Volksnamen	Besingkraut, Darmkraut, Erbel, Erbern, Flohbeere, Hafelsbeere, Rote Besinge, Walderdbeere.
Botanisches	Rosengewächse (Rosaceae); Rosettenstaude mit langen am Boden kriechenden Ausläufern, 5–20 cm hoch; Blätter: langgestielt, dreizählig, Blattoberseite hellgrün, Unterseite weißlich bis graugrün; Blüten: weiß mit Kronblättern, Kelchblättern und einem Außenkelch; Früchte: kleine, hartschalige, glänzende Nüsschen, in die Scheinfrucht (Erdbeere) eingebettet.
Vorkommen	Europa, Asien; Wegböschungen, Waldwege, Holzschläge und sonnige Waldlichtungen.
Blütezeit	Mai bis Juni.

	MONOGRAPHIE
verwendete Teile	getrocknete Laubblätter von Fragaria-Arten, speziell von Fragaria vesca LINNE s.l., Fragaria viridis DUCHESNE und Fragaria moschata DUCHESNE sowie deren Zubereitungen.
Inhaltsstoffe	keine Angaben.
Anwendungsart	keine Angaben.
Dosierung	keine Angaben.
Gegenanzeigen	Erdbeerblätter können bei Personen mit Allergie gegen Erdbeerfrüchte Überempfindlichkeitsreaktionen auslösen.
Nebenwirkungen	keine bekannt.
Wechselwirkungen	keine bekannt.

	WIRKPROFIL
Monographie	keine Angaben.
Humoralpathologie	kalt im 1. Grad, trocken im 2. Grad; von kühler und trockener Natur (Kraut); kalt und feucht (Früchte); zusammenziehend.

Fragaria vesca / Erdbeere

Monographie

äußerlich: Ausschläge. **innerlich:** Magen-Darm-Katarrh, Durchfall, Darmträgheit, Lebererkrankungen, Gelbsucht, Katarrhe der Luftwege, Gicht, Rheuma, Nervosität, Nierenleiden, Erkrankungen der Harnwege, Griesleiden, Steinleiden, harntreibendes Mittel, Unterstützung von Herz und Kreislauf, Fieber, Nachtschweiß, „Blutreinigung", Förderung des Stoffwechsels, Blutarmut, Stärkungsmittel, Hemmung der Menstruation sowie „Unterstützung naturgemäßer Gewichtsabnahme" **Beurteilung:** Da die Wirksamkeit bei den beanspruchten Anwendungsgebieten nicht ausreichend belegt ist, kann eine therapeutische Anwendung nicht befürwortet werden. Gegen die Anwendung als Fülldroge in Teemischungen bestehen keine Einwände. Die Anwendung von Erdbeerblättern in Tees und teeähnlichen Erzeugnissen ist im übrigen überwiegend dem Lebensmittelbereich zuzuordnen.

F

Gegenwart

blutreinigend, blutvermehrend	Hämorrhoiden
nervenberuhigend	Milzbeschwerden, Wassersucht
Magen-Darm-Störungen	Gicht, Rheuma
Durchfälle	chronische Verstopfung
Herzbeschwerden	Frauenschmerzen
schwächliche Kinder	chronische Bronchitis
Energiemangel	Entzündungen im Mund- und
Leber-, Galleleiden, Gelbsucht	Rachenraum (zum Gurgeln)

Humoral-pathologie

innerlich	**äußerlich**
Milzsucht, Leberverstopfung	stärkt das Zahnfleisch
Gelbsucht	wackelnde Zähne
reinigt Nieren und Blase	Gestank der Zähne
Nierenstein, verhaltener Harn	Versehrung des Mundes
kurzer Atem	Halsgeschwär
verhaltener Harn	Angina
unmäßiger Weiberfluss	Lendenschmerzen
Feigwarzen	kalte Gicht
Rote Ruhr, Bauchflüsse	blutstillend
Wunden, Geschwür der Brust	

Rezepte

Rp.: nervöse Magenbeschwerden
Rhiz. Calami
Rad. Angelicae   aa ad   60,0
Fol. Fragariae
Fol. Melissae   aa ad 100,0
M. f. spec.
D.S. 1 Teelöffel / 1 Glas Wasser, Infus, 15 Minuten.

Frangula / Faulbaum

	ALLGEMEINES
Volksnamen	Chrottebeeri, Gichtholz, Grindholz, Hundsbeere, Pulverholz, Schusterholz, Scheißbeere, Schwarzerle, Sprichel.
Botanisches	Kreuzdorngewächse (Rhamnaceae); baumartiger Strauch mit grüner bis graubrauner Rinde, 3-7 m hoch; Blätter: elliptisch mit glänzender Oberfläche; Blüten: weißlich, in zwei- bis zehnblütigen blattachselständigen Trugdolden; Früchte: Steinfrüchte anfangs grün, dann rot, im reifen Zustand blauschwarz.
Vorkommen	Europa, Nordamerika; Auwälder und Wegränder.
Blütezeit	Mai bis Juli.

	MONOGRAPHIE
verwendete Teile	getrocknete Rinde der Stämme und Zweige von Rhamnus frangula LINNE (Frangula alnus MILLER) sowie deren Zubereitungen in wirksamer Dosierung.
Inhaltsstoffe	Die Rinde enthält mindestens 6 % Hydroxyanthracen-Derivate, berechnet als wasserfreies Glucofrangulin A (MG 578,5). Neben Glucofrangulin A und B finden sich in der Droge Frangulin A und B und die Aglykone Frangula Emodin, Chrysophanol und Physcion.
Anwendungsart	geschnittene Drogen, Drogenpulver oder Trockenextrakte für Aufgüsse, Abkochungen, Kaltmazerate oder Elixiere; flüssige oder feste Darreichungsformen ausschließlich zur oralen Anwendung.
Dosierung	mittlere Tagesdosis: 20-180 mg Hydroxyanthracen-Derivate.
Gegenanzeigen	Ileus jeder Genese; während Schwangerschaft und Stillzeit nur nach Rücksprache mit einem Arzt anwenden.
Nebenwirkungen	keine bekannt; bei chronischem Gebrauch/Missbrauch: Elektrolytverluste, insbesondere Kalium; Pigmenteinlagerung in die Darmmukosa (Melanosis colt); **Hinweis:** In frischem Zustand enthält die Droge Anthrone und muss deshalb vor Verwendung mindestens 1 Jahr gelagert oder unter Luftzutritt und Erwärmen künstlich gealtert werden. Nicht bestimmungsgemäßer Gebrauch, z.B. frische Droge, führt zu starkem Erbrechen, evtl. mit Spasmen einhergehend.
Wechselwirkungen	keine bekannt; bei chronischem Gebrauch/Missbrauch: durch Kaliummangel Verstärkung der Herzglykosid-Wirkung möglich.

Frangula / Faulbaum

Monographie

Die Substanzen induzieren eine aktive Sekretion von Elektrolyten und Wasser in das Darmlumen und hemmen die Resorption von Elektrolyten und Wasser aus dem Dickdarm. So wird durch eine Volumenzunahme des Darminhalts der Füllungsdruck im Darm verstärkt und die Darmperistaltik angeregt.

Humoral-pathologie

warm und trocken.

F

Frangula / Faulbaum

Monographie

Erkrankungen, bei denen eine leichte Defäkation mit weichem Stuhl erwünscht ist, z.b. Analfissuren, Hämorrhoiden, nach rektal-analen operativen Eingriffen, Obstipation

Gegenwart

mildes bis mittelstarkes Laxans

habituelle, spastische, hämorrhoidale Obstipation
Leber-, Galle-, Milzleiden
Ikterus
Dickdarmerschlaffung, Hämorrhoiden
Anthelminthikum

fieberhafte Erkrankungen
Blutreinigungs-, Entfettungskuren
Mundfäule der Kinder (Cort. Frangulae in Essig gesotten als Mundspülung)
Grind, Krätze (als Waschungen)

Humoral-
pathologie

innerlich	äußerlich
treibt oben und unten aus	faules Zahnfleisch
treibt groben Schleim und	Krätze
Galle aus	Räudigkeit
reinigt von grober fauler	
Feuchtigkeit	
Milzsucht, Wassersucht	
Gelbsucht	
stärkt die Leber	
tägliches Fieber	

Rezepte

Rp.: Ableitung auf den Darm (nach *Madaus*)
Cort. Frangulae conc.   50,0
D.S. 2 Teelöffel / 2 Glas Wasser,
Kaltauszug, 12 Stunden ziehen lassen, tagsüber trinken.

Rp.: Abführtee

Cort. Frangulae	30,0
Fol. Menthae pip.	30,0
Fruct. Carvi	20,0
Fol. Sennae	10,0

M. f. spec.
D.S. 2 Teelöffel / 1 Tasse, Infus, 10 Min. ziehen lassen, 1 Tasse abends.

Frangula / Faulbaum

Rp.: Abführtee bei „Hautunreinheiten" (nach *Lindemann*)
Hb. Violae tric.   40.0
Cort. Frangulae   30.0
Flor. Pruni spin.   30.0
M. f. spec.
D.S. 1 Teelöffel / 1 Tasse, Infus.

F

Rp.: Cholagogum (nach *Kroeber*)
Fol. Menthae pip.   30.0
Rad. Ononidis spin.   20.0
Cort. Frangulae   10.0
Rad. Gentianae   10.0
M. f. spec.
D.S. 2 Teelöffel / 2 Glas Wasser, kombiniertes Verfahren.

Fraxinus excelsior / Esche

ALLGEMEINES

Volksnamen	Asche, Geisbaum, Oesch, Steinesche, Wundbaum.
Botanisches	Ölbaumgewächse (Oleaceae); Baum mit kugeliger bis kugeleiförmiger Krone, bis 30 m hoch; Blätter: kreuzgegenständig, mit 7–13 Fiederblättchen, die Blätter entwickeln sich erst nach der Blüte; Blüten in Rispen angeordnet, meist zwittrig mit roten Staubbeuteln; Früchte: glänzend braun, an dünnen Stielen in dichten Rispen hängend.
Vorkommen	Europa, Türkei; feuchte Standorte von der Ebene bis in die Mittelgebirgsregionen.
Blütezeit	April bis Mai. Nicht jeder Baum blüht alljährlich.

MONOGRAPHIE

verwendete Teile	**Eschenrinde:** Rinde jüngerer Zweige von Fraxinus excelsior LINNE sowie deren Zubereitungen; **Eschenblätter:** Laubblätter von Fraxinus excelsior LINNE sowie deren Zubereitungen.
Inhaltsstoffe	keine Angaben.
Anwendungsart	keine Angaben.
Dosierung	keine Angaben.
Gegenanzeigen	nicht bekannt.
Nebenwirkungen	nicht bekannt.
Wechselwirkungen	nicht bekannt.

WIRKPROFIL

Monographie	Zubereitungen aus frischer Eschenrinde wirken im Tierversuch analgetisch, antiexsudativ und antiphlogistisch.
Humoral-pathologie	trocken und von zusammenziehender Natur.

Fraxinus excelsior / Esche

Monographie

Zubereitungen aus Eschenrinde werden bei Fieber sowie als Tonikum angewendet. Die Wirksamkeit bei Fieber ist nicht belegt. Zubereitungen aus Eschenblättern werden bei Rheuma, Gicht, Blasenleiden sowie als Abführmittel und harntreibende Mittel angewendet. Da die Wirksamkeit bei den beanspruchten Anwendungsgebieten nicht belegt ist, kann eine therapeutische Anwendung nicht empfohlen werden. Inwieweit aufgrund der Wirkungen ein Beitrag zur positiven Bewertung der Wirksamkeit von fixen Kombinationen gegeben ist, muss präparatespezifisch belegt und geprüft werden.

F

Gegenwart

Antirheumaticum	Maden-, Spulwürmer
Gicht, Arthritis urica	Vergiftungserscheinungen
Hepatopathien, Ikterus	Purgans bei Obstipation
Lithiasis	Blutreinigung
Nephralgien	**äußerlich**
Hydrops	Wunden
Gebärmutterleiden	Ulcus cruris
fieberhafte Krankheiten	
(„europäische China")	

Humoral-pathologie

Bei den älteren Autoren kommen hauptsächlich das Holz, die Rinde und der Samen von Fraxinus zur Anwendung.

innerlich	**äußerlich**
verzehrt böse Phlegmata im Menschen	frische Wunden
	verbessert das Gehör
Lebersucht	Grind
Lendenweh	Flecken, Zittermäler, Blattern
Wassersucht	(Destillat aus Eschenlaub)
harte Milz, Milzsucht, Seitenstechen	
treibt Harn, Sand und Stein	
Herzzittern	
Natternbiss	
wider das Erbrechen	

Rezepte

als homöopathisches Einzelmittel erhältlich.

Fraxinus ornus / Manna

ALLGEMEINES	
Volksnamen	Eschenmanna, Himmelsbrot, Himmelstau.
Botanisches	Ölbaumgewächse (Oleaceae); 8 bis 10 m hoher Baum mit glatter, grauer Rinde; unpaarige und gefiederte Blätter; Blüten: gelblich-weiß, in dicht beisammenstehenden, überhängenden Rispen. Früchte: geflügelte Nüsse.
Vorkommen	Südeuropa, Südrussland, Australien.
Blütezeit	keine Angaben.

MONOGRAPHIE	
verwendete Teile	durch Einschnitte in die Stamm- und Astrinde gewonnener und getrockneter Saft von Fraxinus ornus LINNE sowie Zubereitungen aus Manna in wirksamer Dosierung.
Inhaltsstoffe	Mannit.
Anwendungsart	zerkleinerte Droge sowie andere galenische Zubereitungen zum Einnehmen.
Dosierung	Tagesdosis: Erwachsene 20–30 g Droge, Kinder 2–16 g Droge; Zubereitungen entsprechend; Anwendungsdauer: Abführmittel sollen ohne Rücksprache mit dem Arzt nicht über einen längeren Zeitraum eingenommen werden.
Gegenanzeigen	Darmverschluss.
Nebenwirkungen	Bei empfindlichen Personen können Übelkeit und Blähungen auftreten.
Wechselwirkungen	keine bekannt.

WIRKPROFIL	
Monographie	laxierend.
Humoral- pathologie	keine Angaben.

Fraxinus ornus / Manna

INDIKATIONEN	
Monographie	Verstopfung Erkrankungen, bei denen eine erleichterte Darmentleerung mit weichem Stuhl erwünscht ist, wie z.B. bei Analfissuren, Hämorrhoiden und nach rektal-analen operativen Eingriffen
Gegenwart	mildes Purgans (bes. in der Kinderpraxis) Vermifugum Adstringens Antiskrofulosum
Humoral-pathologie	keine Angaben.
REZEPTE	
Rezepte	auf Fertigpräparate zurückgreifen.

Fucus vesiculosus / Blasentang

Volksnamen	See-Eiche.
Botanisches	Phaeophyceae (Fucaceae); reich verzweigte, ledrige, olivbraune Thalluspflanze, bis 1 m lang; bandartiger Körper mit gabeligen Verzweigungen ohne echte Blätter; Die Zweige tragen beidseitig an einer Mittelrippe etwa 1 cm lange luftgefüllte Blasen, die die Schwimmfähigkeit erhöhen. Die Geschlechtsorgane befinden sich an der Spitze besonderer Äste.
Vorkommen	Küste von Atlantik und Stillen Ozean.
Blütezeit	keine Angaben.

MONOGRAPHIE

verwendete Teile	getrockneter Thallus von Fucus vesiculosus LINNE, von Ascophyllum nodosum LE JOLIS oder von beiden Arten sowie dessen Zubereitungen.
Inhaltsstoffe	keine Angaben.
Anwendungsart	keine Angaben.
Dosierung	keine Angaben.
Gegenanzeigen	keine Angaben.
Nebenwirkungen	keine Angaben.
Wechselwirkungen	keine Angaben.

WIRKPROFIL

Monographie	keine Angaben.
Humoral- pathologie	keine Angaben.

212

Fucus vesiculosus / Blasentang

Monographie

Zubereitungen aus Tang werden bei Schilddrüsenerkrankungen, Fettsucht, Übergewicht, Arterienverkalkung und Verdauungsstörungen sowie zur „Blutreinigung" angewendet.

Risiken

Bei Zubereitungen mit einer Tagesdosis bis zu 150 μg Jod sind keine bekannt.

Oberhalb einer Dosierung von 150 μg Jod/die besteht die Gefahr einer Induktion und Verschlimmerung einer Hyperthyreose. In seltenen Fällen kann es zu Überempfindlichkeitsreaktionen unter dem Bild einer schweren Allgemeinreaktion kommen.

Beurteilung

Da die Wirksamkeit bei den beanspruchten Anwendungsgebieten für eine Dosierung unterhalb von 150 μg Jod/die nicht belegt ist, kann eine therapeutische Anwendung nicht befürwortet werden. Oberhalb einer Dosierung von 150 μg Jod/die kann eine therapeutische Anwendung auf Grund fehlender Wirksamkeit und angesichts der Risiken nicht vertreten werden.

F

Gegenwart

Regulation der Schilddrüsenfunktion

Struma

Basedow

Myxödem

habituelle Adipositas mit Asthma und Atemnot

Adipositas cordis

Magen-, Darmverfettung

Eierstockatrophie

Drüsenskrofulose

Arteriosklerose

Fließschnupfen

Hyperemesis gravidarum

*Humoral-
pathologie*

Erst seit dem 17. Jahrhundert wurde die verkohlte Pflanze unter dem Namen Aethiops vegetabilis gegen Kropf und Skrofeln gebraucht.

Rezepte

als homöopathisches Einzelmittel erhältlich.

Fumaria officinalis / Erdrauch

Volksnamen	Ackerkraut, Erdgallenkraut, Elfenrauch, Franzosenkraut, Grindkraut, Herdrauchkraut, Krätzheil, Melancholiekraut, Weinkraut.
Botanisches	Mohngewächse (Papaveraceae); einjähriges, mehrstängliges Kraut mit bläulich bereiftem Stängel, bis 30 cm hoch; dreifach gefiederte Blätter; Blüten: purpurrot mit schwarzrotem Fleck an der Blütenspitze, traubenförmig.
Vorkommen	fast alle gemäßigten Klimazonen der Erde; Schutthalden, Äcker und steinige Hänge.
Blütezeit	Mai bis Juli.

MONOGRAPHIE

verwendete Teile	getrocknete, während der Blütezeit gesammelte, oberirdische Teile von Fumaria officinalis LINNE
Inhaltsstoffe	Isochinolinalkaloide, Flavonglykoside.
Anwendungsart	zerkleinerte Droge und deren galenische Zubereitungen zum Einnehmen.
Dosierung	mittlere Tagesdosis: 6 g Droge.
Gegenanzeigen	keine bekannt.
Nebenwirkungen	keine bekannt.
Wechselwirkungen	keine bekannt.

WIRKPROFIL

Monographie	Ausreichend gesichert ist die leichte spasmolytische Wirkung am oberen Verdauungstrakt.
Humoral-pathologie	warm im 1. Grad, trocken im 2. Grad; zerteilend, dünn machend, durchdringend, eröffnend und stärkend.

Fumaria officinalis / Erdrauch

INDIKATIONEN

Monographie krampfartige Beschwerden im Bereich der Gallenblase und der
Gallenwege sowie des Magen-Darm-Traktes

Gegenwart

Blutreinigungsmittel
Amphicholeretikum
regulierend bei Gallenwegsdyskinesien
Cholelithiasis
Leber-Galle-Leiden
biliäre Migräne
chronische Obstipation
Hämorrhoiden

leichte harntreibende Wirkung
Adipositas
chronische Ekzeme
Psoriasis als Adjuvans
Skrofulose

äußerlich
Gesichtswaschung bei unreiner
  Haut

Humoral-
pathologie

innerlich
alle Verunreinigungen des Blutes
  und der Haut
Verstopfungen von Eingeweide,
  Magen, Leber und Milz
treibt Galle und Schleim über
  Stuhl und Harn aus
cholerische Feuchtigkeit
cholerisches Fieber
Gelbsucht
Wassersucht
krätzige Haut

Melancholie
schweißtreibend

äußerlich
macht klare Augen
Kopfgrind der Kinder
Podagra
Mundfäule
Geschwulst des Halses und des
  Zahnfleisches

REZEPTE

Rezepte

Rp.: Blutreinigungstee (nach *Broy*)
Hb. Fumariae   50,0
Rad. c. Hb. Taraxaci 30,0
Hb. Millefolii   20,0
M. f. spec.
D.S. 1 Teelöffel / 1 Tasse, Infus, 3 Tassen täglich,
4 Wochen lang trinken.

Rp.: Blutreinigungstee (nach Rost-*Klemperer*)
Hb. Fumariae
Hb. Millefolii
Rhiz. Graminis   aa 50,0
Fol. Sennae   5,0
M. f. spec.
D.S. 1 Esslöffel voll mit 3 Tassen Wasser auf 2 Tassen einkochen,
tagsüber trinken.

Galanga / Galgant

G

ALLGEMEINES

Volksnamen	keine Angaben.
Botanisches	Ingwergewächse (Zingiberaceae); ausdauernde Pflanze mit langem, kriechendem, glattem, reich verzweigtem Wurzelstock; daraus entspringen bis zu 40 Stängel, die teils Blüten und Blätter, teils nur Blätter tragen; bis 150 cm hoch; Blätter: sitzend, lineal-lanzettförmig und ganzrandig; Blüten: weiß, in dichten, endständigen Trauben stehend; Früchte als kugelige Kapseln.
Vorkommen	China; zu Heilzwecken in Kulturen angebaut.
Blütezeit	keine Angaben.

MONOGRAPHIE

verwendete Teile	getrockneter Wurzelstock von Alpinia officinarum (L) HANCE sowie dessen Zubereitungen in wirksamer Dosierung.
Inhaltsstoffe	ätherisches Öl, Scharfstoffe und Flavonoide.
Anwendungsart	zerkleinerte Droge, Drogenpulver sowie andere galenische Zubereitungen zum Einnehmen.
Dosierung	mittlere Tagesdosis: 6 g Droge, Zubereitungen entsprechend.
Gegenanzeigen	keine bekannt.
Nebenwirkungen	keine bekannt.
Wechselwirkungen	keine bekannt.

WIRKPROFIL

Monographie	spasmolytisch; antiphlogistisch (Hemmung der Prostaglandinsynthese); antibakteriell.
Humoral-pathologie	warm und trocken im 3. Grad; erwärmend, zerteilend, verzehrend, dünn machend und eröffnend.

Galanga / Galgant

INDIKATIONEN

Monographie	dyspeptische Beschwerden, Appetitlosigkeit

Gegenwart

Stomachikum	Drüsenschwäche adipöser Frauen
Appetitlosigkeit	Neigung zu perniziöser Anämie
Magenschmerzen	Ohnmacht
Blähungskoliken	Schwindel
Abmagerung	Leberschwellung
Menstruationsstörungen	Hypochondrie
Amenorrhoe	Seekrankheit

G

Humoral-
pathologie

innerlich
kalte Gebresten des Hirns
kalter Magen
schleimige Unreinheiten des Magens und der Gedärme und dem
davon herrührenden Schwindel
grobe Bläst
Aufstoßen
gastrisches Fieber
Diarrhoea chylosa
Gebrechen der Mutter
Ohnmacht

äußerlich
stärkt das Hirn
reizt zur Unkeuschheit

REZEPTE

Rezepte

Rp.: Stomachikum (nach *Madaus*)
Rhiz. Galangae
Rad. Gentianae
Rhiz. Calami
Fruct. Coriandri
Pericarp. Aurantii
Rhiz. Zingiberis   aa 10,0
M. f. spec.
D.S. 1 ¹/₂ Teelöffel / 2 Glas Wasser, kombiniertes Verfahren,
3 x täglich 1 Tasse vor dem Essen.

Galeopsis / Hohlzahn

Volksnamen	Bluttee, Brandkraut, Daunessel, Gelbes Distelkraut, Haarige Kornwut, Hahnenkopf, Mauschkraut, Stachelnessel.
Botanisches	Lippenblütler (Labiatae); einjährige Pflanze mit vierkantigem, flaumig behaartem, ästigem Stängel, bis 30 cm hoch; Blätter: gestielt, behaart, stumpfzähnig, eiförmig-lanzettförmig; Blüten: gelblichweiß mit rotvioletter Zeichnung auf der Unterlippe.
Vorkommen	Westeuropa; sandige Böden, Kies- und Schiferuntergrund, lichte Wälder.
Blütezeit	Juni bis September.

MONOGRAPHIE

verwendete Teile	zur Blütezeit gesammelte, getrocknete oberirdische Teile von Galeopsis segetum NECKER (Synonym: Galeopsis ochroleuca LAMARCK) sowie deren Zubereitungen in wirksamer Dosierung.
Inhaltsstoffe	Gerbstoffe und Saponine.
Anwendungsart	zerkleinerte Droge für Aufgüsse sowie andere galenische Zubereitungen zum Einnehmen.
Dosierung	mittlere Tagesdosis: 6 g Droge, Zubereitungen entsprechend.
Gegenanzeigen	keine bekannt.
Nebenwirkungen	keine bekannt.
Wechselwirkungen	keine bekannt.

WIRKPROFIL

Monographie	keine Angaben.
Humoral-pathologie	von warmer und trockener Natur; von subtiler Substanz, trocknend, zerteilend, dünn machend.

Galeopsis / Hohlzahn

INDIKATIONEN

Monographie leichte Katarrhe der Luftwege

Gegenwart Die Pflanze war früher ein wichtiges Mittel gegen Schwindsucht.

Expektorans

Bronchitis mit starker Schleim- bildung	Anämie Milzleiden
chronische Bronchitis	chronische Magenschleimhaut-
Keuchhusten	entzündung
Asthma bronchiale	Darmschwäche
Lungentuberkulose	Furunkulose

G

Humoral- In den alten Kräuterbüchern wird Galeopsis unter den Nesseln
pathologie behandelt. Nur *L. Fuchs* führt die Pflanze gesondert auf.

innerlich	**äußerlich**
allgemein diuretische, erweichende, blähungstreibende und wund- reinigende Kräfte	Geschwulst Kropf faule Wunden
tötet und treibt die Würm	Krebs

REZEPTE

Rezepte Rp.: Husten und Brustverschleimung (nach *Madaus*)
Hb. Galeopsidis
Lichen islandici
Fol. Plantaginis lanc.
Fol. Farfarae
Rad. Althaeae aa 20,0
M. f. spec.
D.S. 4 Teelöffel / 2 Glas Wasser,
kombiniertes Verfahren.

Rp.: Lungenkrankheiten, Lungentuberkulose (nach *Kober*)
Hb. Galeopsidis
Hb. Equiseti
Hb. Polygoni avicul. aa 20,0
M. f. spec.
D.S. 2 Teelöffel / 2 Glas Wasser, Dekokt, 3 Tassen täglich.

Galium odoratum / Waldmeister

Volksnamen	Echter Waldmeister, Gliedkraut, Herzfreund, Leberkraut, Maiblume, Maikraut, Mösch, Sternleberkraut, Teekraut, Waldtee.
Botanisches	Krappgewächse (Rubiaceae); ausdauernde Pflanze mit zahlreichen, aufrechten, glatten, vierkantigen Stängeln; Blätter: in Gruppen von sechs bis acht, quirlig angeordnet, lanzettförmig und stachelspitzig; Blüten: weiß und sternförmig, in lockeren Trugdolden stehend; kugelige Früchte, mit hakigen Borsten besetzt.
Vorkommen	Europa, Nordafrika, Kleinasien bis Sibirien; Buchenwälder, von der Ebene bis in die Gebirgsregionen.
Blütezeit	Mai bis Juni.

MONOGRAPHIE

verwendete Teile	frische oder getrocknete oberirdische Teile von Galium odoratum (LINNE) SCOPOLI sowie deren Zubereitungen.
Inhaltsstoffe	keine Angaben.
Anwendungsart	keine Angaben.
Dosierung	keine Angaben.
Gegenanzeigen	keine Angaben.
Nebenwirkungen	keine Angaben.
Wechselwirkungen	keine Angaben.

WIRKPROFIL

Monographie	keine Angaben.
Humoral-pathologie	von etwas warmer und trockener Natur; fast temperiert.

Galium odoratum / Waldmeister

INDIKATIONEN

Monographie

- Vorbeugung und Behandlung von Erkrankungen und Beschwerden im Bereich der Atemwege, des Magen-Darm-Traktes, der Leber und Gallenblase sowie der Niere und ableitenden Harnwege
- Durchblutungsstörungen, Venenerkrankungen, Venenschwäche, Hämorrhoiden, entzündungswidriges und gefäßerweiterndes Mittel
- Durchschlaf- und Einschlafstörungen
- Spasmen, Unterleibsbeschwerden, Hauterkrankungen, Wundbehandlung
- schweißtreibendes, nerven- und herzstärkendes Mittel und „Blutreinigung".

Risiken: keine bekannt;

Bewertung: Da die Wirksamkeit nicht belegt ist, kann eine therapeutische Anwendung von Waldmeisterkraut nicht befürwortet werden.

Gegenwart

Hepatikum, Diuretikum

Leberstauungen	unregelmäßige Herztätigkeit
Ikterus	harntreibend
Darmstörungen mit Schwindel	Hydrops
und Angstgefühl	Harngrieß-, und -steinbildung
wirkt karminativ	Dermopathien
beruhigend bei Leibschmerzen	Frühjahrs-Kur (Maibowle)
Schlaflosigkeit durch Sympathikus-	
störung	

Humoral-
pathologie

innerlich
stärkt Herz und Leber
verstopfte Leber
Gelbsucht

äußerlich
erhitzte Leber
verstopfte Leber
gegen Grind und dürre Rauden (als Badezusatz bei Kindern)
Brandwunden
Nasenbluten

REZEPTE

Rezepte

als homöopathisches und spagirisches Einzelmittel erhältlich.

Gentiana / Enzian

Volksnamen	Bergfieberwurzel, Bitterwurzel, gelber Enzian, Jänzene, Jäuse, Sauwurz, Zugang, Zinzalwurz.
Botanisches	Enziangewächse (Gentianaceae); ausdauernde Pflanze mit kahlem, aufrechtem, hohlem Stängel und langer, kräftiger Pfahlwurzel, bis 1 m hoch; Blätter: kreuzgegenständig, elliptisch, bläulich und grün; Blüten: gelb, in reichblühenden Scheinquirlen. **Die Pflanze steht unter Naturschutz!**
Vorkommen	Mittel- und Südeuropa; in Höhen von 700 bis 2400 m.
Blütezeit	Juli bis August/September.

MONOGRAPHIE

verwendete Teile	getrocknete, nicht fermentierte Wurzel und Wurzelstöcke von Gentiana lutea LINNE mit einem Bitterwert von mindestens 10 000 sowie deren Zubereitungen in wirksamer Dosierung.
Inhaltsstoffe	Bitterstoffe (Amarogentin, Gentiopicrosid) sowie die bitter schmeckende Gentiobiose.
Anwendungsart	zerkleinerte Droge und Trockenextrakte für Aufgüsse, bitterschmeckende Darreichungsformen zur oralen Anwendung.
Dosierung	**Tagesdosis:** Tinktur (entsprechend EB 6): 1–3 g; Fluidextrakt (entsprechend EB 6): 2–4 g; Droge: 2–4 g.
Gegenanzeigen	Magen- und Zwölffingerdarmgeschwüre.
Nebenwirkungen	Bei disponierten Personen können gelegentlich Kopfschmerzen auftreten.
Wechselwirkungen	keine bekannt.

WIRKPROFIL

Monographie	Die wesentlichen Wirksubstanzen sind die in der Droge enthaltenen Bitterstoffe. Diese führen über eine Reizung der Geschmacksrezeptoren reflektorisch zu einer Anregung der Speichel- und Magensaftsekretion. Enzianwurzel gilt deshalb nicht nur als Amarum (purum), sondern konsekutiv auch als Roborans und Tonikum. Tierexperimentell finden sich Hinweise auf eine Steigerung der Bronchialsekretion.
Humoral-pathologie	warm im 3. Grad, trocken im 2. Grad; zerteilend, reinigend, dünn machend, austreibend, eröffnend und etwas zusammenziehend.

Gentiana / Enzian

INDIKATIONEN

Monographie — Verdauungsbeschwerden wie Appetitlosigkeit, Völlegefühl und Blähungen

Gegenwart — **Tonicum amarum, Digestivum und Stimulans**

Verbesserung des Blutbildes	Anthelminthikum
Blutarmut, Chlorose	Herz-, Nervenschwäche
Gastritis acuta/chronica	nervöse Erregungszustände
Dyspepsie	Hysterie, Kopfschmerzen
Magen-Darm-Schwäche	Arthritis deformans
Leber-Galle-Anregung	fiebersenkend (Febris tertiana
Ikterus	und quartana)
spastische Blähungen	Ersatzdroge für Chinarinde

Humoral-pathologie

innerlich
magenstärkend
Magenfieber
kalter Magen
Magendrücken
Grimmen
Leber-Milz-Verstopfung
Seitenweh
reinigt die Nieren
Gicht
gegen schweren Atem
Keuchen

Krämpfe
Würmer
Eintages- und Viertages-Fieber
Giftiger Tierbiss
zerteilt das geronnene Blut

äußerlich
Amenorrhoe
treibt die Frucht aus
Wunden, alte Geschwüre
„Zerknitschte Glieder"
gegen Augenhitze

REZEPTE

Rezepte — Rp.: Magenschwäche, Appetitlosigkeit (nach *Madaus*)
Rad. Gentianae conc.   30,0
D.S. $^1/_2$ Teelöffel mit 2 Glas Wasser ansetzen, 8 Stunden Kaltauszug,
tagsüber trinken.

Grindelia robusta / Grindeliakraut

ALLGEMEINES

Volksnamen	Im Englischen yellow tarweed, wild sunflower, gum plant.
Botanisches	Korbblütler (Compositae); ausdauerndes Kraut mit rötlich-gelbem Stängel, der sich nach oben stark verzweigt; bis 100 cm hoch; Blätter: lanzettförmig, gesägt und am Blattgrund stängelumfassend; Blütenzweige mit weißen Flaumhaaren und gelben Blütenköpfchen mit Rand- und Scheibenblüten; die Blütenköpfchen sondern ein harziges Sekret ab.
Vorkommen	Kalifornien, südliches Nordamerika, Südamerika.
Blütezeit	Juli.

MONOGRAPHIE

verwendete Teile	getrocknete, zur Blütezeit geerntete Stängelspitzen und Blätter von Grindelia robusta NUTTAL und/oder von Grindelia squarrosa (PURSH) DUNAL sowie deren Zubereitungen in wirksamer Dosierung.
Inhaltsstoffe	ätherisches Öl.
Anwendungsart	zerkleinerte Droge für Teeaufgüsse sowie andere galenische Zubereitungen zum Einnehmen.
Dosierung	Tagesdosis: 4–6 g Droge oder 3–6 g Grindelia-Fluidextrakt (entsprechend EB 6), Tinktur (1:10 oder 1:5, Ethanol 60 % – 80 % V/V) 1,5–3 ml; Zubereitungen entsprechend.
Gegenanzeigen	keine bekannt.
Nebenwirkungen	in seltenen Fällen Magenschleimhautreizungen.
Wechselwirkungen	keine bekannt.

WIRKPROFIL

Monographie	in vitro antibakteriell.
Humoral-pathologie	in der älteren Literatur nicht vertreten.

Grindelia robusta / Grindeliakraut

INDIKATIONEN

Monographie   Katarrhe der oberen Luftwege

Gegenwart   **Asthma bronchiale mit reichlichem, schwer löslichem Schleim**

Lungenemphysem
Bronchitis mit Rasselgeräuschen, dazu Dyspnoe und Erstickungsgefühl
Asthma cardiale
Heufieber mit Asthma
Pneumonie, Pleuritis
Milzmittel bei Milztumoren, besonders bei anämischen Patienten
chronische Leberzirrhose mit Milztumor
Leber- und Milzschmerz
Malaria
Nervenleiden, Neuralgie
Herzschwäche und -krämpfe
Rheuma
allgemeine Schwäche
Rekonvaleszenzmittel

Humoral-   Die Pflanze ist in der älteren Literatur nicht vertreten.
pathologie   Der Name Grindelia stammt von dem deutschen Botaniker *David
Grindel* (1766–1836), nach dem die Gattung benannt wurde.
Grindelia wird seit dem 18. Jahrhundert in Kalifornien als
Antiasthmatikum und Antispasmodikum gebraucht.

REZEPTE

Rezepte   Rp.: Asthma, Lungenemphysem, Bronchitis (nach *Madaus*)
Hb. Grindeliae   25,0
D.S. 2 Teelöffel / 1 Glas Wasser, Infus 10 Minuten ziehen lassen.

Guajacum officinale / Guajakholzbaum

Volksnamen	Pockholz, Franzosenholz; Guajacum ist der hispanisierte indianische Name von Hoaxacan.
Botanisches	Zygophyllaceae; Baum mit breiter Krone und zähem, hartem Holz, bis 13 m hoch; Blätter: gegenständig, immergrün, lederartig, eiförmig oder länglich; Blüten zu sechst bis zehnt in Dolden stehend.
Vorkommen	tropisches Mittel- und Südamerika; trockene Orte.
Blütezeit	keine Angaben; geerntet wird das Kernholz.

G

MONOGRAPHIE

verwendete Teile	Kern- und Splintholz von Guajacum officinale LINNE und/oder Guajacum sanctum LINNE sowie deren Zubereitungen in wirksamer Dosierung.
Inhaltsstoffe	Harz und Saponine.
Anwendungsart	zerkleinerte Droge für Abkochungen sowie andere galenische Zubereitungen zum Einnehmen.
Dosierung	mittlere Tagesdosis: 4,5 g Droge; Zubereitungen entsprechend.
Gegenanzeigen	keine bekannt.
Nebenwirkungen	keine bekannt.
Wechselwirkungen	keine bekannt.

WIRKPROFIL

Monographie	unterstützende Behandlung rheumatischer Beschwerden.
Humoral- *pathologie*	warm und trocken im 2. Grad; reinigend und zerteilend.

Guajacum officinale / Guajakholzbaum

INDIKATIONEN

Monographie unterstützende Behandlung rheumatischer Beschwerden.

Gegenwart

Blutreinigungsmittel

Rheumatismus
Gelenkgeschwülste
Arthritis urica, Gicht
Sehnenentzündung
luetische Knochenschmerzen
Adjuvans bei Syphilis, Gonorrhoe
Skrofulose

Psoriasis
Exantheme durch vermehrte
  Harnsäure
Angina, Pharyngitis
Lungenentzündung mit eitrigem
  Sputum
Pleuritis sicca
Tuberkulose
Blasen- und Nierenleiden

Humoral-
pathologie

Schärfe und Verdorbenheit des Blutes
Französische Krankheit
Gliederschmerz
Podagra
Krätze
Kachexie
Hydrops
Katarrhe
Diuretikum
Leber- und Milzverschleimung

Das Syphilis-Mittel wurde von Delgado 1508 nach Europa gebracht.
Es war als Lignum sanctum, Lignum vitae, Lignum benedictum
hochgeschätzt.

REZEPTE

Rezepte

Rp.: Gicht- und Rheumatee (nach *Bischoff*)
Lign. Guajaci
Fruct. Juniperi   aa   30,0
Hb. Equiseti
Fol. Betulae   aa ad 100,0
M. f. spec.
D.S. 4 Teelöffel / 2 Glas Wasser,
kombiniertes Verfahren.

Rp.: Blutreinigung
Tinct. Guajaci lign.   100,0
D.S. 3 mal täglich 30 Tropfen vor dem
Essen in etwas Wasser einnehmen.

Hamamelis virginiana / Virginischer Zauberstrauch

Volksnamen   Zaubernuss, Zauberhasel, Hexenhasel.

Botanisches   Hamamelisgewächse (Hamamelidaceae); kurzbewurzelter Strauch mit biegsamen Ruten, bis 7 m hoch; Blätter: wechselständig, haselähnlich, grob gekerbt oder gezähnt.

Vorkommen   östliches Nordamerika, Ostasien; als Zierpflanze in Europa.

Blütezeit   September bis Dezember.

H

MONOGRAPHIE

verwendete Teile   frische Blätter und Zweige von Hamamelis virginiana.

Inhaltsstoffe   **Hamamelisblätter:** 3–8 % Gerbstoffe, hauptsächlich Gallotanine sowie Flavonoide u. ätherisches Öl; **Hamamelisrinde:** mind. 4 % Gerbstoffe.

Anwendungsart   **Hamamelisblätter und -rinde:** zerkleinerte Droge oder Drogenauszüge zur äußeren und inneren Anwendung; **frische Blätter und Zweige von Hamamelis:** Wasserdampfdestillat zur äußeren und inneren Anwendung.

Dosierung   **äußere Anwendung – Wasserdampfdestillat** (Hamameliswasser): unverdünnt oder im Verhältnis 1:3 mit Wasser verdünnt zu Umschlägen, 20–30 % in halbfesten Zubereitungen; **Extraktzubereitungen:** in halbfesten und flüssigen Zubereitungen entsprechend 5–10 % Droge; **Droge:** Dekokte aus 5–10 g Droge auf 1 Tasse (ca. 250 ml) Wasser zu Umschlägen und Spülungen; **innere Anwendung (auf Schleimhäuten):** **Zäpfchen:** 1–3 mal täglich die einer 0,1–1 g Droge entsprechende Menge einer Zubereitung anwenden; **andere Darreichungsformen:** mehrmals täglich die einer Menge von 0,1–1 g Droge entsprechende Menge einer Zubereitung anwenden.

Gegenanzeigen   keine bekannt.

Nebenwirkungen   keine bekannt.

Wechselwirkungen   keine bekannt.

WIRKPROFIL

Monographie   adstringierend, entzündungshemmend, lokal hämostyptisch.

Humoralpathologie   zusammenziehend, entzündungswidrig, blutstillend.

Hamamelis virginiana / Virginischer Zauberstrauch

Monographie

leichte Hautverletzungen
lokale Entzündungen der Haut und Schleimhäute
Hämorrhoiden, Krampfaderbeschwerden

Gegenwart

Venemittel und Hämostyptikum
innerlich
Mundpflege
Entzündungen im Mund- und Rachenraum
Magengeschwür
Venenmittel, Krampfadern
Varikozele
blutende Hämorrhoiden
Blutungen aus Niere, Darm, Lunge und Uterus
nervöse Kongestionen
Leukorrhoe, Gonorrhoe
Hodenentzündung
drohender Abort

äußerlich
Umschläge bei schlecht heilenden Wunden
Quetschungen, Verstauchungen
Frostbeulen
Geschwüre
juckendes Ekzem
Afterrisse
Ulcus cruris

Humoral-
pathologie

keine Angaben in der alten Literatur;
Hamamelis wurde erst 1736 von Collinson in Europa eingeführt.

REZEPTE

Rezepte

Rp.: Hämorrhoidalleiden (nach *Hager*)
Cort. et. Fol. Hamamelidis   10,0
D.S. Dekokt für eine große Tasse, langsam trinken.

Harpagophytum procumbens / Teufelskrallenwurzel

ALLGEMEINES

Volksnamen	Teufelskralle.
Botanisches	Pedaliaceae; krautartige Pflanze; knollige Wurzeln mit sekundären Speicherwurzeln, Tubera Harpagophyti, 6 cm dick, bis zu 20 cm lang und bis 1 m tief im Boden gelegen; Blüten: leuchtend rot, trompetenförmig, in den Blattachseln stehend. **Die Pflanze steht in Südwestafrika unter Naturschutz!**
Vorkommen	südliches Afrika; Steppenpflanze.
Blütezeit	keine Angaben; geerntet werden die Speicherwurzeln.

MONOGRAPHIE

verwendete Teile	getrocknete, sekundäre Speicherwurzeln von Harpagophytum procumbens (BURCHELL) DE CANDOLLE sowie deren Zubereitungen in wirksamer Dosierung.
Inhaltsstoffe	Bitterstoffe.
Anwendungsart	zerkleinerte Droge für Aufgüsse sowie andere Zubereitungen zum Einnehmen.
Dosierung	Tagesdosis: bei Appetitlosigkeit 1,5 g, ansonsten 4,5 g Droge; Zubereitungen entsprechend.
Gegenanzeigen	Magen- und Zwölffingerdarmgeschwüre.
Nebenwirkungen	keine bekannt.
Wechselwirkungen	keine bekannt.

WIRKPROFIL

Monographie	appetitanregend; choleretisch; antiphlogistisch; schwach analgetisch.
Humoral-pathologie	wird in den alten Kräuterbüchern nicht aufgeführt; von *G.H. Mehnert*, einem deutschen Farmer aus Südwest-Afrika, eingeführt.

Harpagophytum procumbens / Teufelskrallenwurzel

	INDIKATIONEN
Monographie	Appetitlosigkeit dyspeptische Beschwerden unterstützende Therapie degenerativer Erkrankungen des Bewegungsapparates
Gegenwart	**Tonicum amarum, Antirheumaticum, Antiphlogisticum,** **Blutreinigung** dyspeptische Zustände im Oberbauch mit Meteorismus Gallebeschwerden mit und ohne Pankreasbeteiligung cholesterin- und lipidsenkend vermehrte Ausscheidung von Stoffwechselprodukten Analgeticum Arthrosen, Spondylosen chronisch entzündliche Polyarthritis Neuralgien, Kopfschmerzen für ältere Menschen mit Adipositas, Hyperlipidämie und rheumatischen Beschwerden
Humoral- *pathologie*	Die Pflanze wird in den alten Kräuterbüchern nicht aufgeführt. Die Eingeborenen Süd- und Südwestafrikas verwendeten die Abkochung der Wurzel bei Diabetes mellitus, Arteriosklerose, rheumatischen Erkrankungen und bei Beschwerden von Leber, Nieren, Blase, Magen, Darm und Unterleib.

	REZEPTE
Rezepte	auf Fertigpräparate zurückgreifen; als homöopathisches Einzelmittel erhältlich.

Hedera helix / Efeu

ALLGEMEINES

Volksnamen	Baumtod, Baumläufer, Eppig, Kreiser, Steinleifer.
Botanisches	Efeugewächse (Araliaceae); kriechende oder kletternde, immergrüne Schattenpflanze mit Nähr- und Haftwurzeln; Blätter der nichtblühenden Sprosse sind drei- bis fünfeckig gelappt, die der blühenden Sprosse eiförmig bis lanzettförmig; Blüten: grüngelb, in kleinen Dolden stehend; schwarze, erbsengroße Früchte.
Vorkommen	Europa, Asien, Nordafrika, in Amerika eingeschleppt; schattige Mischwälder.
Blütezeit	August bis November.

MONOGRAPHIE

verwendete Teile	getrocknete Laubblätter von Hedera helix LINNE sowie deren Zubereitungen in wirksamer Dosierung.
Inhaltsstoffe	Saponine.
Anwendungsart	zerkleinerte Droge sowie andere galenische Zubereitungen zum Einnehmen.
Dosierung	mittlere Tagesdosis: 0,3 g Droge; Zubereitungen entsprechend.
Gegenanzeigen	keine bekannt.
Nebenwirkungen	keine bekannt.
Wechselwirkungen	keine bekannt.

WIRKPROFIL

Monographie	expektorierend; spasmolytisch; haut- und schleimhautreizend.
Humoral-pathologie	von warmer und trockener Natur; etwas zusammenziehend.

232

Hedera helix / Efeu

INDIKATIONEN

Monographie

Katarrhe der Luftwege, symptomatische Behandlung chronisch entzündlicher Bronchialerkrankungen

Gegenwart

reinigend und auflösend bei chronischem Katarrh

Nebenhöhlenkatarrh
Husten, Keuchhusten
Asthma
Schwindsucht
Leber- und Galleleiden
Ikterus, Cholelithiasis
Milzleiden

Gicht, Podagra, Rheuma
Rachitis
Skrofulose
Zahnschmerz
äußerlich bei:
Nasenpolypen, Skabies,
Hühneraugen,
Warzen, Schwielen, Hautunreinheiten
(Brand-) Wunden

*Humoral-
pathologie*

innerlich
reinigt das Haupt von bösen Flüssen und den Polypum (den Blättersaft in die Nase gelassen), gegen Fieberfrost, verstandene Weiberzeit, Rote Ruhr (die Blüten), treibt den Harn und den Stein (Beeren), gegen Pest und Wassersucht (Beeren)

Das Kraut mache „den Menschen unrichtig im Haupt / und sey den Nerven schädlich."

äußerlich
Erbgrind
Geschwür
Narben

Läuse
Zahnweh
Brand
Milzweh

REZEPTE

Rezepte

Rp.: Nasenpolypen (nach *Madaus*)
Hedera helicis Ø   30,0
D.S. Die Tinktur im Verhältnis 1:3 mit
Wasser verdünnen und mehrmals täglich
zu Nasenspülungen verwenden.

Rp.: Leberleiden und Ikterus (nach *Klöpfer*)
Hb. Cichorii   60,0
Fol. Juglandis   30,0
Fol. Hederae   10,0
M. f. spec.
D.S. 1 Teelöffel / 1 Tasse Wasser,
Infus, 3 mal täglich 1 Tasse trinken.

Helichrysum arenarium, Gnaphalium arenarium

Volksnamen	Galtchrut, Immortelle, Katzenpfötchen, Ruhrkraut, Sandstrohblume.
Botanisches	Korbblütler (Compositae); ausdauernde Pflanze mit wollig behaartem Stängel, bis 30 cm hoch; untere Blätter: wollig-filzig behaart, länglich, verkehrt eiförmig; obere Blätter: ebenfalls wollig, aber lineal-lanzettförmig und spitz; Blüten: zusammengesetzte Doldentraube mit orangefarbener Krone und zitronengelben Hüllblättern.
Vorkommen	Mitteleuropa, westliches Asien; sandige, trockene Standorte.
Blütezeit	Juli bis Oktober.

MONOGRAPHIE

verwendete Teile	kurz vor dem völligen Aufblühen gesammelte und getrocknete Blütenstände von Helichrysum arenarium (LINNE) MOENCH sowie dessen Zubereitungen in wirksamer Dosierung.
Inhaltsstoffe	Flavonoide.
Anwendungsart	zerkleinerte Droge für Aufgüsse sowie andere galenische Zubereitungen zum Einnehmen.
Dosierung	mittlere Tagesdosis: 3 g Droge; Zubereitungen entsprechend.
Gegenanzeigen	Verschluss der Gallenwege, Gallensteine; bei Gallensteinleiden nur nach Rücksprache mit einem Arzt anzuwenden.
Nebenwirkungen	keine bekannt.
Wechselwirkungen	keine bekannt.

WIRKPROFIL

Monographie	schwach choleretisch.
Humoral- pathologie	ziemlich zusammenziehend und von trocknender Art.

Strohblume

INDIKATIONEN

Monographie	dyspeptische Beschwerden

Gegenwart	**Cholagogum, Choleretikum**	Hydrops
	Diuretikum	Ischias
	Cholezystitis, Cholelithiasis	Neuralgien mit Taubheitsschmerz
	Diarrhoe	Impotenz
	Rheuma	Rachitis
	Arthritis	Otosklerose
	Blasen- und Nierenleiden	Hustenreiz
	Blasenkatarrh mit Harnträufeln	

Humoral-pathologie	**innerlich**	**äußerlich**
	Rote Ruhr	Halsgeschwär
	Weiberfluss	Brustkrebs

REZEPTE

Rezepte

Rp.: Cholagogum (nach *Madaus*)
Hb. Absinthii
Flor. Gnaphalii
Hb. Millefolii
Fruct. Foeniculi
Fol. Menthae pip.   aa 20,0
M. f. spec.
D.S. 2 Teelöffel / 2 Glas Wasser,
kombiniertes Verfahren, je 1 Tasse vor dem Essen.

Rp.: Zystitis (nach *Kroeber*)
Fol. Uvae ursi
Fol. Betulae
Flor. Gnaphalii
Fruct. Juniperi   aa 20,0
Rad. Pimpinellae   10,0
M. f. spec.
D.S. 2 Teelöffel / 1 Tasse Wasser,
Dekokt, ein- bis zweimal täglich trinken.

H

Herniaria / Bruchkraut

ALLGEMEINES	
Volksnamen	Christusschweif, Guggerseife, Harnkraut, Kuckucksseife, Nierenkraut, Tausendkorn.
Botanisches	Nelkengewächse (Caryophyllaceae); ausdauernde, am Boden liegende Pflanze mit kahlem Stängel, bis 30 cm hoch; elliptische, gegenständige Blätter; Blüten: grünlichgelb, entwickeln sich aus grünen Blütenknäueln an den Blattachseln; Früchte bilden sich als Schließfrüchte aus.
Vorkommen	Eurasien und Nordafrika; trockene Sandfelder, Schuttplätze, steiniges Ödland.
Blütezeit	Juni bis September.

MONOGRAPHIE	
verwendete Teile	getrocknete oberirdische Teile von Hernaria glabra LINNE und/oder Hernaria hirsuta LINNE sowie deren Zubereitungen.
Inhaltsstoffe	keine Angaben.
Anwendungsart	keine Angaben.
Dosierung	keine Angaben.
Gegenanzeigen	keine Angaben.
Nebenwirkungen	keine Angaben.
Wechselwirkungen	keine Angaben.

WIRKPROFIL	
Monographie	schwach spasmolytisch.
Humoral-pathologie	hat eine besondere Kraft zu trocknen.

Herniaria / Bruchkraut

Monographie
- Behandlung und Vorbeugung von Erkrankungen und Beschwerden im Bereich der Nieren und ableitenden Harnwege
- Erkrankungen und Beschwerden im Bereich der Atemwege
- Nervenentzündung und Nervenkatarrh, Gicht und Rheumatismus
- „Blutreinigung".

Bewertung: Da die Wirksamkeit bei den beanspruchten Anwendungsgebieten nicht ausreichend belegt ist, kann eine therapeutische Anwendung nicht befürwortet werden.

Gegenwart

Diuretikum, Antispasmodikum der Harnorgane
chronische Zystitis (Spezifikum)
Konkrementbildung der Harnorgane
Nierenkolik
Tenesmus vesicae
Retentio urinae
Pyelitis
Urethritis
Gonorrhoe
Hydrops
Tuberkulose
Bronchialkatarrh
tertiäre Syphilis

äußerlich bei
Hernien

Cave bei Gallensteinen und akuter Nephritis

Humoral-
pathologie

innerlich
Brüche
treibt den Stein
treibt den Harn mit großer Gewalt
treibt zähen Schleim und Magengalle aus
gegen Gift
Leberverstopfung und Gelbsucht (als gebranntes Wasser)

äußerlich
stillt Blutflüsse (als Saft)

Rezepte

als homöopathisches und spagyrisches Einzelmittel erhältlich.

H

237

Hibiscus / Hibiskus

Volksnamen	Nubia-Blüten, Rote Malve.
Botanisches	Malvengewächse (Malvaceae); einjährige, strauchartige Pflanze, bis zu 5 m hoch; dreilappige, gezähnte Blätter; Blüten: dunkelrote, dickfleischige Kelchblätter.
Vorkommen	Afrika, südliches Asien, tropisches Amerika.
Blütezeit	keine Angaben.

MONOGRAPHIE

verwendete Teile	Kelche von Hibiscus sabdariffa LINNE var. sabdariffa ruber sowie deren Zubereitungen.
Inhaltsstoffe	keine Angaben.
Anwendungsart	keine Angaben.
Dosierung	keine Angaben.
Gegenanzeigen	keine Angaben.
Nebenwirkungen	keine Angaben.
Wechselwirkungen	keine Angaben.

WIRKPROFIL

Monographie	keine Angaben.
Humoral-pathologie	keine Angaben.

238

Hibiscus / Hibiskus

Monographie

Hibiskusblüten werden angewandt zur Appetitanregung, bei Kreislaufbeschwerden, Erkältungen, Katarrhen der oberen Luftwege und des Magens, zur Schleimlösung, als mildes Abführmittel und Diuretikum;
Risiken: keine bekannt;
Beurteilung: Da die Wirksamkeit von Hibiskusblüten bei den beanspruchten Anwendungsgebieten nicht belegt ist, kann eine therapeutische Anwendung nicht befürwortet werden. Gegen die Anwendung als Schönungsdroge sowie als Geschmackskorrigens bestehen keine Bedenken.

Gegenwart

milde darmfördernde Wirkung
Genussmittel für den täglichen Gebrauch
Schmuckdroge

Humoral-pathologie

Die Pflanze ist bei *Tabernaemontanus* unter Sabdarifa aufgeführt – ohne weitere Angaben zur Verwendung.

REZEPTE

Rezepte

findet als Schmuckdroge oder „Haustee" Verwendung.

Humulus lupulus / Hopfen

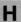

ALLGEMEINES	
Volksnamen	Bierhopfen, Hopf, Hopfenzapfen, Hoppen, Hupfen, wilder Hopfen.
Botanisches	Maulbeergewächse (Moraceae); Schlinggewächs mit rechtswindendem, von Klimmhaaren rauem Stängel, 3–6 m hoch; Blätter: rau, langgestielt, gegenständig, drei- bis fünflappig; weibliche Blüten in Scheinähren mit Lupulindrüsen besetzt, die sich zu Hopfenzapfen vergrößern.
Vorkommen	gemäßigte Zonen Europas und Amerikas; Kulturpflanze; feuchte Gebüsche, Waldränder.
Blütezeit	Juli bis September.

MONOGRAPHIE	
verwendete Teile	getrocknete Fruchtstände von Humulus lupulus LINNE sowie deren Zubereitung in wirksamer Dosierung.
Inhaltsstoffe	mindestens 0,35 % (V/C) ätherisches Öl; weitere Bestandteile sind alpha- und beta-Bittersäuren, 2 Methyl-3-buten-ol.
Anwendungsart	geschnittene Drogen, Drogenpulver oder Trockenextraktpulver für Aufgüsse oder Abkochungen oder andere Zubereitungen; flüssige und feste Darreichungsformen zur innerlichen Anwendung.
Dosierung	Einzelgabe der Droge: 0,5 g.
Gegenanzeigen	keine bekannt.
Nebenwirkungen	keine bekannt.
Wechselwirkungen	keine bekannt.

WIRKPROFIL	
Monographie	beruhigend, schlaffördernd.
Humoral-pathologie	warm und trocken im 2. Grad; reinigend und eröffnend.

Humulus lupulus / Hopfen

INDIKATIONEN

Monographie   Befindensstörungen wie Unruhe, Angstzustände und Schlafstörungen

Gegenwart

Sedativum
mildes Schlafmittel
leichte Depressionen
Aphrodisiakum
Onanie, Priapismus, Pollutionen
sexuelle Neurasthenie, Impotenz
gonorrhoische Erektionen
zyklusanregende Wirkung
klimakterische Beschwerden
Stomachikum bei Gastritis,
   Magenkrämpfen, Dyspepsie,
   Appetitlosigkeit

Diuretikum bei Zystitis, Prostatitis,
   Harnverhalten, Harnträufeln
Gonorrhoe
Neuralgien im Bereich der
   äußeren Geschlechtsorgane
nervöse Erregungszustände
Bettnässen
gichtische, rheumatische
   Schmerzen Skrofulose

äußerlich als Tee zur Haarpflege

Humoral-
pathologie

innerlich
treibt Gelb- und Schwarzgalle
   mild durch den Stuhl aus
melancholisches Fieber
blutreinigend
krampfstillend
Verstopfung der inneren Organe
(besonders Leber und Milz)
eröffnet die Gebärmutter
Gelbsucht
harntreibend, Wassersucht

Viertägiges Fieber
Keuchen
Würmer

äußerlich
Hautunreinheiten, Flechten
als Badezusatz bei Gelbsucht
gegen die harte, verschlossene
   Gebärmutter (Sitzbad)
Blasenstein
Fäulnis der Ohren

REZEPTE

Rezepte

Rp.: Schlaf- und Beruhigungstee (nach *Pahlow*)
Strob. Lupuli   60,0
Rad. Valerianae   40,0
M. f. spec.
D.S. 3 Teelöffel auf 2 Glas Wasser, Infus, 15 Minuten ziehen lassen,
$^{1}/_{2}$ Stunde vor dem Schlafengehen mit Honig gesüßt trinken.

Rp.: Stomachikum (nach *Dinand*)
Fol. Menyanthis
Hb. Centaurii
Fol. Melissae
Hb. Marrubii   aa 20,0
Strob. Lupuli   10,0
M. f. spec.
D.S. 2 Teelöffel auf 1 Glas Wasser, Infus.

Hyoscyamus / Bilsenkraut ☠

Volksnamen	Apollonienkraut, Becherkraut, Düllkraut, Rasewurzel, Schlafkraut, Teufelsaugen, Zahnwehkraut.
Botanisches	Nachtschattengewächse (Solanaceae); Pflanze mit weichhaarigen, zottigen, klebrigen Stängeln, bis 60 cm hoch; Blätter: schmutziggrün, eiförmig bis länglich-eiförmig, buchtig gezähnt; gestielte untere Blätter, sitzende und halbstängelumfassende obere Blätter; Blüten: schmutziggelblich, sitzend, mit glockigem, krugförmigem Kelch und feinadrig violettem Kelchgrund; Früchte: zweifächrige, vielsamige Kapsel. **Cave: Giftig!**
Vorkommen	Europa, Asien, Nordamerika, in Australien eingebürgert; Ruderalpflanze, auf Schutt- und Gartenland wachsend.
Blütezeit	Juni bis Oktober.

MONOGRAPHIE

verwendete Teile	getrocknete Blätter oder getrocknete Blätter mit blühenden Zweigspitzen von Hyoscyamus niger LINNE sowie deren Zubereitungen in wirksamer Dosierung.
Inhaltsstoffe	mindestens 0,05 % Gesamtalkaloide, berechnet als Hyoscyamin; Alkaloide bestehen in der Hauptsache aus Hyoscyamin und Scopolamin.
Anwendungsart	eingestelltes Hyoscyamuspulver sowie andere galenische Zubereitungen zum Einnehmen.
Dosierung	**mittlere Einzeldosis:** 0,5 g eingestelltes Pulver entsprechend 0,25–0,35 mg Gesamtalkaloide; **größte Einzeldosis:** 1,0 g eingestelltes Pulver entsprechend 0,5–0,7 mg Gesamtalkaloide; **größte Tagesdosis:** 3,0 g eingestelltes Pulver entsprechend 1,5–2,1 mg Gesamtalkaloide, berechnet als Hyoscyamin.
Gegenanzeigen	tachykarde Arrhythmien, Prostataadenom mit Restharnbildung, Engwinkelglaukom, akutes Lungenödem, mechanische Stenosen im Bereich des Magen-Darm-Traktes, Megakolon.
Nebenwirkungen	Mundtrockenheit, Akkomodationsstörungen, Tachykardie, Miktionsstörungen.
Wechselwirkungen	Verstärkung der anticholinergen Wirkung durch trizyklische Antidepressiva, Amantadin, Antihistaminika, Phenothiazine, Procainamid und Chinidin.

H

Hyoscyamus / Bilsenkraut

WIRKPROFIL

Monographie

Hyoscyamus-Zubereitungen wirken als Parasympathicolyticum/ Anticholinergicum über eine kompetitive Antagonisierung von Acetylcholin. Dieser Antagonismus betrifft die muskarinähnliche Wirkung des Acetylcholins und nicht die nikotinähnlichen Wirkungen an Ganglien und der motorischen Endplatte. Hyoscyamus-Zubereitungen entfalten periphere, auf das vegetative Nervensystem und die glatte Muskulatur gerichtete sowie zentralnervöse Wirkungen. Infolge ihrer parasympathicolytischen Eigenschaften bewirken sie eine Erschlaffung glattmuskulärer Organe, vor allem im Bereich des Gastrointestinaltraktes. Sie lösen ferner zentralnervös bedingten muskulären Tremor aus. Das Wirkungsspektrum von Hyoscyamus niger zeichnet sich zusätzlich durch eine sedierende Wirkung aus.

Humoral-
pathologie

kalt bis in den 3. Grad, trocken im 1. Grad;
von schädlicher, giftiger Natur.

INDIKATIONEN

Monographie

Spasmen im Bereich des Gastrointestinaltraktes.

Gegenwart

Die Pflanze wird nur noch in homöopathischer Form verwendet.
Vor der Anwendung als Teedroge wird gewarnt!
Antispasmodikum
schmerzstillende und beruhigende Wirkung
Parkinsonismus, Paralysis agitans, seniler Tremor

Humoral-
pathologie

innerlich
Vor innerlicher Anwendung wird durchweg gewarnt.
äußerlich
schlaffördernd
schmerzstillend
blutstillend
Gliederweh
Zahnschmerz (Räucherung)
Wunden
schwärende Brust der Frauen
Ohrenschmerz (Bilsenöl)

REZEPTE

Rezepte

als homöopathisches und spagyrisches Einzelmittel erhältlich.

Hypericum / Johanniskraut

	ALLGEMEINES
Volksnamen	Blutkraut, Hartheu, Hexenkraut, Jesuwundenkraut, Johannisblut, Konradskraut, Liebfrauenkraut, Wundkraut.
Botanisches	Hartheugewächse (Hypericaceae); ausdauernde, langlebige, verästelnde Staude mit zweikantigem Stängel, 25–90 cm hoch; Blätter: gegenständig, elliptisch-eiförmig, ungestielt, durchscheinend punktiert; Blüten: gelb, fünfzählig, in Rispen angeordnet mit schwarzen Drüsenschuppen besetzt.
Vorkommen	Europa, Westasien, Nordafrika, Nord- und Südamerika, Australien; Wegränder, Dämme, Feldraine und lichte Wälder.
Blütezeit	Juni.

	MONOGRAPHIE
verwendete Teile	während der Blütezeit gesammelte Pflanzen oder getrocknete oberirdische Teile von Hypericum perforatum LINNE sowie deren Zubereitungen in wirksamer Dosierung.
Inhaltsstoffe	Hypericin.
Anwendungsart	geschnittene Droge, Drogenpulver, flüssige und feste Zubereitungen zur oralen Anwendung; flüssige und halbfeste Zubereitungen zur äußerlichen Anwendung; mit fetten Ölen hergestellte Präparationen zur äußerlichen und innerlichen Anwendung.
Dosierung	mittlere Tagesdosis (innerliche Anwendung): 2–4 g Droge oder 0,2–1,0 mg Hypericin in anderen Darreichungsformen.
Gegenanzeigen	keine bekannt.
Nebenwirkungen	Photosensibilisierung ist möglich, insbesondere bei hellhäutigen Personen.
Wechselwirkungen	keine bekannt.

	WIRKPROFIL
Monographie	Für die Droge und daraus hergestellte Zubereitungen liegen zahlreiche ärztliche Erfahrungsberichte vor, die für eine milde antidepressive Wirkung sprechen. Nach experimentellen Befunden ist Hypericin den Monoaminooxydasehemmern zuzurechnen. Ölige Hypericum-Zubereitungen wirken antiphlogistisch.
Humoralpathologie	warm und trocken bis in den 2. Grad; von subtiler Substanz.

Hypericum / Johanniskraut

INDIKATIONEN

Monographie

innerlich
psychovegetative Störungen, depressive Verstimmungen, Angst
und/oder nervöse Unruhe
dyspeptische Beschwerden (ölige Hypericum-Zubereitungen)
äußerlich (ölige Hypericum-Zubereitungen)
Behandlung und Nachbehandlung von scharfen und stumpfen
Verletzungen, Myalgien und Verbrennungen 1. Grades

Gegenwart

Antidepressivum, Nervinum
Schädigung der Nervensubstanz durch Traumata, Commotio, Anaemie
und geistiger Überanstrengung; Stich-, Schnittwunden; Kontusionen;
Wund-, Narbenschmerzen; Neuralgien (Trigeminus, Ischias); Herzneurosen, Neurasthenie, Hysterie; allgemeine Unruhe; symptomatische
und reaktive Depressionen; Schlaflosigkeit; Rückenmarksaffektionen;
traumatische Epilepsie; Tetanus; regt Verdauungsdrüsen an;
Magendruck
Krämpfe und Zyanose der Neugeborenen; Lähmungen durch Hirn-
und Rückenmarkserschütterungen; Enuresis; Regelstörungen;
Endometritis; Gebärmutterkrämpfe; klimakterische Blutungen; AIDS
äußerlich (Öl): Verbrennungen, schlecht heilende Wunden, Ulcus cruris, Sonnenbrand, Rheuma, Gicht, Lumbago, Verrenkungen,
Anschwellungen, Hämorrhoiden

*Humoral-
pathologie*

innerlich: blutstillend, Wunden, Blutspeien, treibt Harn und Gift aus,
treibt Gries aus, treibt die Regel, reinigt Nieren und Leber, kräftigt das
Herz, Hüftweh, Drei-Tages-Fieber, gegen Würmer
äußerlich: Brandwunden, unreine Wunden, Quetschungen, Ischias,
offene Geschwüre, Brand, verstopfte Nerven, Apoplexie, Zittern,
Krämpfe, Kindsnöte, Rote Ruhr, gegen Gespenster

REZEPTE

Rezepte

Rp.: Enuresis (nach *Peyer*)
Hb. Hyperici
Hb. Equiseti   aa 25,0
M. f. spec.
D.S. 2 Teelöffel / 2 Glas Wasser, Infus.

Rp.: Menstruationsstörungen (nach *Kißner*)
Hb. Hyperici
Hb. Visci albi   aa 50,0
M. f. spec.
D.S. 2 Teelöffel / 2 Glas Wasser, Infus.

Inula Helenium / Alant

ALLGEMEINES

Volksnamen	Darmwurz, Edelherzwurz, Glockenwurz, Großer Heinrich, Helenenkraut, Odinskopf, Schlangenwurz.
Botanisches	Korbblütler (Compositae); ausdauernde Pflanze mit derbem, ästigem, knollig verdicktem Wurzelstock und steif-aufrechtem, nur oben verzweigtem Stängel, bis 150 cm hoch; Grundblätter groß, langgestielt und länglich elliptisch; Stängelblätter herzförmig und stängelumfassend; beide auf der Unterseite filzig behaart; Blüten: gelb, groß, einzeln stehend oder in lockerer Doldentraube angeordnet; Früchte: kahl, gestreift, mit langem Pappus.
Vorkommen	ursprünglich Zentralasien, Europa; Ufergebüsche, Hecken und Zäune.
Blütezeit	Juni bis September.

MONOGRAPHIE

verwendete Teile	getrocknete, im Herbst von 2–3-jährigen Pflanzen gesammelte, zerkleinerte Wurzeln und Wurzelstöcke von Inula Helenium LINNE sowie deren Zubereitungen in wirksamer Dosierung.
Inhaltsstoffe	ätherisches Öl und Bitterstoffe.
Anwendungsart	keine Angaben.
Dosierung	keine Angaben.
Gegenanzeigen	keine Angaben.
Nebenwirkungen	keine Angaben.
Wechselwirkungen	keine Angaben.

WIRKPROFIL

Monographie	keine Angaben.
Humoralpathologie	warm im 3. Grad, trocken im 1. Grad; wärmend, säubernd, zerteilend, forttreibend und eröffnend.

Inula Helenium / Alant

INDIKATIONEN

Monographie

Bei Erkrankungen und Beschwerden im Bereich der Atemwege, des Magen-Darm-Traktes sowie der Niere und ableitenden Harnwege angewendet. **Risiken:** Die in Alantwurzeln enthaltenen Sesquiterpenlactone (Hauptkomponente ist Alantolacton) reizen die Schleimhäute. Sie wirken sensibilisierend und rufen allergische Kontaktdermatitiden hervor. Alantolacton wird als Hapten an Hauptproteine gebunden; das Addukt induziert eine Überempfindlichkeit gegenüber Alantolacton und anderen 2-Methylen-g-Lacton-Systemen (Kreuzreaktion). Größere Gaben der Droge führen zu Erbrechen, Durchfall, Krämpfen und Lähmungserscheinungen. **Bewertung:** Da die Wirksamkeit der Droge und ihrer Zubereitungen bei den beanspruchten Anwendungsgebieten nicht ausreichend belegt ist, kann angesichts des Risikos einer Allergie die therapeutische Anwendung nicht befürwortet werden.

I

Gegenwart

Expektorans und Stomachikum, stoffwechselanregend
Blutunreinigkeiten
Bronchialkatarrh mit starker Verschleimung, Lungenemphysem, Keuchhusten, Asthma bronchiale, Lungentuberkulose,
Reiz- und Kitzelhusten, Gastroenteritiden, Diarrhoe, Magenschwäche, Magen-Darm-Verschleimung, Anorexia nervosa
Plethora abdominalis, leber- und nierenreinigend, Ikterus, Diabetes mellitus, Dys-, Amenorrhoe, Gebärmuttersenkung, Hämorrhoiden, Bluthochdruck, Erysipel.
äußerlich: Hautjucken, Skabies und Exantheme

Humoral-
pathologie

innerlich
Lungengebrechen, Engbrüstigkeit
gegen Blutspeien
Verstopfung der Lunge
Husten, Keuchen
kalter Magen
treibt Harn und Monatszeit
Schlagfluss
Würmer
Gift
erfreut das Herz

treibt Schleim und Galle über den
Darm (Saft)

äußerlich
Hauptweh von Schleim oder Wind
Hüftweh von Kälte
Gliederweh
Geschwulst an den heimlichen Orten
giftiger Biss
Darmgicht
raue Hände

REZEPTE

Rezepte

als homöopathisches und spagyrisches Einzelmittel erhältlich.

Juglans regia / Walnussbaum

	ALLGEMEINES
Volksnamen	Christnuss, Steinnuss, Walchnuss, Welschnuss.
Botanisches	Walnussbaumgewächse (Juglandaceae); Baum mit ausladender Krone, bis 25 m hoch; Blätter: zusammengesetzt fiederteilig, bis 40 cm lang; männliche Blüten in Form blattachselständiger Kätzchen, weibliche Blüten als armblütige, endständige Ähren.
Vorkommen	Naher und Mittlerer Osten, Südasien, Südostasien; kultiviert in Süd-, Mitteleuropa und Kalifornien.
Blütezeit	Mai.

J

	MONOGRAPHIE
verwendete Teile	getrocknete Laubblätter von Juglans regia LINNE sowie deren Zubereitungen in wirksamer Dosierung.
Inhaltsstoffe	Gerbstoffe.
Anwendungsart	zerkleinerte Droge für Abkochungen sowie andere galenische Zubereitungen zur äußeren Anwendung.
Dosierung	Umschläge und Teilbäder: 2–3 g Droge auf 100 ml Wasser, Zubereitungen entsprechend.
Gegenanzeigen	keine bekannt.
Nebenwirkungen	keine bekannt.
Wechselwirkungen	keine bekannt.

	WIRKPROFIL
Monographie	adstringierend.
Humoral- pathologie	zusammenziehend.

Juglans regia / Walnussbaum

Monographie

äußere Anwendung (Walnussblätter)
leichte oberflächliche Entzündungen der Haut übermäßige
Schweißabsonderung, z.b. der Hände und Füße
Anmerkung
Juglandis fructus cortex (Walnussfruchtschalen): Da die Wirksamkeit
bei den beanspruchten Anwendungsgebieten nicht belegt ist und
Risiken bekannt sind, kann eine therapeutische Anwendung von
Zubereitungen aus Walnussfruchtschalen nicht vertreten werden.

Gegenwart

**Blutreinigungsmittel, Roborans, gegen lymphatisch-skrofulöse
Diathese, Hautmittel**
Skrofulose, Drüsenschwellungen, -schwäche
Rachitis, Knochenkaries
Milchschorf, Akne, Eiterausschläge
Exantheme
Augenkatarrh
Ohrfluss, Mittelohrkatarrh
　　Zahnfleischerkrankungen
Zahnlockerungen
Arteriosklerose, Gedächtnisschwäche
Rheuma, Gicht
Stomachikum, Appetitlosigkeit
Obstipation der Schwangeren
Diarrhoe
skrofulöse Kinder (Badezusatz)
Fußschweiß, Fluor albus, Menstruationsstörungen (Spülungen)

Humoral-
pathologie

In der älteren Literatur wurden ausschließlich die Nüsse bzw. deren
Schale zu Heilzwecken verwendet. Die Mohammedaner Nordafrikas
benützten die junge Rinde zur Zahnpflege.
Erst 1842 benutzte der Genfer Arzt *Juzine* die Blätter gegen skrofulöse
Erkrankungen.

Rezepte

Rp.: Species antiscrophulosa (nach *Rost-Klemperer*)
Fol. Juglandis
Hb. Violae tricolor.　　　　　　aa　40,0
Rad. Liquiritiae　　　　　　　　20,0
Fol. Sennae　　　　　　　　　　10,0
M. f. spec.
D.S. 3 Teelöffel / 3 Tassen Wasser, auf 2 Tassen einkochen oder
kombiniertes Verfahren.

Juniperus communis / Wacholder

Volksnamen	Lebensfrisch, Feuerbaum, Krammetsbeerenstrauch, Kranawitten, Machandel, Reckholder, Weckhalter, Weihrauchbaum.
Botanisches	Zypressengewächse (Cupressaceae); niederliegender Strauch oder kegelförmiger, bis mehrere Meter hoher Baum; Blätter: nadelförmig, starr und spitz, ca. 1 cm lang; Blüten: getrenntgeschlechtlich, unscheinbar grün gefärbt; Früchte: beerenartig, rund, blauschwarz, 5–10 mm groß.
Vorkommen	Europa, Asien, Nordamerika, Nordafrika; Moore und lichte Wälder.
Blütezeit	April bis Mai.

J

MONOGRAPHIE

verwendete Teile	reife, frische oder getrocknete Beerenzapfen von Juniperus communis LINNE sowie deren Zubereitungen in wirksamer Dosierung.
Inhaltsstoffe	mindestens 1 % (V/G) ätherisches Öl bezogen auf die getrocknete Droge; Hauptbestandteile des ätherischen Öls sind: Terpenkohlenwasserstoffe wie Pinen, Mycren, Sabinen, Thujen, Limonen; Sesquiterpenkohlenwasserstoffe wie Caryophyllen, Cadinen, Elemen; Terpenalkohole wie Terpen-4-ol. Wacholderbeeren enthalten ferner Flavonglykoside, Gerbstoffe, harzartige und wachsartige Bestandteile.
Anwendungsart	ganze, gequetschte oder gepulverte Droge für Aufgüsse und Abkochungen, alkoholische Extrakte und weinige Auszüge, ätherisches Öl.
Dosierung	Tagesdosis: 2 g bis maximal 10 g der getrockneten Wacholderbeeren, entsprechend 20–100 mg ätherisches Öl.
Gegenanzeigen	keine bekannt.
Nebenwirkungen	keine bekannt.
Wechselwirkungen	keine bekannt.

WIRKPROFIL

Monographie	Tierexperimentell ist eine vermehrte Harnausscheidung sowie eine Wirkung auf die Kontraktion der glatten Muskulatur nachgewiesen.
Humoralpathologie	warm 3. Grad, trocken im 1. Grad (Beeren); zerteilt groben Schleim.

Juniperus communis / Wacholder

Monographie dyspeptische Beschwerden

Gegenwart **Hauptableitungsmittel auf die Nieren**
Hydrops mit Anurie, chronische Zystitis und Nephritis, (kontraindi-
ziert bei akuter Zystitis und akuter Nephritis), Pyelitis, Albuminurie,
Gicht, Rheuma, Steinleiden; Dyspepsie, Flatulenz, Diarrhoe, Enteritis,
Gastritis, Ulcus ventriculi et duodeni; Blutreinigungsmittel bei
Hauterkrankungen (Skabies, Ekzeme, Flechten); Leberleiden, Ikterus,
Husten, Asthma, Diabetes mellitus, Arterienverkalkung,
Dysmenorrhoe, Schutz vor Infektionskrankheiten

Humoral- **innerlich**   **äußerlich**
pathologie reinigt Leber und Niere   Räude
treibt den Harn   vertreibt Schlangen
Husten   gegen Ungeziefer
Bauchschmerz, Bauchgrimmen   giftige Luft (Räucherungen)
gegen böse Feuchtigkeit im Leib   Wundmittel
Wassersucht   Ohnmacht
Lendenstein   Grind
verstandene Monatszeit   Podagra
treibt die tote Frucht aus
giftiger Tierbiss
Pestilenz

Rezepte Rp.: Diuretikum (nach *Krug*)
Fruct. Juniperi
Fol. Betulae
Stip. Genistae
Rad.c.Hb. Taraxaci   aa 25,0
M. f. spec.
D.S. 1 Teelöffel auf 2 Glas Wasser,
kombiniertes Verfahren.

Rp.: Magen-Darm-Entzündung (nach *Tschirner*)
Fruct. Juniperi
Hb. Absinthii
Flor. Chamomillae
Fol. Menthae pip.   aa 25,0
M. f. spec.
D.S. 2 Teelöffel auf 2 Glas Wasser,
kombiniertes Verfahren.

J

Lamium album / Weiße Taubnessel

	ALLGEMEINES
Volksnamen	Bienensaug, Blumennessel, Kuckucksnessel, Sügerli, tote Nessel, weiße Nessel.
Botanisches	Lippenblütler (Labiatae); ausdauernde Pflanze mit hohlem, vierkantigem, behaartem Stängel, bis 40 cm hoch; Blätter: gegenständig, lang gestielt, herzeiförmig, am Rand gesägt; Blüten: weiß, in sechs- bis sechzehnblütigen Scheinquirlen stehend, mit honigartigem Duft.
Vorkommen	Europa, in Nordamerika eingeschleppt; Dungpflanze an Geilstellen und auf feuchten Weiden.
Blütezeit	April bis Oktober.

	MONOGRAPHIE
verwendete Teile	getrocknete Kronblätter mit anhaftenden Staubblättern von Lamium album LINNE sowie deren Zubereitungen in wirksamer Dosierung.
Inhaltsstoffe	Gerbstoffe, Schleimstoffe und Saponine.
Anwendungsart	Aufgüsse sowie andere galenische Zubereitungen zum Einnehmen; Spülungen, Bäder und feuchte Umschläge.
Dosierung	**Einnahme** mittlere Tagesdosis: 3 g Droge; **äußere Anwendung** 5 g Droge für ein Sitzbad; Zubereitungen entsprechend.
Gegenanzeigen	keine bekannt.
Nebenwirkungen	keine bekannt.
Wechselwirkungen	keine bekannt.

	WIRKPROFIL
Monographie	keine bekannt.
Humoral-pathologie	von warmer und trockener Natur.

Lamium album / Weiße Taubnessel

INDIKATIONEN

Monographie

Einnahme
Katarrhe der oberen Luftwege
leichte Entzündungen der Mund- und Rachenschleimhaut
unspezifischer Fluor albus

äußere Anwendung
leichte oberflächliche Entzündungen der Haut

Gegenwart

Uterustonikum

Fluor albus	Milzschwellung
Dys-, Amenorrhoe	Hämorrhoiden
verfrühte Menstruation	Gastropathien
Zystitis	Diarrhoe mit Fieber
Urethritis	Dysenterie
Nephritis	Magendruck mit saurem Aufstoßen
Pyelitis	schleimlösend bei Lungenleiden
Zystospasmen und Harnzwang	Schwerhörigkeit
im Alter Ekzeme, Exantheme	Blutreinigung im Frühjahr
Urtikaria	(als Salat)
Schlaflosigkeit	
Hämorrhagien	**äußerlich**
Skrofulose	Fissuren
Blutarmut	Brandwunden

L

*Humoral-
pathologie*

innerlich
weißer Weiberfluss
Rote Ruhr

äußerlich

erweicht die harte Mutter	zerteilt Knollen und Geschwülste
faule Wunden	fressende Geschwüre, Krebs
Ohrgeschwulst	Struma
Fingerwurm	

REZEPTE

Rezepte

Rp.: Fluor albus (nach M. *Müller*)
Flor. Lamii albi
Hb. Alchemillae
Hb. Equiseti   aa 25,0
M. f. spec.
D.S. 2 Teelöffel / 1 Glas Wasser, Infus, 3 mal täglich 1 Glas trinken.

Lavandula officinalis / Lavendel

Volksnamen	Lavendelkraut, Narden, Speik, Zöpfli.
Botanisches	Lippenblütler (Labiatae); Halbstrauch mit stark verzweigten Ästen, bis 60 cm hoch; Blätter: schmal-lanzettförmig, graugrün; Blüten: violett, in Scheinquirlen aus je 6–10 Blüten und ährenförmig angeordnet.
Vorkommen	westliches Mittelmeergebiet; Kulturpflanze; trockene, warme Hänge.
Blütezeit	Juli bis August.

MONOGRAPHIE

verwendete Teile	kurz vor der völligen Entfaltung gesammelte und getrocknete Blüten von Lavandulae angustifolia MILLER sowie deren Zubereitungen in wirksamer Dosierung.
Inhaltsstoffe	mindestens 1,5 % (V/G) ätherisches Öl mit den Hauptbestandteilen Linalylacetat, Linalool, Campher, β-Ocimen und 1,8-Cineol; ferner ca. 12 % Lamiaceengerbstoffe.
Anwendungsart	als Droge zur Zubereitung eines Teeaufgusses, als Extrakt und Badezusatz.
Dosierung	Tee: 1–2 Teelöffel voll Droge pro Tasse; Lavendelöl: 1–4 Tropfen (ca. 20–80 mg), z.B. auf ein Stück Würfelzucker; Badezusatz: 20–100 g Droge auf 20 l Wasser.
Gegenanzeigen	keine bekannt.
Nebenwirkungen	keine bekannt.
Wechselwirkungen	keine bekannt.

WIRKPROFIL

Monographie	**Einnahme:** beruhigend, entblähend; ausreichende pharmakodynamische Untersuchungen an Mensch und Tier sind nicht bekannt.
Humoral-pathologie	warm und trocken im 2. Grad; von subtiler Substanz; etwas scharf, ein wenig bitter und mit zusammenziehender Kraft.

Lavandula officinalis / Lavendel

Monographie

Einnahme: Unruhezustände, Einschlafstörungen; funktionelle Oberbauchbeschwerden wie nervöser Reizmagen, Roemheld-Syndrom, Meteorismus, nervöse Darmbeschwerden
Balneotherapie: funktionelle Kreislaufstörungen

Gegenwart

Nervinum, Antispasmodikum und Stomachikum
Neurasthenie, Schlaflosigkeit
nervöse Herzbeschwerden
Vertigo
Migräne
Hysterie
Krämpfe, Koliken
Gastritis
Meteorismus

Keuchhusten, Asthma
Hydrops
Blutandrang zum Kopf
antiseptische und eiterwidrige
  Eigenschaften
äußerlich
Rheuma, Gicht, Neuralgien,
Ischias (als Öl zur
  Einreibungen)
Fluor albus (Spülung)

Humoral-pathologie

innerlich
gegen alte, kalte Gebrechen des
  Hauptes des Hirns und der
  Nerven
Schlaganfall, Hauptflüsse
Schwindel, Ohnmacht
Schlafsucht
Zittern, Lähme
Herzklopfen, stärkt das Herz
reinigt die Nerven
verstopfte kalte Leber
Gelbsucht

wärmt den Magen, Blähungen
harntreibend, Wassersucht
Lungenflüsse
treibt die Monatszeit
fördert die Geburt

äußerlich
schwaches, kaltes Haupt
kalte, erlahmte Glieder
Zahnweh
gegen Läuse

L

Rezepte

Rp.: Nervinum (nach *Becker*)
Flor. Lavandulae
Fol. Rosmarini
Fol. Melissae
Flor. Primulae   aa ad 100,0
M. f. spec.
D.S. 2 Teelöffel / 2 Glas, Infus, 3 mal täglich 1 Glas.

Rp.: Beruhigungstee für Kinder (nach *Lindemann*)
Flor. Chamomillae   30,0
Fol. Melissae   20,0
Flor. Lavandulae   10,0
M. f. spec. D.S. 1–2 Teelöffel / 1 Tasse, Infus.

Lecithinum ex soja / Sojalecithin

Volksnamen	keine Angaben; Der Pariser Apotheker *Gobley* isolierte 1846 aus Eidotter (griechisch *lekithos*) eine fettlösliche Substanz, der er den Namen Lecithin gab.
Botanisches	Hülsenfrüchtler (Leguminosaceae); krautige Kletterpflanze; drei-fiedrige Blätter.
Vorkommen	Kulturpflanze.
Blütezeit	keine Angaben.

MONOGRAPHIE

verwendete Teile	aus Samen von Glycine max (LINNE) MERRILL gewonnenes Phospholipidgemisch sowie dessen Zubereitungen in wirksamer Dosierung.
Inhaltsstoffe	(3-sn-Phosphatidyl)-cholin, Phosphatidylethanolamin und Phosphatidylinosit.
Anwendungsart	Zubereitungen aus Sojalecithin zum Einnehmen.
Dosierung	mittlere Tagesdosis: Gesamtphospholipide in ihrem natürlichen Mischungsverhältnis entsprechend 3,5 g (3-sn-Phosphatidylcholin).
Gegenanzeigen	keine bekannt.
Nebenwirkungen	keine bekannt.
Wechselwirkungen	keine bekannt.

WIRKPROFIL

Monographie	lipidsenkend.
Humoral-pathologie	keine Angaben.

Lecithinum ex soja / Sojalecithin

Monographie leichtere Fettstoffwechselstörungen, insbesondere
Hypercholesterinämien, sofern diätetische Maßnahmen allein nicht
ausreichen

Gegenwart Hypercholesterinämie
Verhinderung atheromatöser Prozesse
Prophylaxe von Herzinfarkt, Schlaganfall und Thrombosen

Humoral- keine Angaben in der älteren Literatur.
pathologie

REZEPTE

Rezepte auf Fertigpräparate zurückgreifen.

L

Ledum palustre / Sumpfporst ☠

Volksnamen	Brauerkraut, Gräntze, Kienporst, Moor-Rosmarin, Mottenkraut, Tannenporst, Wanzenkraut.
Botanisches	Heidekrautgewächse (Ericaceae); ästiger Strauch mit gewürzhaftem Geruch, bis 120 cm hoch; Blätter: ledrig, lineal-lanzettförmig, am Rand eingerollt, mit rostroter, filziger Unterseite; Blüten: weiß bis rosarot, in endständigen Dolden stehend; Früchte als hängende Kapseln. **Geschützte Pflanze! Cave: Giftig!**
Vorkommen	Nordeuropa, Nord-, Mittel- und Ostasien, Nordamerika; Hoch- und Übergangsmoore; bevorzugt Halbschatten, Kalkflüchter.
Blütezeit	Mai bis Juli.

L

MONOGRAPHIE

verwendete Teile	getrocknetes Kraut von Ledum palustre LINNE sowie dessen Zubereitungen.
Inhaltsstoffe	ätherisches Öl.
Anwendungsart	keine Angaben.
Dosierung	keine Angaben.
Gegenanzeigen	keine Angaben.
Nebenwirkungen	keine Angaben.
Wechselwirkungen	keine Angaben.

WIRKPROFIL

Monographie	Reizung von Haut- und Schleimhaut; Experimentell: motilitätshemmend, Verlängerung der Schlafzeit nach Barbiturat- und Äthanolgabe, antitussiv, antiphlogistisch.
Humoralpathologie	keine Angaben.

Ledum palustre / Sumpfporst

Monographie

Rheuma und Keuchhusten, Emetikum, Diaphoretikum und Diuretikum
Risiken: Vergiftungen mit Sumpfporstkraut infolge meist missbräuch-
licher Anwendung, z.b. als Abortivum, werden wiederholt berichtet.
Das ätherische Öl bewirkt oral aufgenommen eine heftige Reizung des
Magen-Darm-Traktes mit Erbrechen und Diarrhoe sowie eine Reizung
bzw. Schädigung der Nieren und ableitenden Harnwege.
Daneben werden Schweißausbrüche, Muskel- und Gelenkschmerzen,
zentrale Erregung mit rauschartigen Zuständen und anschließender
Lähmung beschrieben. Zur Toxizität geringer Dosen Sumpfporstkraut
liegen keine Untersuchungen vor. Während der Schwangerschaft ist die
Anwendung von Sumpfporstkraut kontraindiziert.
Bewertung: Da die Wirksamkeit von Sumpfporstkraut-Zubereitungen
nicht belegt ist, kann angesichts der Risiken eine therapeutische
Anwendung nicht vertreten werden.

Gegenwart

**rheumatisch-gichtische
Konstitution**
Muskel- und Gelenkrheumatismus
Arthritis urica et nodosa
Arthritis deformans
Lumbago
Torticollis
Fußsohlenschmerz
Asthma
Pertussis
Blutreinigungsmittel bei lympha-
tisch-skrofulöser Diathese

nässendes Ekzem mit Jucken und
Blasenausschlag
Akne rosacea

äußerlich
Insektenstiche
Stich- und Risswunden
Kontusionen
Panaritium
Perniones

*Humoral-
pathologie*

innerlich
Keuchhusten
Engbrüstigkeit
Hüftschmerz
Influenza

äußerlich
Krätze
juckende Hautleiden

Rezepte

als homöopathisches und spagyrisches Einzelmittel erhältlich.

Leonurus cardiaca / Herzgespann

L

ALLGEMEINES

Volksnamen	Herzgold, Herzheil, Herzkraut, Löwenschwanz, Schwanzkraut.
Botanisches	Lippenblütler (Labiatae); derbe Stängel, vierkantig gerillt, innen hohl, oft rot überlaufen, bis 1 m hoch; Blätter: gestielt, gegenständig, handförmig, dicht behaart und am Rand gespalten; kleine, blassrote, in Scheinquirlen angeordnete Lippenblüten.
Vorkommen	Europa, Mittel- und Ostasien; Zäune, Hecken, Wegränder, Schuttplätze und trockene Weiden.
Blütezeit	Juli bis August.

MONOGRAPHIE

verwendete Teile	während der Blütezeit gesammelte oberirdische Teile von Leonurus cardiaca LINNE sowie deren Zubereitungen in wirksamer Dosierung.
Inhaltsstoffe	Alkaloide (Stachydrin), Bitterstoffglykoside und Bufenolide.
Anwendungsart	zerkleinerte Droge für Aufgüsse sowie andere galenische Zubereitungen zum Einnehmen.
Dosierung	mittlere Tagesdosis: 4,5 g Droge; Zubereitungen entsprechend.
Gegenanzeigen	keine bekannt.
Nebenwirkungen	keine bekannt.
Wechselwirkungen	keine bekannt.

WIRKPROFIL

Monographie	keine Angaben.
Humoral-pathologie	warm im 2. Grad, trocken im 3. Grad; zerteilt und verzehrt die kalte grobe Feuchtigkeit; macht das grobe dicke Geblüt in den Adern dünn.

Leonurus cardiaca / Herzgespann

Monographie nervöse Herzbeschwerden, auch im Rahmen einer
Schilddrüsenüberfunktion (als Adjuvans)

Gegenwart **vegetativ funktionelle Herzbeschwerden**
Herzbeklemmung mit Atemnot
Angina pectoris
milde Hyperthyreose
vegetative Neurosen
Kardialgie der Kinder
Magen-Darm-Störungen
Blähungen
Roemheldscher Symptomenkomplex
klimakterische Beschwerden mit Hitzewallungen, Angstzuständen und
starkem Herzklopfen
vor allem im Liegen schwache oder ausbleibende Regel
Menstruationsbeschwerden
Sterilität
Bleichsucht, Blutarmut
diuretische Wirkung

Humoral- Herzklopfen mit Angst bei Kindern
pathologie Fallsucht
harntreibend, griestreibend
menstruationsfördernd
Krampf und Lähmung der Glieder (auch äußerlich)

L

REZEPTE

Rezepte Rp.: nervöse Herzbeschwerden (nach *Meyer*)
Rad. Valerianae
Flor. Lavandulae
Hb. Leonuri card.
Fruct. Carvi
Fruct. Foeniculi   aa ad 100.0
M. f. spec.
D.S. 1 Esslöffel / 1 Tasse Wasser, Infus, 3 mal täglich 1 Tasse.

Levisticum officinale / Liebstöckel

	ALLGEMEINES
Volksnamen	Badekraut, Bärmutter, Gichtstock, Laubstecken, Liebstängel, Maggikraut, Nervenkräutel, Sauerkrautwurz, Wasserkräutel.
Botanisches	Doldengewächse (Umbelliferae); kahler, im Oberteil verästelter Röhrenstängel, bis 2 m hoch; Blätter: gestielt, 3-zählig, 2–3fach fiederschnittig, am Stielgrund in einer breiten Scheide.
Vorkommen	Südeuropa; in Gärten als Küchengewürz angepflanzt.
Blütezeit	Juli bis August

	MONOGRAPHIE
verwendete Teile	getrocknete Wurzelstöcke und Wurzeln von Levisticum officinale KOCH sowie deren Zubereitungen in wirksamer Dosierung.
Inhaltsstoffe	ätherisches Öl, Cumarinderivate.
Anwendungsart	zerkleinerte Droge sowie andere galenische Zubereitungen zum Einnehmen.
Dosierung	Tagesdosis: 4–8 g Droge; Zubereitungen entsprechend
Gegenanzeigen	Zubereitungen aus Liebstöckelwurzeln sollten bei akuten entzündlichen Erkrankungen des Nierenparenchyms sowie bei eingeschränkter Nierenfunktion nicht angewendet werden. Keine Durchspülungstherapie bei Ödemen infolge eingeschränkter Herz- oder Nierenfunktion.
Nebenwirkungen	keine bekannt.
Wechselwirkungen	keine bekannt.

	WIRKPROFIL
Monographie	Das ätherische Öl mit Ligustilid wirkt spasmolytisch.
Humoral-pathologie	warm im 2.– 3. Grad, trocken im 3. Grad; führt zähen Schleim und andere böse faule wässrige Feuchtigkeit aus.

Levisticum officinale / Liebstöckel

Monographie

Durchspülung bei entzündlichen Erkrankungen der ableitenden Harnwege, Durchspülungstherapie zur Vorbeugung von Nierengries

Hinweis

Bei der Durchspülungstherapie ist auf reichliche Flüssigkeitszufuhr zu achten. Bei längerer Anwendung von Liebstöckelwurzel sollte auf UV-Bestrahlung sowie intensives Sonnenbaden verzichtet werden.

Gegenwart

Diuretikum
Wassersucht
Ableitungs- und Umstimmungs-
mittel bei Hydrops (auch cardial)
Knöchelödeme
Zystitis, Pyelitis
Nephropathien
Migräne bei eingeschränkter
Nierenfunktion
Magenbeschwerden
Magenschwäche, -verschleimung
Flatulenz, Dyspepsie

Herzbeschwerden bei Magen-
Darm-Leiden
Milz-, Leberleiden
Rheuma, Gicht
Verschleimung der Atmungs-
organe
Emmenagogum
allgemeine Schwäche
Nervenleiden, Hysterie
mildes Aphrodisiakum

Humoral-
pathologie

innerlich
Nieren-, Blasenreinigung
bricht den Nierenstein
Karminativum
stuhlfördernd
erweicht den Bauch
Magenverschleimung
Magenstärkung
Leber-, Milzverstopfung
Gelbsucht, Lebersucht
Spulwürmer
Lungenverschleimung

Expektorans, Keuchen
Engbrüstigkeit
Emmenagogum
Gebärmutterschmerz
treibt die Totgeburt aus
Metallvergiftung (bei Bergleuten)
Angina
äußerlich
Hautpflege
Wunden
Gebärmutterschmerz und
Amenorrhoe (Sitzbad)

Rezepte

Rp.: Species diureticae (nach HAB VI)
Rad. Levisitici
Rad. Ononidis
Rad. Liquiritiae
Fruct. Juniperi   aa ad 100,0
M. f. spec.
D.S. 3 Teelöffel / 2 Glas Wasser, kombiniertes Verfahren, 3 Tassen täglich.

L

Lichen islandicus / Isländisches Moos

Volksnamen Berggraupen, Blutlungenmoos, Brockenmoos, Fiebermoos, Hirschhornflechte, Isländische Flechte, Matzegge, Raspel, Rentierflechte, Purgiermoos.

Botanisches Flechten (Ascolichenes, Familie Parmeliaceae); Strauchflechte von gabeliger oder geweihartig verzweigter Form, bis 12 cm hoch; Flechtenkörper (Thallus): gekrümmt oder gebogen, mit oliv- bis braungrüner Oberseite und weißgrüner bis weißfleckiger Unterseite; Flechte lebt mit einem Pilz in Symbiose.

Vorkommen Europa, bis über den Polarkreis hinaus.

Blütezeit keine Angaben.

verwendete Teile getrockneter Thallus von Cetraria islandica (LINNE) ACHARIUS s.l. sowie dessen Zubereitungen in wirksamer Dosierung.

Inhaltsstoffe Schleim- und Bitterstoffe.

Anwendungsart **Schleimhautreizungen:**
zerkleinerte Droge für Aufgüsse sowie andere galenische Zubereitungen zum Einnehmen;
Appetitlosigkeit:
zerkleinerte Droge vorzugsweise für Kaltmazerate sowie andere bitterschmeckende Zubereitungen zum Einnehmen.

Dosierung Tagesdosis: 4–6 g Droge; Zubereitungen entsprechend.

Gegenanzeigen keine bekannt.

Nebenwirkungen keine bekannt.

Wechselwirkungen keine bekannt.

Monographie reizlindernd, schwach antimikrobiell.

Humoral-pathologie keine Angaben.

Lichen islandicus / Isländisches Moos

| | INDIKATIONEN |

Monographie
- Schleimhautreizungen in Mund- und Rachenraum und damit verbundener trockener Reizhusten
- Appetitlosigkeit

Gegenwart
Schleimdroge, Expektorans: reizmildernd bei entzündeten Schleimhäuten in Mund, Rachen, Magen und Darm

Reizhusten, Keuchhusten, Krampfhusten	Diarrhoe, Enteritis, Dysenterie
Asthma bronchiale	Ulcera duodeni
Lungenschwäche	Tonsillitis
atonische Tbc	Erschöpfungszustände nach
Lungenemphysem, Staublunge	Infektionskrankheiten und
Magen-Darm- Beschwerden	Blutverlust
Magen-Darm-Tonisierung	Nierenschwäche
Appetitlosigkeit	Galaktagogum
Gastritis	alter Ohrenfluss
Magenverschleimung	Flechten
	Ozaena

Humoral-pathologie
In der Antike unbekannt.
Die Pflanze wird in Norwegen und Island schon seit alters her als Nahrungsmittel und Heilpflanze verwendet. Sie wurde erst ab dem 17. Jahrhundert in den Kräuterbüchern beschrieben: nährende und tonisierende Eigenschaften bei Abmagerung mit erhöhter Reizbarkeit nach heftigen Krankheiten, nach Blut- und Säfteverlusten

atonische Lungen-Tbc	Emphysem
Pertussis, Tussis	chronische Bronchialkatarrhe
phthisisches Fieber	Diarrhoe
Darmulzera	Typhus, Ruhr
Schleimhämorrhoiden	Blasenkatarrh

| | REZEPTE |

Rezepte
Rp.: Expektorans (F. M. *Germ.*)
Lich. Islandici 50,0
Rad. Liquiritiae
Rad. Althaeae aa 25,0
M. f. spec.
D.S. 6 Teelöffel / 2 Glas Wasser, kombiniertes Verfahren.

Rp.: Husten, chronischer Bronchialkatarrh (nach *Madaus*)
Lich. Islandici 30,0
D.S. 2 Teelöffel / 1 Glas Wasser, als
Infus oder Kaltmazerat, tagsüber trinken.

L

265

Lini semen / Leinsamen

Volksnamen	Flachs, Flachshere, Flachslinsen, Glix, Haarlinsen, Lein, Leinwanzen.
Botanisches	Rachenblütler (Scrophulariaceae); einjähriges, bis 1 m hohes Kraut; Blätter: wechselständig, schmal-lanzettförmig; Blüten: hellblau oder weiß, endständig angeordnet; Früchte: kugelige Kapsel, die etwa 10 braun-glänzende, flache Samen enthält.
Vorkommen	Kulturpflanze seit der Jungsteinzeit.
Blütezeit	Juli bis August.

MONOGRAPHIE

verwendete Teile	getrocknete, reife Samen der Sammelart Linum usitatissimum LINNE sowie deren Zubereitungen in wirksamer Dosierung. Gleichberechtigt im Sinne der in dieser Monographie festgelegten Indikationen sind die Samen verschiedener Cultivars der Art Linum usitatissimum (L.) VAV. et ELL.
Inhaltsstoffe	Ballaststoffe (Hemizellulose, Zellulose und Lignin), fettes Öl, darunter 52–76 Prozent Linolensäureester, Eiweiß, Linustatin bzw. Linamarin.
Anwendungsart	**innerlich:** als Samen, geschroteter Samen, „aufgebrochener" Samen bzw. als s.g. „aufgeschlossener" Samen, bei dem lediglich Cuticula und Schleimepidermis angequetscht sind, als Leinsamenschleimzubereitung und andere galenische Darreichungsformen; **äußerlich:** als Leinsamenmehl bzw. Leinsamenexpeller.
Dosierung	innerlich: 2–3 mal täglich 1 Esslöffel unzerkleinerten oder „aufgeschlossenen" (nicht geschroteten) Leinsamen zusammen mit jeweils ca. 150 ml Flüssigkeit einnehmen; 2–3 Esslöffel eines geschroteten bzw. zerkleinerten Leinsamens zur Zubereitung eines Leinsamenschleimes; äußerlich: 30–50 g Leinsamenmehl als feucht-heißes Kataplasma bzw. als feucht-heiße Kompresse.
Gegenanzeigen	Ileus jeder Genese.
Nebenwirkungen	Wenn gleichzeitig eine ausreichende Flüssigkeitsmenge (1:10!) zugeführt wird, sind Nebenwirkungen nicht bekannt.
Wechselwirkungen	Wie bei jedem Muzilaginosum ist eine negative Beeinflussung der Resorptionsverhältnisse von Arzneistoffen möglich.

L

Lini semen / Leinsamen

Monographie   abführende Wirkung infolge Volumenzunahme und dadurch verbundener Auslösung der Darmperistaltik durch den Dehnungsreflex; schleimhautschützend durch abdeckende Wirkung.

Humoral-
pathologie   warm im 1. – 2. Grad, zwischen trockener und feuchter Qualität stehend; erweichend, zerteilend, lindernd, subtil machend.

INDIKATIONEN

Monographie   **innerlich:** habituelle Obstipation, durch Abführmittelabusus geschädigtes Kolon, Colon irritabile, Divertikulitis; Gastritis und Enteritis (Schleimzubereitung) **äußerlich:** lokale Entzündungen (Kataplasma)

Gegenwart

Muzilaginosum	Magenatonie
Schleimhautentzündungen des	chronische Obstipation
Respirations- und Gastro-	Dickdarmblutungen
intestinaltraktes und der	Hämorrhoiden
Harnwege	Gicht, Rheuma
trockene Bronchitis	**äußerlich** (Kataplasma)
Heiserkeit	Magenkrampf
Heufieber und Asthma	Gallen- und Nierenkolik
Zystitis, Nephritis	entzündliche Schwellungen
Nierenkolik	Furunkel, Geschwüre
Prostatitis, Harnverhaltung	Impetigo
Gastritis, Enteritis	Gliederschmerzen, Hexenschuss

Humoral-
pathologie

innerlich	**äußerlich**
mildert den Husten	hitzige zeitige Geschwulst
reinigt die Brust	Brand
Schwindsucht	Seitenweh
Versehrung des Darms und	Beulen
der Mutter	Nasenbluten, Schnupfen
bringt den Frauen ihre Blume	Ohrengeschwär
befördert den Harn	reinigt das Angesicht
hitzige Geschwulst	Grimmen, Durchlauf

REZEPTE

Rezepte

Rp.: Entzündung der Harnwege (nach *Kroeber*)
Sem. Lini
Stip. Genistae   aa 40,0
Fruct. Juniperi   20,0
M. f. spec.
D.S. 1 Teelöffel / 1 Glas Wasser, Dekokt, 1–2 mal täglich trinken.

Liquiritia officinalis / Süßholz

	ALLGEMEINES
Volksnamen	Gemeines Süßholz, Spanisches Süßholz, Deutsches Süßholz, Lakritze.
Botanisches	Hülsenfrüchtler (Leguminosae); mehrjährige Staude mit holzigen Stängeln, bis 2 m hoch; Pfahl- und Nebenwurzeln mit meterlangen Ausläufern.
Vorkommen	Mittelmeerländer, Südosteuropa, Mittlerer Osten; Sand-, Lehmböden.
Blütezeit	Juni bis August.

	MONOGRAPHIE
verwendete Teile	geschälte und ungeschälte, getrocknete Wurzeln und Ausläufer von Glycyrrhiza glabra LINNE sowie deren Zubereitungen in wirksamer Dosierung.
Inhaltsstoffe	ungeschälte Süßholzwurzel: mindestens 4 % Glycyrrhizinsäure und 25 % wasserlösliche Anteile; geschälte Süßholzwurzel: mindestens 20 % wasserlösliche Extraktivstoffe; Kalium- oder Kalziumsalze der Glycyrrhizinsäure (= Glycyrrhizin), verschiedene Flavonoide der Flavon- und Isoflavonreihe; ferner Phytosterole und Cumarine.
Anwendungsart	kleingeschnittene Drogen, Drogenpulver, Trockenextrakte für Aufgüsse, Abkochungen, flüssige und feste Formen zur oralen Anwendung (Succus liquiritiae); Anwendungsdauer: ohne ärztlichen Rat nicht länger als 4–6 Wochen;
Dosierung	**mittlere Tagesdosis** Süßholz: ca. 5–15 g Droge, entsprechend 200–600 mg Glycyrrhizin; Succus Liquiritiae: 0,5–1 g bei Katarrhen der oberen Luftwege; 1,5–3 g bei Ulcus ventriculi/duodeni; Zubereitungen entsprechend.
Gegenanzeigen	cholestatische Lebererkrankungen, Leberzirrhose, Hypertonie, Hypokaliämie, Schwangerschaft.
Nebenwirkungen	Bei längerer Anwendung und höherer Dosierung können mineralkortikoide Effekte in Form einer Natrium- und Wasserretention, Kaliumverlust mit Hochdruck, Oedeme und Hypokaliämie und in seltenen Fällen Myoglobinurie auftreten.
Wechselwirkungen	Kaliumverluste durch andere Arzneimittel, z.B. Thiazide und Schleifendiuretika, können verstärkt werden. Durch Kaliumverluste nimmt die Empfindlichkeit gegen Digitalisglykoside zu.

Liquiritia officinalis / Süßholz

WIRKPROFIL

Monographie

Glycyrrhizinsäure und das Aglukon der Glycyrrhizinsäure beschleuni-
gen nach kontrollierten klinischen Studien die Abheilung von
Magenulzera. Sekretolytische und expektorierende Wirkungen sind im
Tierversuch nachgewiesen. Am isolierten Ileumsegment des
Kaninchens wurde in einer Konzentration von 1:2500 bis 1:5000 eine
spasmolytische Wirkung nachgewiesen.
Hinweis: Gegen die Verwendung der Droge als Geschmackskorrigens
bis zu einer maximalen Tagesdosis von 100 mg Glycyrrhizin bestehen
keine Einwände.

Humoral-
pathologie

von mittelmäßiger Wärme und feuchter Qualität;
wider alle Schärfe der Säfte.

INDIKATIONEN

Monographie

Katarrhe der oberen Luftwege Ulcus ventriculi/duodeni.

Gegenwart

Expektorans	Blasen-, Nierenleiden
Heiserkeit, Bronchitis, Tussis	renaler Hydrops
Lungenleiden	leichtes Purgans
beginnende Lungentuberkulose	Magengeschwüre

Humoral-
pathologie

innerlich	Blasen-, Nierenschmerz
raue Kehle, scharfer Husten	Harnbrennen
zäher Schleim der Brust	Harnwinde
auswurffördernd	**äußerlich**
reinigt Brust und Lungen	fließende und schwärende Augen
Magenleiden	Mundbläschen, -geschwüre
	Rotlauf

REZEPTE

Rezepte

Rp.: Expektorans (nach *Fischer*)
Rad. Liquiritiae
Fol. Farfarae
Rad. Altheaea
Hb. Plantaginis   aa ad 100,0
M. f. spec.
D.S. 6 Teelöffel / 2 Glas Wasser, kombiniertes Verfahren.

Lycopus virginicus, Lycopus europaeus / Wolfstrapp

Volksnamen	Europäischer Wolfstrapp, Gemeiner Wolfstrapp, Virginischer Wolfsfuß.
Botanisches	Lippenblütler (Labiatae); Staude mit vierkantigem Stängel, der sich im oberen Teil verzweigt; bis 100 cm hoch; Blätter: kreuzgegenständig, eiförmig-lanzettförmig, oben sitzend, unten gestielt, an nassen Standorten sind die Blätter vielfach fiederspaltig; Blüten: klein, weiß, purpurpunktiert, in dichten Scheinquirlen wachsend.
Vorkommen	östliches Nordamerika, Europa; Gräben, Teiche, Bäche.
Blütezeit	Juni bis September.

MONOGRAPHIE

verwendete Teile	kurz vor der Blüte geerntete, frische oder getrocknete oberirdische Teile von Lycopus europaeus LINNE und/oder Lycopus virginicus LINNE sowie deren Zubereitungen in wirksamer Dosierung.
Inhaltsstoffe	Hydroxyzimt- und Kaffeesäurederivate, Lithospermsäure und Flavonoide.
Anwendungsart	zerkleinerte Droge, Frischpflanzenpresssaft sowie andere galenische Zubereitungen zum Einnehmen.
Dosierung	Tagesdosis: 1–2 g Droge für Teeaufgüsse und wässrig-äthanolischem Extrakt, entsprechend 20 mg Droge; Hinweis: Jeder Patient besitzt seinen eigenen optimalen Schilddrüsenhormonspiegel. Es sind allenfalls grobe Anhaltspunkte für die Dosierung bei Schilddrüsenerkrankungen möglich, wobei Lebensalter und Körpergewicht zu berücksichtigen sind.
Gegenanzeigen	Unterfunktion der Schilddrüse, Schilddrüsenvergrößerung ohne Funktionsstörung.
Nebenwirkungen	Bei Langzeittherapie und sehr hoch dosierter Lycopus-Medikation sind in seltenen Fällen Vergrößerungen der Schilddrüse möglich. Plötzliches Absetzen von Lycopus-Zubereitungen kann zu einer Verstärkung des Beschwerdekomplexes führen.
Wechselwirkungen	keine bekannt; keine gleichzeitige Gabe von Schilddrüsenhormon-Präparaten; **Hinweis:** Eine Anwendung von Lycopus-Zubereitungen stört die Durchführung einer Schilddrüsendiagnostik mit Radio-Isotopen.

Lycopus virginicus, Lycopus europaeus / Wolfstrapp

Monographie   antigonadotrop, antithyreotrop, Hemmung der peripheren
                       Dejodierung von T4, Senkung des Prolaktinspiegels.

Humoral-   keine Angaben.
pathologie

INDIKATIONEN

Monographie   leichte Schilddrüsenüberfunktion mit vegetativ-nervösen Störungen
                       Spannungsgefühl und Schmerzen in der Brustdrüse (Mastodynie)

Gegenwart   **Spezifikum bei Morbus Basedow**
                       Überfunktion der Schilddrüse mit Tachykardie
                       weiche Schilddrüsenschwellung
                       funktionelle Herzkrankheiten
                       Herzklappenfehler mit Kompensationsstörungen
                       Herzhypertrophie nach Überanstrengung
                       Endo-, Perikarditis
                       Palpitatio cordis
                       Herzschwäche mit Unruhe, Angstgefühl und Schlaflosigkeit
                       Tuberkulose mit Hämoptoe
                       Ikterus mit Leberschwellung und Diarrhoe
                       Hämorrhoidalblutungen
                       Nephropathien (Mb. Brightii)

Humoral-   keine Angaben in den alten Kräuterbüchern;
pathologie   Lycopus europaeus wurde früher als Fiebermittel angewendet.

REZEPTE

Rezepte   Rp.: Schilddrüsenüberfunktion mit Herzklopfen und Nervosität
                       Hb. Lycopi
                       Hb. Leonuri cardiacae   aa ad 100,0
                       M. f. spec.
                       D.S. 2 Teelöffel / 1 Glas Wasser, Infus 10 Minuten, 2 mal täglich
                       1 Tasse mehrere Wochen lang trinken.

Malva silvestris / Wilde Malve

Volksnamen

Feldmalve, Hasenpappel, Johannispappel, Käsepappel, Kaskraut, Katzenkäse, Nüsserli, Rosspappel, Schwellkraut, Wesing, Zigerli.

Botanisches

Malvengewächse (Malvaceae); zweijährige Pflanze mit mehreren, aufrecht stehenden oder niederliegenden, ästigen oder rauhaarigen Stängeln, 25–120 cm hoch; Blätter: meist fünflappig, beidseits behaart und am Rand gekerbt; Blüten: rosaviolett, blattachselständig, behaart.

Vorkommen

Kosmopolit;
Feld-, Weg-, Wiesenränder, sonnige Hänge und Mauern.

Blütezeit

Juni bis August/Oktober.

MONOGRAPHIE

verwendete Teile

Malvenblüten: getrocknete Blüten von Malva silvestris LINNE und/oder Malva silvestris LINNE ssp. mauritiana (LINNE) ASCHERSON et GRAEBNER sowie deren Zubereitungen in wirksamer Dosierung; **Malvenblätter:** getrocknete Laubblätter von Malva silvestris LINNE und/oder Malva neglecta WALLROTH sowie deren Zubereitungen in wirksamer Dosierung.

Inhaltsstoffe

Schleimstoffe.

Anwendungsart

zerkleinerte Droge für Aufgüsse sowie andere galenische Zubereitungen zum Einnehmen.

Dosierung

Tagesdosis: 5 g Malvenblüten, Zubereitungen entsprechend; 5 g Malvenblätter, Zubereitungen entsprechend.

Gegenanzeigen

keine bekannt.

Nebenwirkungen

keine bekannt.

Wechselwirkungen

keine bekannt.

WIRKPROFIL

Monographie

reizlindernd.

Humoral-pathologie

feucht und ein wenig warm;
erweichend.

Malva silvestris / Wilde Malve

INDIKATIONEN

Monographie

Schleimhautreizungen im Mund- und Rachenraum und damit verbundener trockener Reizhusten

Gegenwart

Muzilaginosum
Unterstützungsmittel bei
 Entzündungen der Schleim-
 häute mit starker schleimiger
 Sekretion
Mund-, Zahngeschwüre
Angina, Gurgelmittel

Heiserkeit
Bronchialkatarrh, Husten
akut entzündliche Ekzeme
Eiterungen
Ohrenleiden (als Kataplasma
 oder Bähung)

Humoral-
pathologie

innerlich
Beschwerung der Brust
Asthma, Keuchen
trockener Husten
raue Kehle
macht eine leichte Stimme
Schwindsuchtmittel (auch als Salat)
erweicht den Bauch und treibt
 den Stuhlgang
Grimmen

Blödigkeit des Magens durch
 Trockenheit
Rote Ruhr
hitzige Geschwüre von Niere, Blase
 und Gebärmutter
Grieß und Stein
Harntröpfeln
Geburtserleichterung
Galaktagogum

äußerlich
fließender Erbgrind
Gesichtsgeschwüre
Seitenstechen
Kropf, harte Geschwüre
Schlangenbiss

Kopfschuppen
Darm- und Gebärmutterschmerz
 (Klistier)
Bienen-, Wespenstich
Brustentzündung

REZEPTE

Rezepte

Rp.: Muzilaginosum (nach *Madaus*)
Fol. Malvae silv. conc.   50,0
D.S. 2 Teelöffel / 2 Glas Wasser, kalter Aufguss.

Marrubium vulgare / Weißer Andorn

ALLGEMEINES

Volksnamen | Berghopfen, Brustkraut, Dauewang, Doort, Frauenkraut, Helfkraut, Mariennessel, Mauer-Andorn, Mutterkraut, weißer Dorant.

Botanisches | Lippenblütler (Labiatae);
ausdauerndes, schwach duftendes Kraut mit vierkantigem, filzig behaartem Stängel, bis 60 cm hoch;
Blätter: unten langgestielt, eiförmig-elliptisch, nach oben kürzer und kleiner werdend;
Blüten: weiß, blattachselständig, in Scheinquirlen stehend.

Vorkommen | Europa, Nord- und Südamerika, Zentralasien; trockene Weiden und Ödland; gedeiht besonders gut auf stark gedüngten Böden.

Blütezeit | Juni bis September.

MONOGRAPHIE

M

verwendete Teile | frische oder getrocknete, oberirdische Teile von Marrubium vulgare LINNE sowie deren Zubereitungen in wirksamer Dosierung.

Inhaltsstoffe | Bitter- und Gerbstoffe.

Anwendungsart | zerkleinerte Droge, Frischpflanzenpresssaft sowie andere galenische Zubereitungen zum Einnehmen.

Dosierung | Tagesdosis: 4,5 g Droge, 2–6 Esslöffel Presssaft; Zubereitungen entsprechend.

Gegenanzeigen | keine bekannt.

Nebenwirkungen | keine bekannt.

Wechselwirkungen | keine bekannt.

WIRKPROFIL

Monographie | Marrubinsäure wirkt choleretisch.

Humoral-pathologie | warm im 2. Grad, trocken im 3. Grad;
eröffnend, reinigend, säubernd, zerteilend und forttreibend.

Marrubium vulgare / Weißer Andorn

Monographie

Appetitlosigkeit
dyspeptische Beschwerden wie Völlegefühl und Blähungen
Katarrhe der Luftwege

Gegenwart

Verschleimung von Atemtrakt, Leber-Galle-System und weibliche Genitalorgane
Lungenleiden, Lungenkatarrh
Lungen-Tbc
Lungenverschleimung
chronische Bronchitis
Bronchiektasien
Pertussis
Alters-, Krampfasthma
Leberschwellung, -verhärtung
Leberverschleimung
Ikterus
Cholelithiasis

Milzleiden
Wassersucht
extrasystolische Arrhythmie
Magen-, Darmverschleimung
chronische Durchfälle
Duodenitis, Ulcus duodeni
Typhus, Paratyphus
Malaria
appetitanregend
Anämie, Chlorose
Menstruationsanomalien
Dys-, Hypomenorrhoe
seltener als Tonikum, Nervenmittel,
    bei Rheuma und Gicht
äußerlich bei chronischem Ekzem

M

Humoral-pathologie

innerlich
Leber-, Milzverstopfung
Gelbsucht
reinigt die Lungen und die
    Gebärmutter
gegen Brustschwachheiten
schwerer Atem
Brustschleim
Blutspeien
Krämpfe, Leibweh
tötet Würmer im Leib
reinigt die inneren Glieder
treibt die Monatszeit
mildert die Nachwehen
Weiber in Kindsnöten

Harntröpfeln
Harnwinde
Harnsperre
Ohrenweh

äußerlich
harte und faule Geschwüre
Kropf
Seitenschmerz
verstandene Weiberzeit
Grind, Schuppen, Flechten
verhärtete Milz
verhärtete Glieder von harter Arbeit
Darmgicht
Megerey bei Kindern

Rezepte

Rp.: Emmenagogum (nach *Klöpfer*)
Hb. Marrubii
Rad. c. Hb. Taraxaci   aa 50,0
M. f. spec.
D.S. 2 Teelöffel / 2 Glas, kombiniertes Verfahren.

Marsdenia condurango / Condurango

Volksnamen	Der Name Condurango stammt aus der Quechua-Sprache des nördlichen Südamerikas. Angu bedeutet Schlingpflanze.
Botanisches	Schwalbenwurzgewächse (Asclepiadaceae); Liane mit grauer Rinde und einem Stammdurchmesser bis 10 cm; die jungen Kletteräste besitzen einen olivgrünen bis rostbraunen Haarfilz. Blätter: kurzgestielt, kreuzgegenständig, breit eiförmig, mit dichtem Haarkleid besetzt, bis 11 cm lang und 8 cm breit; Blüten: mit glockenförmiger Blütenkrone, in traubigen Rispen stehend. Früchte: Balgkapseln mit Pappus tragenden Samen.
Vorkommen	an den Westhängen der Kordilleren von Ecuador, Peru und Kolumbien.
Blütezeit	keine Angaben.

MONOGRAPHIE

M

verwendete Teile	getrocknete Rinde der Zweige und Stämme von Marsdenia condurango REICHENBACH fil. sowie deren Zubereitung in wirksamer Dosierung.
Inhaltsstoffe	Bitterstoffe wie Condurangin.
Anwendungsart	zerkleinerte Droge für Aufgüsse sowie andere bitterschmeckende Zubereitungen zum Einnehmen.
Dosierung	Tagesdosis: wässriger Extrakt (entsprechend EB 6): 0,2–0,5 g; Extrakt (entsprechend EB 6): 0,2–0,5 g; Tinktur (entsprechend EB 6): 2–5 g; Fluidextrakt (entsprechend Helv.VI): 2–4 g; Droge: 2–4 g.
Gegenanzeigen	keine bekannt.
Nebenwirkungen	keine bekannt.
Wechselwirkungen	keine bekannt.

WIRKPROFIL

Monographie	Anregung der Speichel- und Magensaftsekretion.
Humoral-pathologie	Condurango ist in den alten Kräuterbüchern nicht vertreten.

Marsdenia condurango / Condurango

Monographie Appetitlosigkeit

Gegenwart **Stomachikum**
Appetitlosigkeit durch Magen-Darm-Erkrankungen oder Obstipation
akute und chronische Gastritis bzw. Enteritis
Magenkatarrh der Raucher

Hebung des Allgemeinbefindens bei Karzinom, besonders
Magenkarzinom, Leberkrebs, Haut-, Lippen- und Brustkrebs
fressende und syphilitische Ulzera
Rhagaden der Lippen
Lupus (innerliche und äußerliche Anwendung)

Humoral- Marsdenia Condurango ist in den alten Kräuterbüchern nicht
pathologie vertreten.
Ihr Name stammt von dem Historiker *William Marsden* (1754–1836).
Die Pflanze wurde 1870 in die europäische Medizin eingeführt.Bei den
Eingeborenen wurde Condurango traditionell gegen Karzinome und
bei Schlangenbissen verwendet.

M

REZEPTE

Rezepte Rp.: Stomachikum (nach *Madaus*)
Cort. Condurango conc.   20,0
D.S. $^1/_2$ Teelöffel / 2 Glas Wasser, Kaltansatz, 8 Stunden ziehen lassen,
tagsüber trinken.

Mate / Paraguaytee

Volksnamen	Jesuitentee, Missionstee, Paraàtee.
Botanisches	Stechpalmengewächse (Aquifoliaceae oder Ilicaceae); immergrüner, bis 15 m hoher Baum; Blätter: eiförmig, am Rand gesägt, 5–16 cm lang.
Vorkommen	Südamerika.
Blütezeit	keine Angaben.

MONOGRAPHIE

verwendete Teile	getrocknete Blätter und Blattstiele von Ilex paraguariensis DE SAINT-HILAIRE sowie deren Zubereitungen in wirksamer Dosierung.
Inhaltsstoffe	Koffein.
Anwendungsart	zerkleinerte Droge für Aufgüsse, Drogenpulver für andere galenische Zubereitungen zum Einnehmen.
Dosierung	mittlere Tagesdosis: 3 g Droge; Zubereitungen entsprechend.
Gegenanzeigen	keine bekannt.
Nebenwirkungen	keine bekannt.
Wechselwirkungen	keine bekannt.

M

WIRKPROFIL

Monographie	analeptisch, diuretisch, positiv inotrop, positiv chronotrop, glykogenolytisch, lipolytisch.
Humoral-pathologie	Mate ist in den alten Kräuterbüchern nicht vertreten.

Mate / Paraguaytee

Monographie geistige und körperliche Ermüdung

Gegenwart anregendes Genussmittel
harnsäureausscheidend
körperliche und geistige Leistungssteigerung
hungerstillende Wirkung

unterstützend bei Schlankheitskuren
leicht abführende und ausschwemmende Wirkung

Humoral- Mate ist in den alten Kräuterbüchern nicht vertreten.
pathologie Die ersten Mate-Kulturen wurden von den Jesuiten im
16. Jahrhundert angelegt.
Federico Neumann gelang als erstem 1896 die Aufzucht von Setzlingen
aus den Samen der vorher nur wildwachsenden Pflanze.

REZEPTE M

Rezepte Rp.: zur Steigerung der Konzentration (nach *Lindemann*)
Fol. Mate   100,0
D.S. 2 Teelöffel / 1 Tasse, Infus, vor und während Prüfungszeiten.

Matricaria chamomilla / Kamille

Volksnamen	Feldkamille, Garmille, Hermel, Kummerblume, Kühmelle, Mägdeblume, Mueterchrut.
Botanisches	Korbblütler (Compositae); einjähriges Kraut mit ästigem, aufrechtem oder ausgebreitetem Stängel, bis 50 cm hoch; Blätter: wechselständig, ungezähnt, doppelt-fiederteilig mit schmal-linealen, flachen Zipfeln; endständige Scheibenblüten mit fünfzähnigem Saum, hohlem Blütenboden und weißen Randblüten; kleine Früchte ohne Federkrone.
Vorkommen	Europa, Asien, Nordamerika, in Australien eingeschleppt; Äcker, Schuttplätze, Brachland, Wegränder, Böschungen.
Blütezeit	Mai bis August.

M

verwendete Teile	frische oder getrocknete Blütenköpfchen von Matricaria recutita LINNE, syn. Chamomilla recutita (L) RAUSCHERT sowie deren Zubereitungen in wirksamer Dosierung.
Inhaltsstoffe	Die Blüten enthalten mindestens 0,4 Prozent (V/G) ätherisches Öl. Hauptbestandteile des ätherischen Öls sind (–)-α-Bisabolol oder Bisabololoxide A und B. Weiter sind in den Blüten Matricin, Flavonderivate wie Apigenin und Apigenin-7-glucosid enthalten.
Anwendungsart	flüssige und feste Darreichungsformen zur äußeren und inneren Anwendung.
Dosierung	**innere Anwendung**: Soweit nicht anders verordnet, wird bei Erkrankungen im Magen-Darm-Bereich 3 bis 4 mal täglich eine Tasse frisch bereiteter Tee zwischen den Mahlzeiten getrunken. Bei Entzündungen der Schleimhaut im Mund- und Rachenbereich wird mit dem frisch zubereiteten Tee mehrmals täglich gespült oder gegurgelt. **äußere Anwendung:** 3- bis 10-prozentige Aufgüsse für Umschläge und Spülungen; als Badezusatz 50 g Droge auf 10 l Wasser; halbfeste Zubereitungen entsprechend 3 bis 10 % Droge.
Gegenanzeigen	keine bekannt.
Nebenwirkungen	keine bekannt.
Wechselwirkungen	keine bekannt.

Matricaria chamomilla / Kamille

Monographie antiphlogistisch, muskulotrop spasmolytisch, wundheilungsfördernd, desodorierend, antibakteriell und bakterientoxinhemmend, Anregung des Hautstoffwechsels.

Humoral-pathologie warm und trocken im 1. bis 2. Grad; öffnend, auflösend, dünn machend, zerteilend ohne Feuchtigkeit herauszuziehen, lindernd, erweichend, zeitigend, schmerzstillend, stärkend.

Monographie **äußerlich:** Haut- und Schleimhautentzündungen sowie bakterielle Hauterkrankungen einschließlich der Mundhöhle und des Zahnfleisches; entzündliche Erkrankungen und Reizzustände der Luftwege (Inhalationen); Erkrankungen im Anal- und Genitalbereich (Bäder und Spülungen). **innerlich:** gastro-intestinale Spasmen und entzündliche Erkrankungen des Gastro-Intestinal-Traktes.

M

Gegenwart **mildes Nervinum und Sedativum bei spasmophilen Zuständen und Schmerzen; bewährt bei Erkrankungen des Magen-Darm-Traktes.** Reizbarkeit, Unruhe Überempfindlichkeit Neuralgien, Schmerzen Zahnungsbeschwerden Eklampsie Dysmenorrhoe, Metrorrhagie Schwangerschaftsbeschwerden Koliken Kolonspasmen mit Verstopfung Diarrhoe Magenkrämpfe Gastritis Blähungen Hyperazidität Enteritis Leber-, Nieren-, Galleleiden mit starken Schmerzen

seltener bei Fieber Kindbettfieber Otitis media Tussis, Pertussis Folgen von Kaffeegenuss

äußerlich Spülungen bei Schleimhautentzündungen Pharyngitis Hämorrhoiden (Bähung) Konjunktivitis (Augenwasser) Geschwülste, Ulzera Eiterungen Karzinom (zur Schmerz- und Geruchslinderung) feuchte Ekzeme Schweißfüße (Fußbad) Zahnschmerzen kleiner Kinder Schnupfen und Stirnhöhlenentzündung (Dampfbad)

Matricaria chamomilla / Kamille

Humoral-
pathologie

innerlich

Kälte und Schmerzen des Hauptes,
von Lunge, Brust, Leber, Milz,
Nieren, Blase und der Mutter
Verstopfung der Leber, Milz,
Nieren und Blase
Gelbsucht
Lungengeschwür, Keuchen
Magenweh vor Kälte
Magengeschwulst
Hilft der Dauung
Wehtun der Därme, Krimmen
Härte des Bauches, Spulwürmer
treibt zähen Schleim durch den
Stuhl aus
treibt den Harn und den Stein
(Chamomillenpulver mit Eigenurin)
Harntröpfeln
verstandener Harn
Nierenstein, Lendenweh
treibt die Weiberblum
Fieber, Viertägiges Fieber
„Kröpf, die nicht gar veraltet seynd"
Wassersucht
Fallendsucht
Gliedsucht, Lähme
kontrakte Glieder

äußerlich

Schmerzen des Haupts
Hauptweh bei Fieber
blödes Haupt
Schuppen des Haupts
Hauptflüsse, Katarrh
Gilb in den Augen von der
Gelbsucht
Geschwür der Augen
Augenschmerz, grindige Augen
Mundgeschwür
Zahnen der Kinder
Schmerz der Backenzähne
Ohrenschmerz
trockener Husten
Lenden- und Nierenweh
Nierenstein
Seitenstechen von Blästen
geronnene Milch in der Brust
kalte Geschwulst der Brust
Schmerzen der Därm in der Ruhr
Krimmen von Winden
geschwollene Milz
Harnwinde
Mutterkrimmen
treibt den Schweiß
Weißfluss
Wunden und Schäden, Schmerzen
müde Glieder, „Hüftweh
Schmerzen der „Gülden Ader"
Schlangenbiss

M

Matricaria chamomilla / Kamille

Rezepte

Rp.: Species carminativae (Austr. Elench.)
Flor. Chamomillae
Fruct. Foeniculi   aa 10,0
Rad. Althaeae
Rad. Liquiritiae
Rhiz. Graminis   aa 20,0
M. f. spec.
D.S. 6 Teelöffel / 2 Glas Wasser, kombiniertes Verfahren.

Rp.. Beruhigungsmittel (nach *Kroeber*)
Flor. Arnicae
Rad. Valerianae
Fruct. Foeniculi
Flor. Chamomillae
Fol. Menthae pip.   aa 20,0
M. f. spec.
D.S. 1 Esslöffel / 1 Tasse, Infus, abends 1 Tasse warm trinken.

M

Melilotus officinalis / Stein-, Honigklee

Volksnamen	Bärenklee, Gelber Steinklee, Melilotenklee, Mottenklee, Modekrut, Schabnkraut, Schotenklee, Siebenklee, Traubenklee.
Botanisches	Schmetterlingsblütler (Leguminosae, Unterfamilie Papilionaceae); zwei-jährige Pflanze mit kantigen, sich verästelnden Stängeln; 50–150 cm hoch; Blätter: dreizählig, wechselständig, gestielt mit gezähntem Blattrand; Blüten: gelb, in Trauben, mit glockenförmigem Kelch. Früchte: kugelförmige Hülse mit braunen Samen.
Vorkommen	Europa, von der Ebene bis ins Voralpengebiet; kalkreiche Böden, Weg- und Ackerränder, Brachland, kiesige Schuttplätze.
Blütezeit	Mai/Juni bis August/Oktober.

MONOGRAPHIE

verwendete Teile	getrocknete oder frische Blätter und blühende Zweige von Melilotus officinalis (L) Pallas oder/und Melilotus altissimus (Thuiller).
Inhaltsstoffe	5,6-Benzo-α-Pyron(Cumarin), 3,4-Dihydrocumarin(Melilotin), o-Cumarsäure, Glykosid Melilotusid, Flavonoide.
Anwendungsart	**innerlich:** Infus, andere galenische Zubereitungen; **äußerlich:** Salben, Linimente, Kataplasmen, Kräuterkissen.
Dosierung	mittlere Tagesdosis: 3–30 mg Cumarin; bei parentaraler Anwendung 1,0–7,5 mg Cumarin.
Gegenanzeigen	keine bekannt.
Nebenwirkungen	in seltenen Fällen Kopfschmerzen.
Wechselwirkungen	keine bekannt.

WIRKPROFIL

Monographie	antiödematös (Zunahme des venösen Rückflusses und Verbesserung der Lymphkinetik); Beschleunigung der Wundheilung (im Tierexperiment).
Humoral-pathologie	warm im 1. Grad; erweichend, zerteilend, zeitig machend, ein wenig zusammenziehend, Schmerzen mildernd.

Melilotus officinalis / Stein-, Honigklee

Monographie

innere Anwendung
Beschwerden bei chronisch venöser Insuffizienz, wie z.B. Schmerzen und Schweregefühl in den Beinen, nächtliche Wadenkrämpfe, Juckreiz und Schwellungen. Thrombophlebitis, postthrombotisches Syndrom, Hämorrhoiden und Lymphstauungen (unterstützende Behandlung)
äußere Anwendung
Prellungen und Verstauchungen
oberflächliche Blutergüsse

Gegenwart

Venentherapeutikum	Geschwülste
Venenentzündungen	Kreislaufstörungen und Melan-
Krampfadern	cholie im Klimakterium
Lymphödeme	Schlaflosigkeit
Gelenkentzündungen	Beklemmungsgefühl
rheumatische Gelenkerkrankungen	Herzstolpern
Gallenschmerzen	Verkrampfungen des Plexus solaris
Magenschmerzen	Beruhigung des Vegetativums
eiternde Wunden	Husten
Furunkel	Asthma

Humoral-
pathologie

innerlich	**äußerlich**
Geschwüre	Gliederschmerz
Magenweh	hitzige, geschwollene Glieder
verstopfte Leber	hitzige Geschwulst von Gebär-
Schmerzen und Geschwulst	mutter, After, Gemächt
der Gebärmutter	dunkle Augen
	Hauptweh
	Augenschmerz
	Ohrenschmerz
	Härte und Schmerz von Magen,
	Leber und Milz

Rezepte

Rp.: Species emollientes (nach DAB VI)
Fol. Althaeae
Fol. Malvae
Hb. Meliloti
Flor. Chamomillae
Sem. Lini   aa 20,0
M.D.S. 2 Esslöffel mit 2 Glas Wasser 10–15 Minuten kochen lassen, gurgeln oder für Umschläge.

Melissa officinalis / Melisse

Volksnamen	Bienenkraut, Frauenwohl, Herztrost, Immenblatt, Zitronenkraut.
Botanisches	Lippenblütler (Labiatae); ausdauernde, meist stark verästelte Pflanze mit vierkantigem Stängel, bis 70 cm hoch; gegenständige, eiförmig bis rhombische Blätter; Blüten: bläulich-weiß, in Scheinquirlen blattachselständig angeordnet.
Vorkommen	Orient, Mittelmeerländer; Kulturpflanze.
Blütezeit	Juni bis August.

MONOGRAPHIE

verwendete Teile	frische oder getrocknete Laubblätter von Melissa officinalis LINNE sowie deren Zubereitungen in wirksamer Dosierung.
Inhaltsstoffe	Die Blätter enthalten mindestens 0,05 % (V/G) ätherisches Öl, bezogen auf die getrocknete Droge. Hauptbestandteile des ätherischen Öls sind Citronellal, Citral a, Citral b sowie weitere Mono- und Sesquiterpene. Weiter sind in den Blättern Lamiaceen, Gerbstoffe, Triterpensäuren, Bitterstoffe und Flavonoide enthalten.
Anwendungsart	geschnittene Droge, Drogenpulver, Flüssig- oder Trocken-Extrakt für Aufgüsse und andere galenische Zubereitungen; zerkleinerte Droge sowie deren Zubereitungen zum Einnehmen.
Dosierung	1,5–4,5 g Droge auf eine Tasse als Aufguss, mehrmals täglich nach Bedarf.
Gegenanzeigen	keine bekannt.
Nebenwirkungen	keine bekannt.
Wechselwirkungen	keine bekannt.

WIRKPROFIL

Monographie	beruhigend, karminativ.
Humoral-pathologie	warm im 2. Grad, trocken im 1. Grad; führt das verbrannte Geblüt aus dem Leibe.

M

286

Melissa officinalis / Melisse

Monographie

nervös bedingte Einschlafstörungen
funktionelle Magen-Darm-Beschwerden

Gegenwart

nervenstärkend, krampfwidrig, belebend, sedativ, karminativ

Palpitatio cordis, Herzneurose	Dysmenorrhoe
Angina pectoris	Chlorose, Blutarmut
Neurasthenie, Schlaflosigkeit	sekundäre Anämie
Migräne	nervös-spastische Gastro-
nervöse Kopf-, Zahn-,	enteropathien, Enteritiden
Ohrenschmerzen	Flatulenz, Säuglingsblähungen
Asthma nervosum	Brechreiz, Kolik
Hysterie, Melancholie	Augenstärkung
Hypochondrie	leichte Kreislaufstörungen
Vertigo, Ohnmacht	Arteriosklerose
sexuelle Reizzustände	Diuresesteigerung

Humoral-
pathologie

innerlich	**äußerlich**
kalte Gebrechen von Hirn,	verstandene Monatszeit
Herz, Mutter und Magen	unruhige Mutter
Melancholie	Kopfschmerz
blutreinigend	Augenliderschmerz, augen-
Schlag, Fallsucht	stärkend Hüftschmerz,
Schwindel	Gliederschmerz
kurzer böser Atem	Rote Ruhr
schwaches Herz	Kropf
Bauchgrimmen	Wunden, faule Schäden
fördert die Dauung	Grauwerden des Haares
Vergiftung (Pilz)	unsaubere Haut
Reinigung kraftloser Wöchnerinnen	

M

Rezepte

Rp.: Magentee bei chronischer Gastritis, auch Begleitgastritis (nach *Weiß*)
Fol. Menthae pip.
Fruct. Foeniculi
Fol. Melissae
Rhiz. Calami   aa 20,0
M. f. spec.
D.S. 1 Teelöffel / 1 Glas Wasser, Infus,
10 Minuten ziehen lassen, 2–3 Tassen täglich.

Mentha piperita / Pfefferminze

ALLGEMEINES	

Volksnamen	Aderminze, Edelminze, Englische Minze, Gartenminze, Teeminze.
Botanisches	Lippenblütler (Labiatae); bis 60 cm hohe Pflanze mit vierkantigem, verzweigtem Stängel; Blätter: gegenständig, eilanzettförmig, am Rand grob gezähnt; violette, als verlängerte Scheinähren stehende Blüten; Mentha piperita ist ein gegen Ende des 17. Jahrhunderts in England gezüchteter Bastard aus Mentha crispa und Mentha aquatica; er kann nur durch seine oberirdischen Ausläufer vermehrt werden.
Vorkommen	in allen gemäßigten Klimazonen; nur in Kulturen angebaut.
Blütezeit	keine Angaben.

MONOGRAPHIE	

verwendete Teile	**Pfefferminzöl:** aus den frisch geernteten, blühenden Zweigspitzen von Mentha piperita LINNE durch Wasserdampfdestillation gewonnenes ätherisches Öl sowie dessen Zubereitungen in wirksamer Dosierung; **Pfefferminzblätter:** frische oder getrocknete Blätter von Mentha piperita LINNE sowie deren Zubereitungen in wirksamer Dosierung.
Inhaltsstoffe	**Pfefferminzöl:** mindestens 4,5 und höchstens 10,0 % (m/m) Ester, berechnet als Menthylacetat; mindestens 44,0 % (m/m) freie Alkohole, berechnet als Menthol und mindestens 15,0 und höchstens 32,0 % (m/m) Ketone, berechnet als Menthon; **Pfefferminzblätter:** mindestens 1,2 % (V/m) ätherisches Öl; weitere Inhaltsstoffe sind Lamiaceen-Gerbstoffe.
Anwendungsart	**Pfefferminzöl:** ätherisches Öl sowie andere galenische Zubereitungen zur inneren und äußeren Anwendung; **Pfefferminzblätter:** zerkleinerte Droge für Aufgüsse, Auszüge aus Pfefferminzblättern zur inneren Anwendung.
Dosierung	Pfefferminzöl: Einnahme: mittlere Tagesdosis 6–12 Tropfen; mittlere Tagesdosis bei Colon irritabile 0,6 ml in magensaftresistenter Umhüllung, mittlere Einzeldosis 0,2 ml; Inhalation: 3–4 Tropfen in heißes Wasser; äußere Anwendung: einige Tropfen in die betroffene Hautpartie einreiben; in halbfesten und öligen Zubereitungen 5–20 %, in wässrig-ethanolischen Zubereitungen 5–10 %, in Nasensalben 1–5 % ätherisches Öl; Pfefferminzblätter: Einnahme: 3–6 g Droge, 5–15 g Tinktur (entsprechend EB6), Zubereitungen entsprechend.

Mentha piperita / Pfefferminze

Gegenanzeigen

Pfefferminzöl: Verschluss der Gallenwege, Gallenblasenentzündung, schwere Leberschäden; bei Gallensteinleiden nur nach Rücksprache mit einem Arzt anzuwenden.
Bei Säuglingen und Kleinkindern sollten pfefferminzölhaltige Zubereitungen nicht im Bereich des Gesichts, speziell der Nase, aufgetragen werden.
Pfefferminzblätter: bei Gallensteinleiden nur nach Rücksprache mit einem Arzt anzuwenden.

Nebenwirkungen

Pfefferminzöl: Bei empfindlichen Menschen können Magenbeschwerden auftreten.
Pfefferminzblätter: keine bekannt.

Wechselwirkungen

Pfefferminzöl: keine bekannt;
Pfefferminzblätter: keine bekannt.

WIRKPROFIL

M

Monographie

Pfefferminzöl: spasmolytisch, karminativ, cholagog, antibakteriell, sekretolytisch, kühlend;
Pfefferminzblätter: direkte spasmolytische Wirkung an der glatten Muskulatur des Verdauungstraktes; choleretisch und karminativ.

Humoral-pathologie

In den alten Kräuterbüchern werden viele Minzen-Arten genannt. Alle sind warm und trocken bis in den dritten Grad.

Mentha piperita / Pfefferminze

Monographie

Pfefferminzöl
innere Anwendung: krampfartige Beschwerden im oberen
Gastrointestinaltrakt und der Gallenwege, Colon irritabile, Katarrhe
der oberen Luftwege, Mundschleimhautentzündung
äußere Anwendung: Muskel- und Nervenschmerzen
Pfefferminzblätter
krampfartige Beschwerden im Magen-Darm-Bereich sowie der
Gallenblase und -wege

Gegenwart

Krämpfe des Gastrointestinaltraktes	Cholagogum
	Cholelithiasis
Flatulenz	spastische Uterusaffektionen
Dyspepsie	Ohnmachten
Diarrhoe, Enteritis mit Blähungen	Schwindel
Reizkolon	Kopfschmerzen
Gastritis	Herzschwäche
Gastropathien auf nervöser	Herzklopfen
Grundlage	Hysterie, Hypochondrie
Kolik	Diaphoreticum, Antifebrilium
Übelkeit	seltener bei Heiserkeit, Tussis sicca
Vomitus	Asthma

Humoral-
pathologie

Da die alten Kräuterbücher viele Arten der Minze kennen und Mentha
piperita in freier Natur bald wieder rückkreuzt, seien hier die Indikationen
der Minze nach *Tabernaemontanuns* und *Lonicerus* genannt.

innerlich	treibt den Harn und den Schweiß
zäher Schleim in Magen, Darm	Würmer
und Brust	Vergiftung durch Schlangen
Magenweh von Blästen	Aussatz
benimmt das Aufstoßen	**äußerlich**
Keuchen, Husten	Hauptweh
Blutspeien	Bauchgrimmen
„Köstliche Herzstärckung"	treibt die Monatszeit der Weiber
Ohrensausen	Brustverhärtung (beim Entwöhnen)
verstopfte Leber und Milz	Hüftweh
Gelbsucht	Fieber
verstopfte Mutter	giftiger Tierbiss

M

Mentha piperita / Pfefferminze

Rezepte

Rp.: Species nervinae Heimii
Fol. Menthae pip.   20,0
Fol. Menyanthis   15,0
Rad. Valerianae   5,0
M. f. spec.
D.S. 1 Teelöffel / 1 Glas Wasser, Infus.

Rp.: Brechen beruhigendes Mittel (nach *Meyer*)
Fol. Melissae   60,0
Fol. Menthae pip.
Flor. Chamomillae   aa 40,0
M. f. spec.
D.S. 1 Esslöffel / 1 Glas Wasser, Infus, schluckweise warm trinken.

M

Menyanthes trifoliata / Bitterklee

Volksnamen	Bachgläsli, Biberklee, Dreiblatt, Fieberklee, Hasenohr, Gallkraut, Gänsestiel, Kreuzwurz, Lungenklee, Magenklee, Moosklee, Scharbocksklee, Sumpfklee, Wasserfieberkraut, Wasserklee, Wiesenmangold, Ziegenlappen, Zottelblume.
Botanisches	Enziangewächse (Gentianaceae, Menyanthaceae); mehrjährige, ausdauernde Pflanze mit kriechendem, sich bewurzelndem Wurzelstock, der dann in einen aufsteigenden Stängel übergeht; bis 30 cm hoch; Blätter: dreizählig, langgestielt, grundständig und kahl; Blüten: rötlich-weiß bis weiß, trichterförmig, in dichter Traube stehend; Frucht: eiförmige Kapsel mit braunglänzenden, schwimmfähigen Samen.
Vorkommen	Europa, gemäßigtes Asien, Nordamerika; Sümpfe, Wiesengräben, Torfwiesen, Teich- und Seeufer, Verlandungszonen.
Blütezeit	Mai bis Juli.

M

MONOGRAPHIE

verwendete Teile	Laubblätter von Menyanthes trifoliata LINNE sowie deren Zubereitungen in wirksamer Dosierung.
Inhaltsstoffe	Bitterstoffe.
Anwendungsart	zerkleinerte Droge für Aufgüsse sowie andere bitter schmeckende Zubereitungen zum Einnehmen.
Dosierung	Tagesdosis: 1,5–3 g Droge; Zubereitungen mit entsprechendem Bitterwert.
Gegenanzeigen	keine bekannt.
Nebenwirkungen	keine bekannt.
Wechselwirkungen	keine bekannt.

WIRKPROFIL

Monographie	Förderung der Magen- und Speichelsekretion.
Humoralpathologie	von trockener Natur; zusammenziehend.

Menyanthes trifoliata / Bitterklee

INDIKATIONEN

Monographie Appetitlosigkeit, dyspeptische Beschwerden

Gegenwart

Stomachikum Magen-Darm-Krämpfe mit
Blutreinigungsmittel Obstipation
Appetitlosigkeit Gallestauung
Magenschwäche Ikterus
Magenverschleimung Gallensteine
Magenerkältung Hypochondrie
Hyperazidität Arthritis
Sodbrennen Unterleibsstauung
gastrisches Fieber Seekrankheit
Gastritis Febris intermittens, Erkältungs-
Gärungsdyspepsie fieber
Flatulenz Nervenfieber

Humoral- Menyanthes war als circumpolare Pflanze in der Antike unbekannt.
pathologie In den alten Kräuterbüchern des 16. und 17. Jahrhunderts wird
Menyanthes trifolium als eine von vielen Kleearten beschrieben ohne
Wirkungsangaben. Bei *Bock* firmiert Menyanthes als „Wiesen-Mangolt".
innerlich **äußerlich**
rote Bauchflüsse hitzige Geschwüre und
Schmerzen

weitere Indikationen aus späterer Zeit:
wider allen Schleim und Säure, Arthritis urica
Fieber, Febris intermittens, Skorbut, Skrofulose, offene Füße

M

REZEPTE

Rezepte Rp.: Species amara (Dan.)
Fol. Menyanthis
Fol. Sennae
Fruct. Juniperi aa 30,0
M. f. spec.
D.S. 1 Teelöffel / 1 Glas Wasser,
kombiniertes Verfahren, vor dem Essen trinken.

Rp.: Sodbrennen (nach *Wittlich*)
Fol. Menyanthis
Hb. Absinthii aa 30,0
M. f. spec.
D.S. 1$^1/_2$ Teelöffel / 1 Glas Wasser,
Infus, 3 mal täglich 1 Tasse vor dem Essen.

Muira puama / Potenzholz

ALLGEMEINES	
Volksnamen	keine weiteren Angaben.
Botanisches	Olacaceae; Strauch mit dünnen, gelben, rutenförmigen Zweigen; eiförmige bis eilanzettförmige Blätter; kleine, kurzgestielte Blüten; Scheinfrüchte mit fleischiger Außenschicht.
Vorkommen	Brasilien.
Blütezeit	keine Angaben.

MONOGRAPHIE	
verwendete Teile	Stamm und/oder Wurzelholz von Ptychopetalum olacoides BEN-THAM und/oder Ptychopetalum unicatum ANSELMINO sowie dessen Zubereitungen.
Inhaltsstoffe	keine Angaben.
Anwendungsart	keine Angaben.
Dosierung	keine Angaben.
Gegenanzeigen	keine Angaben.
Nebenwirkungen	keine Angaben.
Wechselwirkungen	keine Angaben.

WIRKPROFIL	
Monographie	keine Angaben.
Humoral-pathologie	keine Angaben.

Muira puama / Potenzholz

Monographie

Potenzholz wird zur Vorbeugung und Behandlung von
Sexualstörungen und als Aphrodisiakum angewendet.
Risiken: keine bekannt;
Bewertung: Da die Wirksamkeit nicht belegt ist, kann eine
Anwendung von Potenzholz-Zubereitungen nicht befürwortet werden.

Gegenwart

Tonikum für das Zentralnervensystem
Roborans
Aphrodisiakum
Dysenterie
Menstrualkolik
appetitanregend
verdauungsfördernd

Humoral-
pathologie

Die Pflanze ist in den alten Kräuterbüchern nicht vertreten.
Die in Brasilien schon lange bekannte Droge wurde gegen Ende des
19. Jahrhunderts in Europa eingeführt.

In ihrer Heimat wird Muira puama als Tonikum bei Sexualstörungen,
bei Rheumatismus, partieller Paralyse und Neuralgien verwendet.

M

REZEPTE

Rezepte

als homöopathisches und spagyrisches Einzelmittel erhältlich.

Myristica fragrans / Muskatnuss

Volksnamen keine Angaben.

Botanisches Myristicaceae; stattlicher, bis 20 m hoher Baum; Blätter: immergrün, ganzrandig, 8-12 cm lang; Blüten: bleichgelb, angenehm duftend, bis 6 cm groß; Früchte platzen noch während sie am Baum hängen auf und werden in Samenmantel (Macis, Flor. Macidis, Muskatblüten) und Samen zerlegt (Sem. myristcae, Nux Moschata). Letzterer wird getrocknet und von der Samenschale befeit, um an die eigentliche Muskatnuss zu gelangen.

Vorkommen ursprünglich Molukken, in allen tropischen Klimazonen; häufig in Kulturen angebaut.

Blütezeit keine Angaben.

MONOGRAPHIE

M

verwendete Teile **Muskatsamen:** getrocknete, von dem Samenmantel und der Samenschale befreite Samen von Myristica fragans HOUTTUYN sowie deren Zubereitungen; **Muskatblüte:** getrockneter Samenmantel von Myristica fragrans HOUTTUYN sowie dessen Zubereitungen.

Inhaltsstoffe ätherisches Öl.

Anwendungsart keine Angaben.

Dosierung keine Angaben.

Gegenanzeigen keine Angaben.

Nebenwirkungen keine Angaben.

Wechselwirkungen keine Angaben.

Myristica fragrans / Muskatnuss

Monographie

spasmolytisch, hemmt die Monoaminooxidase, hemmt die Prostaglandinsynthese;

Risiken: Die Einnahme von etwa 5 g Muskatsamen führt zu einer Reihe von psychischen Störungen, die sich in leichten Bewusstseinsveränderungen bis hin zu intensiven Halluzinationen äußern können.

Bei der Einnahme von 9 Teelöffeln Muskatsamenpulver pro Tag wurde eine atropinartige Wirkung beobachtet. In größerer Menge eingenommen wirkt die Droge abortiv. Das im ätherischen Öl enthaltene Safrol wirkt mutagen und im Tierversuch kanzerogen. Für ätherisches Muskatöl sind keine mutagene Wirkungen bekannt.

Bewertung: Da die Wirksamkeit von Muskat-Zubereitungen nicht ausreichend belegt ist, ist eine therapeutische Anwendung unter Berücksichtigung der Risiken nicht vertretbar. Gegen die Anwendung als Geruchs- oder Geschmackskorrigens bestehen keine Bedenken.

Humoral-
pathologie

warm im 2. Grad;
etwas zusammenziehend.

M

Myristica fragrans / Muskatnuss

INDIKATIONEN

Monographie

Muskatsamen und/oder Muskatblüten werden bei Erkrankungen und Beschwerden im Bereich des Magen-Darm-Traktes wie Durchfall, Magenkrämpfe, Darmkatarrh und Blähungen angewendet.

Gegenwart

Nervenmittel, vor allem bei gastrokardialem und gastrozerebralem Symptomenkomplex; Küchengewürz

Hysterie, Hypochondrie
Platzangst
Lach- und Weinkrämpfe
Kopfschmerzen
Gedächtnisschwäche
Dysmenorrhoe
nervöse Gastropathien mit
  Blähungen
Schlingbeschwerden
Magenschwindel
Vomitus
Darmkatarrh mit Kolik
Gastritis
Sommerdiarrhoe

Sodbrennen, Magenschmerz sofort
Magenschmerzen sofort nach
  dem Essen
Milchüberfütterung und Milch-
  schäden
Nieren- und Blasenblutungen
Darmblutungen
seltener bei
rheumatischen Erscheinungen
Beschwerden bei Witterungs-
  wechsel
Erkältungsfolgen, Asthma
  trockenem Krampfhusten und
  Hämorrhoidalbeschwerden

Humoral-
pathologie

innerlich
gegen kalte Gebrechen von Hirn,
  Magen, Leber und Milz
stärkt das Hirn
erwärmt und stärkt den Magen
Magenerbrechen
vertreibt die Bläste und Winde
gegen die aufgeblasene Milz
stinkender Atem
Rote Ruhr
treibt den Harn
Mutterschmerz
Ohnmacht
Herzzittern

äußerlich
Trägheit der Zunge

Muskatnussöl außerdem gegen
Lendengrieß
Grimmen
Wehtage der Nerven
Aufschwellen des Magens
leberstärkend
Blasenschmerz
Harntröpfeln

REZEPTE

Rezepte

als Küchengewürz verwendet und als homöopathisches Einzelmittel erhältlich.

M

Myrrha / Myrrhe

ALLGEMEINES

Volksnamen	keine weiteren Angaben. Der Drogenname entstammt dem arabischen mur, was bitter bedeutet.
Botanisches	Burseraceae; Baumgewächs mit dickem Stamm, bis 3 m hoch; knorrige Äste mit spitzen Dornen; Blätter: klein, häufig gedreht, meist dreizählig, eiförmig bis lanzettförmig. Blüten: in rispenartigen Blütenständen; Früchte: 7 mm lang, eiförmig, glatt und braun.
Vorkommen	West- und Südküste der arabischen Halbinsel; Küstenländer des Roten Meeres; bevorzugt Höhenlagen von 500–1500 m.
Blütezeit	keine Angaben.

MONOGRAPHIE

verwendete Teile	aus der Rinde von Commiphora molmol ENGLER ausgetretenes und an der Luft getrocknetes Gummiharz sowie dessen Zubereitungen in wirksamer Dosierung; Myrrhe kann auch von anderen Commiphora-Arten stammen, soweit die Droge in ihrer chemischen Zusammensetzung vergleichbar ist.
Inhaltsstoffe	keine Angaben.
Anwendungsart	gepulverte Droge, Myrrhentinktur sowie andere galenische Zubereitungen zur lokalen Anwendung.
Dosierung	**Myrrhentinktur:** 2–3 mal täglich mit der unverdünnten Tinktur betupfen bzw. zum Spülen oder Gurgeln 5–10 Tropfen in 1 Glas Wasser geben; in Zahnpulvern entsprechend 10 % gepulverte Droge.
Gegenanzeigen	keine bekannt.
Nebenwirkungen	keine bekannt.
Wechselwirkungen	keine bekannt.

WIRKPROFIL

Monographie	adstringierend.
Humoral-pathologie	erwärmend, betäubend, austrocknend, adstringierend.

Myrrha / Myrrhe

Monographie lokale Behandlung leichter Entzündungen der Mund- und Rachenschleimhaut

Gegenwart

Wundheilmittel
Stomatitis, Stomakaze
Gingivitis
Pharyngitis, Angina
Aphten, Zahngeschwüre
Skorbut
Verschleimung der Verdauungs-
und Respirationsorgane
cholesterin- und lipidsenkend
antimikrobiell und anitimykotisch
Leberschwellung
Hämorrhoiden

Spülung
Adnexitis
Salpingitis
Fluor albus

Salbe
Erysipel

Humoral-
pathologie

innerlich
Wundheilmittel, Antiseptikum
Gebrechen durch böse faule Säfte
Schleimerkrankungen der inneren
Organe
Zahnfleischentzündungen, lockere
Zähne
chronischer Husten
Brust-, Seitenweh

Verdauungsförderung
Bauchflüsse, Rote Ruhr
Würmer
Wassersucht
Vier-Tages-Fieber
Emmenagogum
Schnupfen
Flechten

äußerlich
als Räucherung gegen Unfruchtbarkeit, Pusteln, Runzeln, Haarausfall

M

Rezepte

Rp.: Gurgelmittel (nach *Hemm*)
Tct. Myrrhae
Extr. Salviae
Extr. Chamomillae   aa ad 50,0
M.D.S. 20 Tropfen / 1 Glas Wasser, mehrmals täglich
1 Glas schluckweise gurgeln.

Myrtillus / Heidelbeere

	ALLGEMEINES
Volksnamen	Bickbeere, Blaubeere, Griffelbeere, Haselbeeri, Krähenauge, Schnuderbeeri, Schwarzbeere, Sentbeere, Taubeere, Wehlen, Worbel.
Botanisches	Heidekrautgewächse (Ericaceae); Halbstrauch mit weitkriechender Grundachse und kantigen, reich verästelten Stängeln; bis 50 cm hoch; Blätter: derb, kurz gestielt, wechselständig, rundlich-eiförmig, am Rand leicht gesägt; Blüten: grünlich, blattachselständig, kugelig; blauschwarze Früchte.
Vorkommen	Europa, Asien, Nordamerika; frische bis feuchte, humusreiche und kalkarme Böden, schattige Wälder, Heiden und Torfmoore.
Blütezeit	Mai bis Juni.

	MONOGRAPHIE
verwendete Teile	**Heidelbeeren:** getrocknete, reife Früchte von Vaccinum myrtillus LINNE sowie deren Zubereitungen in wirksamer Dosierung; **Heidelbeerblätter:** Laubblätter von Vaccinum myrtillus LINNE sowie deren Zubereitungen.
Inhaltsstoffe	**Heidelbeeren:** Gerbstoffe, Anthocyane und Flavonglykoside; **Heidelbeerblätter:** keine Angaben.
Anwendungsart	**Heidelbeeren:** getrocknete Droge für Abkochungen und andere galenische Zubereitungen zum Einnehmen sowie zur lokalen Anwendung; **Heidelbeerblätter:** keine Angaben.
Dosierung	**Heidelbeeren:** 20–60 g Droge Tagesdosis; zur lokalen Anwendung als 10 %iger Dekokt; Zubereitungen entsprechend; Anwendungsdauer: Sollten die Durchfälle länger als 3–4 Tage anhalten, ist ein Arzt aufzusuchen. **Heidelbeerblätter:** keine Angaben.
Gegenanzeigen	**Heidelbeeren:** keine bekannt; **Heidelbeerblätter:** keine Angaben.
Nebenwirkungen	**Heidelbeeren:** keine bekannt; **Heidelbeerblätter:** keine Angaben.
Wechselwirkungen	**Heidelbeeren:** keine bekannt; **Heidelbeerblätter:** keine Angaben.

	WIRKPROFIL
Monographie	**Heidelbeeren:** adstringierend; **Heidelbeerblätter:** keine Angaben.
Humoralpathologie	kalt im 2. Grad; trocknend und etwas zusammenziehend.

Myrtillus / Heidelbeere

INDIKATIONEN

Monographie

Heidelbeeren: unspezifische akute Durchfallerkrankungen, lokale Therapie leichter Entzündungen der Mund- und Rachenschleimhaut
Heidelbeerblätter:
- Diabetes mellitus
- Vorbeugung und Behandlung von Erkrankungen und Beschwerden im Magen-Darm-Trakt, der Niere und ableitenden Harnwege sowie der Atemwege
- Rheuma, Gicht, Hauterkrankungen, Hämorrhoidalerkrankungen, Durchblutungsstörungen, funktionellen Herzbeschwerden
- „Anregung des Stoffwechsels und Blutreinigung"

Risiken: Bei höherer Dosierung oder längerem Gebrauch können chronische Vergiftungen auftreten, die sich im Tierversuch zunächst in Kachexie, Anämie, Ikterus, akuten Erregungszuständen und Tonus-Störungen äußern und schließlich nach chronischen Gaben von 1,5 g/kg/Tag zum Tode führen können. **Beurteilung:** Da die Wirksamkeit nicht belegt ist kann eine therapeutische Anwendung von Heidelbeerblätterzubereitungen aufgrund der Risiken nicht vertreten werden.

M

Gegenwart

Folia Myrtilli
Antidiabetikum
chronische Enteritis
Vomitus
Peritonitis
Magenkrämpfe
Blasenatonie
Zystitis
Hydrops
seltener bei Steinleiden von Gallenblase, Niere und Blase

Fructus Myrtilli
Antidiarrhoikum
Dysenterie
leichte Formen von Typhus
Blutungen
Fluor albus
Gonorrhoe
Stomatitis ulcerosa
Gingivitis
Plaques muqueuses
Halsentzündungen

Humoral-pathologie

innerlich (Beeren)
  Hitze des Magens
  Würgen des Magens
  Bauchflüsse, Ruhr
  Fieber
  hitzige Krankheiten von Lunge, Niere und Leber

wider den Stein

äußerlich (Blätter)
Geschwulst an heimlichen Orten
Mundfäule
faules Fleisch

REZEPTE

Rezepte

Rp.: Diarrhoe (nach *Kroeber*)
Fruct. Myrtilli   100,0
D.S. 1 ¹/₂ Teelöffel / 2 Glas Wasser, 8 Stunden Kaltansatz.

Nasturtium officinale / Brunnenkresse

	ALLGEMEINES
Volksnamen	Bachbitterkraut, Bitterkresse, Bittersalat, Bornkassen, Kersche, Wasserkresse, Wassersenf.
Botanisches	Kreuzblütler (Cruciferae); ausdauernde, jodhaltige Pflanze mit kriechender, reich bewurzelter Grundachse; 30–90 cm lang; Blätter: klein, gefiedert und breit elliptisch; Kreuzblüten: weiß, in lockeren Trauben stehend, mit gelben Staubbeuteln.
Vorkommen	Kosmopolit; feuchte bis nasse Standorte; an und in Quellen, Bächen, Flüssen und Gräben.
Blütezeit	Mai bis September.

	MONOGRAPHIE
verwendete Teile	frische oder getrocknete oberirdische Teile von Nasturtium officinale R.BROWN sowie deren Zubereitungen in wirksamer Dosierung.
Inhaltsstoffe	Senfölglykoside und Senföl.
Anwendungsart	zerkleinerte Droge, Frischpflanzenpresssaft sowie andere galenische Zubereitungen zum Einnehmen.
Dosierung	Tagesdosis: 4–6 g Droge oder 20–30 g frisches Kraut oder 60–150 g Frischpflanzenpresssaft; Zubereitungen entsprechend.
Gegenanzeigen	Magen- und Darmulzera, entzündliche Nierenerkrankungen; **Cave:** Keine Anwendung bei Kindern unter 4 Jahren!
Nebenwirkungen	in seltenen Fällen Magen-Darm-Beschwerden.
Wechselwirkungen	keine bekannt.

	WIRKPROFIL
Monographie	keine Angaben.
Humoralpathologie	warm und trocken im 2. Grad (Frischpflanze).

Nasturtium officinale / Brunnenkresse

INDIKATIONEN

Monographie   Katarrhe der Luftwege

Gegenwart   **Blutreinigungsmittel, Antiskorbutikum**

chronische Exantheme, Ekzeme, Akne vulgaris
Ulzera (bes. im Mundbereich), Gingivitis, Parodontose
Skrofel
Blutarmut, Bleichsucht
Zystopathien
Ikterus, Galleleiden, Cholelithiasis
Milzschwellungen
Obstipation, Dyspepsie
Würmer
Rheuma, Gicht
Hydrops
chronische Katarrhe der Luftwege
beginnende Tuberkulose
Diabetes mellitus
Struma

Humoral-
pathologie   **innerlich**
      treibt Harn und Gries
Harntröpfeln
Wassersucht, Milzsucht
Verstopfung und Fäulung der Leber und Milz
treibt die Weiberzeit
Scharbock

äußerlich
Hauträude, Brand
Hornissenstich

Saft
gegen Erbrechen und Verstopfung von Leber und Milz

REZEPTE

Rezepte   zur Blutreinigung (Frühjahrskur) am besten als frischer Salat oder als
Frischpresssaft.

Rp.: chronische Bronchitis (nach *Leclerc*)
Succi Nasturtii   60,0 – 150,0
D.S. mehrmals täglich in kalter Bouillon.

Nerium oleander / Rosenlorbeer

	ALLGEMEINES
Volksnamen	Unholdskraut.
Botanisches	Hundsgiftgewächse (Apocynaceae); kleiner Baum oder Strauch, bis 5 m hoch; Blätter: lanzettförmig, lederartig glatt; Blüten: rot oder weiß, mit trichterförmigem Kelch, in endständigen Rispen stehend; Früchte: schotenartig verlängerte, bis 15 cm lange Balgkapseln mit zahlreichen Samen, die eine Haarkrone auf ihrer Spitze tragen. **Cave: Tödlich giftig!**
Vorkommen	Mittelmeerraum, Schwarzmeerküste, Zentralasien und Südamerika; in Deutschland häufig als Kübelpflanze in Gärten; in mildem Klima und an geschützten Standorten, auf Alluvialböden oder Kies und Subuntergrund mit ausreichend Feuchtigkeit.
Blütezeit	Juli bis September.

	MONOGRAPHIE
verwendete Teile	Oleanderblätter, bestehend aus den Laubblättern von Nerium oleander LINNE sowie deren Zubereitungen.
Inhaltsstoffe	keine Angaben.
Anwendungsart	keine Angaben.
Dosierung	keine Angaben.
Gegenanzeigen	keine Angaben.
Nebenwirkungen	keine Angaben.
Wechselwirkungen	keine Angaben.

	WIRKPROFIL
Monographie	positiv inotrop, negativ chronotrop; **Risiken:** Bei der akzidentellen Einnahme von Teilen von Nerium oleander sowie der Einnahme eines Teeaufgusses aus Oleanderblättern sind Vergiftungen mit z.T. letalem Ausgang aufgetreten. **Bewertung:** Ausreichendes Erkenntnismaterial zur Wirksamkeit sowie zur Pharmakokinetik bzw. Wirkkinetik von Zubereitungen aus Oleanderblättern liegt nicht vor. Eine Korrelation zwischen dem chemisch bestimmten Oleandringehalt und dem biologischen Wirkwert

Nerium oleander / Rosenlorbeer

Fortsetzung: WIRKPROFIL

der Droge ist nicht gegeben. Angaben zu Anwendungsgebieten sowie zu der erforderlichen Dosierung sind somit nicht möglich.
Da die Wirksamkeit von Zubereitungen aus Oleanderblättern nicht ausreichend belegt ist, kann auch im Hinblick auf die mangelhafte Korrelation zwischen dem Gehalt an einzelnen Glykosiden und dem Wirkwert der Droge eine therapeutische Anwendung von Oleanderblättern nicht vertreten werden.
Hinweis: Nutzen und Risiko von fixen Kombinationen mit Herzglykosiddrogen müssen präparatespezifisch dokumentiert und geprüft werden.

Humoral-pathologie

warm im 3. Grad, trocken im 2. Grad.

INDIKATIONEN

Monographie

Erkrankungen und funktionelle Störungen des Herzens
Hauterkrankungen

Gegenwart

setzt die Pulsfrequenz herab
steigert die Diurese
kontraindiziert bei Myokardinfarkt,
Angina pectoris, infektiöse Myokarditis
Homöopathie
lähmungsartige Zustände, nervöse Erschöpfung, Gedächtnisschwäche, Kopfschmerzen, Schlaflosigkeit, Glieder- und Muskelkrämpfe, Diarrhoe, chronische Dyspepsie mit Flatulenz, nässende Ekzeme

Humoral-pathologie

In den alten Kräuterbüchern wird vor der Giftigkeit der Pflanze für Menschen und Tiere gewarnt.

innerlich	äußerlich
giftiger Tierbiss	Räude
	raue Haut

Wurde gegen Ungeziefer und als Ratten- und Mäusegift verwendet.

REZEPTE

Rezepte

als homöopathisches und spagyrisches Einzelmittel erhältlich.

Olea europaea / Ölbaum

Volksnamen	Olivenbaum.
Botanisches	Ölbaumgewächse (Oleaceae); alte baumartige Kulturpflanze, 6–8 m hoch, von hoher Lebensdauer; Blätter: immergrün, ledrig, an der Unterseite schuppig behaart; Blüten: gelblich-weiß, klein, duftend; Früchte: schwarz, glatt, oval.
Vorkommen	ursprünglich Mittelmeerländer; heiße Standorte, die durch Wind temperiert werden.
Blütezeit	Juli.

MONOGRAPHIE

verwendete Teile	frische oder getrocknete Laubblätter von Olea europaea LINNE s.l. sowie deren Zubereitungen.
Inhaltsstoffe	keine Angaben.
Anwendungsart	keine Angaben.
Dosierung	keine Angaben.
Gegenanzeigen	keine Angaben.
Nebenwirkungen	keine Angaben.
Wechselwirkungen	keine Angaben.

WIRKPROFIL

Monographie	im Tierversuch: spasmolytisch, bronchodilatatorisch, koronardilatatorisch, hypotensiv, antiarrhythmisch und arrhytmogen, antipyretisch, hypoglykämisch und diuretisch.
Humoral- pathologie	Das Öl reifer Oliven ist von mittelmäßiger Wärme und hoher Feuchtigkeit. Zerteilend.

O

Olea europaea / Ölbaum

Monographie

Zubereitungen aus Olivenblättern werden als blutdrucksenkendes und harntreibendes Mittel bei Hypertonie angewendet.
Risiken: keine bekannt;
Beurteilung: Da die Wirksamkeit der Droge und ihrer Zubereitungen bei den beanspruchten Anwendungsgebieten nicht belegt ist, kann eine therapeutische Anwendung bei Hypertonie nicht vertreten werden.

Gegenwart

in Salben, Emulsionen, Lotionen und Linimenten enthalten.

Humoral-
pathologie

innerlich
   scharfes Gift
treibt den Stuhlgang
Darmgicht
schwerer Atem
Harnwinde
verstandene Weiberzeit

äußerlich
hitzige Geschwulst
harte Beulen

REZEPTE

Rezepte

Frische oder eingemachte Oliven dienen seit langem als Nahrungsmittel. Das Olivenöl wird für Salate und zum Braten verwendet.

Als homöopathisches Einzelmittel erhältlich.

Ononis spinosa / Hauhechel

Volksnamen	Hasenöhrle, Heudorn, Ochsenbrech, Schafhechle, Stachelkraut, Stallkraut, Steinwurzel, Weiberkrieg.
Botanisches	Schmetterlingsblütler (Leguminosae); dorniger Halbstrauch, 30–60 cm hoch; lange und kräftige Pfahlwurzel; aufrechter, einreihig behaarter, dorniger Stängel; dreizählige Blätter, kleingezähnt mit Nebenblättern; rosarote Blüten an traubigen, beblätterten Blütenständen.
Vorkommen	Europa, Nordafrika; trockene, sonnige Plätze an Wald-, Weg- und Ackerrändern.
Blütezeit	Juni bis September.

MONOGRAPHIE

verwendete Teile	im Herbst gesammelte, getrocknete Wurzeln und Wurzelstöcke von Ononis spinosa LINNE.
Inhaltsstoffe	Isoflavonoide wie Ononin, Flavonoide und geringe Mengen ätherisches Öl.
Anwendungsart	zerkleinerte Droge für Aufgüsse sowie andere galenische Zubereitungen zum Einnehmen.
Dosierung	Tagesdosis: 6–12 g Droge, Zubereitungen entsprechend.
Gegenanzeigen	keine bekannt.
Nebenwirkungen	keine bekannt.
Wechselwirkungen	keine bekannt.

WIRKPROFIL

Monographie	diuretisch.
Humoralpathologie	warm und trocken im 3. Grad; säubernd, dünn machend und zerteilend.

Ononis spinosa / Hauhechel

Monographie

Durchspülung bei entzündlichen Erkrankungen der ableitenden Harnwege
Durchspülung zur Vorbeugung und Behandlung von Nierengrieß
Hinweis: Auf reichliche Flüssigkeitszufuhr ist zu achten!

Gegenwart

Diuretikum
Blasen-, Harnröhrenentzündung
Nierenbeckenentzündung
Wassersucht, Aszites
Blasenschwäche
Blasen-, Nierensteine
Blutreinigungsmittel
stoffwechselanregend
Skrofulose
Drüsenverhärtungen
Adipositas

harnsaure Diathese mit Stauungen,
   Sediment- und Steinbildungen
   Gelenkrheuma, Gicht
Arthritis urica
chronische Hautausschläge
nässende Ekzeme
Hautjucken
Nasenbluten
Fluor albus
chronische Gonorrhoe
Kardiakum

Humoral-
pathologie

innerlich
harntreibend
zerbricht den Stein
Wassersucht
Leber-, Milzverstopfung
Gelbsucht
treibt verborgene Feigwarzen heraus
und heilt sie

stinkender Atem
Zahnweh

äußerlich
Zahnweh
Mundfäule

Rezepte

Rp.: Diuretikum (nach *Wunderlich*)
Rad. Ononidis
Fruct. Juniperi
Rad. Petroselini   aa ad 100,0
M. f. spec.
D.S. 2 Teelöffel / 2 Glas Wasser, kombiniertes Verfahren, tagsüber
schluckweise trinken.

Rp.: Gelenkrheumatismus und Gicht (nach *Wesenberg*)
Hb. Callunae vulg.   50,0
Fol. Betulae   40,0
Rad. Ononidis
Cort. Salicis   aa   30,0
M. f. spec.
D.S. 3 Teelöffel / 2 Glas Wasser, kombiniertes Verfahren.

O

Origanum vulgare / Dost

Volksnamen	Badchrut, Brauner Dost, Dorant, Grober Chölm, Oregano, Orantkraut, Wilder Majoran, Wohlgemuth.
Botanisches	Lippenblütler (Labiatae); ausdauernde Pflanze mit rotüberlaufenen, behaarten, im oberen Teil sich verzweigenden Stängeln; bis 50 cm hoch; Blätter: eiförmig bis elliptisch, mit glattem Rand; Blüten: rot bis rosarot, in trugdoldigen Rispen stehend.
Vorkommen	Europa, in Nordamerika eingeschleppt; Kalk- und Kiesböden, trockene Hänge, Waldränder und Magerwiesen.
Blütezeit	Juni bis September.

MONOGRAPHIE

verwendete Teile	Dostenkraut, bestehend aus den oberirdischen Teilen von Origanum vulgare LINNE sowie deren Zubereitungen.
Inhaltsstoffe	keine Angaben.
Anwendungsart	keine Angaben.
Dosierung	keine Angaben.
Gegenanzeigen	keine Angaben.
Nebenwirkungen	keine Angaben.
Wechselwirkungen	keine Angaben.

WIRKPROFIL

Monographie	keine Angaben.
Humoral-pathologie	warm und trocken im 3. Grad; eröffnend, erwärmend, reinigend und zerteilend.

O

Origanum vulgare / Dost

Monographie

- Expectorans und krampflösendes Mittel bei Husten und Bronchialkatarrh
- Erkrankungen und Beschwerden im Bereich des Magen-Darm-Traktes, Blähungen, Förderung der Gallenproduktion und der Verdauung, appetitanregendes und krampflösendes Mittel
- Erkrankungen und Beschwerden im Bereich der Harnwege, Unterleibserkrankungen, schmerzhafte Menstruation, harntreibendes Mittel
- Rheuma, Skrofulose, als beruhigendes und schweißtreibendes Mittel Dostenkraut ist außerdem in Gurgelwässern und Bädern enthalten.

Risiken: keine bekannt;

Bewertung: Da die beanspruchten Anwendungsgebiete nicht belegt sind, kann eine therapeutische Anwendung der Droge nicht befürwortet werden.

Gegenwart

Nervinum, Antispasmodikum	Magenschwäche
Gewürzpflanze	Gärungsdyspepsie
Uterusleiden,	Appetitlosigkeit
Dys-, Amenorrhoe	Leberstockungen
Nymphomanie, Erotomanie	Pfortaderstau
Onanie	Ikterus
Nervenschwäche	Rheuma
Epilepsie	Skrofulose
Bronchitis, Husten	Diaphoretikum
Schweratmigkeit	**äußerlich**
Asthma	juckende Hautausschläge
Lungentuberkulose	Amenorrhoe (Badezusatz)

Humoral-pathologie

innerlich	mehrt den Weibern die Milch
„Wider die Verstopfung der Lung, der Leber und der Mutter"	Räude und Grind
alter Husten	**äußerlich**
grober Schleim auf der Brust	Zahnweh
Keuchen	macht weiße Zähne
Lungensucht	Halsgeschwär
Gelb-, Milzsucht	Ohrensausen
Bauchflüsse	Seitenweh
Rote Ruhr	harte, verstopfte Mutter
Würmer	erfolgloser Stuhlzwang
fördert die Monatszeit	Hautjucken, Räude

Rezepte

als homöopathisches und spagyrisches Einzelmittel erhältlich

O

Orthosiphonis spicatus / Indischer Blasen- und Nierentee

ALLGEMEINES	
Volksnamen	Javatee, Katzenbart, Kumis Kutjing (Katzenbart auf Malayisch), Koemis Koeting.
Botanisches	Lippenblütler (Labiatae); fein behaarte, 70–90 cm hohe Staude; vierkantige, blütentragende Stängel; Blätter: 5–6 cm lang, kreuzweise, gegenständig, lanzettförmig, spitz; Blüten: in endständigen Scheinähren, bläulich-weiß, mit langen Staubgefäßen.
Vorkommen	Südostasien bis Australien, tropisches Amerika.
Blütezeit	keine Angaben.

MONOGRAPHIE	
verwendete Teile	kurz vor der Blütezeit geerntete, getrocknete Laubblätter und Stängelspitzen von Orthosiphon spicatus (THUNBERG) BAKER (Synonym: Orthosiphonis stamineus BENTHAM).
Inhaltsstoffe	lipophile Flavone, u.a. Sinensetin, Scutellareintetramethylether und Eupatorin; ätherisches Öl und größere Mengen Kaliumsalze.
Anwendungsart	zerkleinerte Droge für Aufgüsse sowie andere galenische Zubereitungen zum Einnehmen.
Dosierung	Tagesdosis: 6–12 g Droge.
Gegenanzeigen	keine bekannt.
Nebenwirkungen	keine bekannt.
Wechselwirkungen	keine bekannt.

WIRKPROFIL	
Monographie	diuretisch, schwach spasmolytisch.
Humoral-pathologie	Wird in den alten Kräuterbüchern nicht aufgeführt. Die Pflanze ist seit 1905 in die holländische Pharmakopoe aufgenommen und wurde 1927 von *Grüber* in Deutschland eingeführt.

Orthosiphonis spicatus / Indischer Blasen- und Nierentee

Monographie

Durchspülung bei bakteriellen und entzündlichen Erkrankungen der ableitenden Harnwege und bei Nierengrieß

Gegenwart

Diuretikum
Vermehrung der Harnsäure- und Kochsalzausscheidung
chronische Nephritis
Zystitis mit Grießbildung
Hämaturie
Nierensteine
beginnende Schrumpfniere
Nephrose
Albuminurie
Wassersucht
Cholelithiasis
Diabetes mellitus
Gelenkrheuma
Gicht
Arterienverkalkung

Humoral-
pathologie

Die Pflanze wird in den alten Kräuterbüchern nicht aufgeführt.

O

Rezepte

Rp.: Nierentee
Hb. Solidaginis
Rad. Ononidis
Fol. Orthosiphonis   aa ad 100,0
M. f. spec.
D.S. 6 Teelöffel auf 2 Tassen Wasser,
Kaltauszug 8 Stunden, tagsüber schluckweise trinken.

Rp.: Diuretikum (nach *Lindemann*)
Fol. Orthosiphonis   100,0
D.S. 5 gehäufte Teelöffel / 125 ml Wasser, Infus,
15 Minuten ziehen lassen.

Paeonia / Pfingstrose

Volksnamen	Ballerose, Bauernrose, Gichtrose, Knopfrosen, Pumprose.
Botanisches	Hahnenfußgewächse (Ranunculaceae); ausdauernde, krautartige Pflanze mit länglich gegliederten Wurzelknollen und aufrechten, krautigen, kahlen und unverzweigten Stängeln; bis 90 cm hoch; Blätter: breit-lanzettförmig, doppelt-dreizählig, schwach behaart an der Unterseite; Blüten: rot, mit fünf bis acht Kronenblättern; Früchte: aufrechte oder abstehende, dicht weißfilzige Balgfrüchte.
Vorkommen	Südeuropa, Kleinasien; Gartenzierpflanze; lichte Berghänge und trockene Kalktriften.
Blütezeit	Mai.

MONOGRAPHIE

verwendete Teile	**Pfingstrosenblüten:** Kronblätter von Paeonia officinalis LINNE emend. WILLDENOW s.l. und/oder Paeonia mascula (LINNE) MILLER s.l. sowie deren Zubereitungen; **Pfingstrosenwurzeln:** getrocknete Nebenwurzeln von Paeonia officinalis LINNE emend. WILLDENOW s.l. und/oder Paeonia mascula (LINNE) MILLERS s.l. sowie deren Zubereitungen.
Inhaltsstoffe	keine Angaben.
Anwendungsart	keine Angaben.
Dosierung	keine Angaben.
Gegenanzeigen	keine Angaben.
Nebenwirkungen	keine Angaben.
Wechselwirkungen	keine Angaben.

WIRKPROFIL

Monographie	keine Angaben.
Humoral-pathologie	warm und trocken im 2. Grad; etwas zusammenziehend.

P

Paeonia / Pfingstrose

INDIKATIONEN

Monographie

Pfingstrosenblüten werden angewendet bei
- Haut- und Schleimhauterkrankungen, Fissuren, Rhagaden, Hämorrhoiden
- Gicht, Rheuma
- Erkrankungen und Beschwerden der Atemwege
- in fixen Arzneimittelkombinationen u.a. bei nervösen Beschwerden, Herzbeschwerden und bei Gastritis.

Pfingstrosenwurzeln werden angewendet bei
- Krämpfen unterschiedlicher Art und Genese
- (in Kombinationen) bei Rheumatismus, Erkrankungen und Beschwerden des Magen-Darm-Traktes sowie des Herzens und der Blutgefäße
- Neurasthenie und Neurasthenie-Syndrom, Neuralgien, Migräne, allergischen Erkrankungen sowie in Tonika.

Risiken: keine bekannt;

Bewertung: Da die Wirksamkeit von Pfingstrosenzubereitungen nicht belegt ist, kann eine therapeutische Anwendung nicht befürwortet werden. Gegen die Anwendung von Pfingstrosenblüten als Schönungsdroge in Teemischungen bestehen keine Bedenken.

Gegenwart

Antispasmodikum	Fistula ani
Epilepsie	Prolapsus ani
Kinderkrämpfe	Arthritis urica
Zahnkrämpfe	Rheuma
Hämorrhoiden	Zystitis mit Blutungen
Fissura ani	leber- und nierenreinigend

Humoral-pathologie

innerlich	**äußerlich**
Fallendsucht	Fräseln der Kinder
Fräseln der Kinder	Fallendsucht
verstandene Weiberzeit	gegen nächtliche Gespenster
Bauchweh	Nasenbluten
Verstopfte Leber und Nieren	
Nieren- und Blasenschmerz	
stopft den Bauch	
Gelbsucht	
Gicht	

REZEPTE

Rezepte

als homöopathisches und spagyrisches Einzelmittel erhältlich.

Panax Ginseng / Ginseng

Volksnamen	Allheilkraut, Kraftwurzel.
Botanisches	Efeugewächse (Araliaceae); Kraut mit 30–60 cm langem Stängel und möhrenartiger Wurzel, die 8–12 cm lang und 2 cm dick wird; langgestielte und fünfzählig gefingerte Blätter; zwittrige, weißgrünliche, in Dolden angeordnete Blüten; scharlachrote, kugelig bis nierenförmige Beerenfrucht.
Vorkommen	Ostasien; schattige Wälder; in Kulturen angebaut.
Blütezeit	Juni bis Juli.

MONOGRAPHIE

verwendete Teile	getrocknete Haupt-, Neben- und Haarwurzel von Panax ginseng C.A. Meyer sowie deren Zubereitungen in wirksamer Dosierung.
Inhaltsstoffe	mindestens 1,5 % Ginsenoside, berechnet als Ginsenosid Rgl.
Anwendungsart	zerkleinerte Droge für Teeaufgüsse, Drogenpulver sowie galenische Zubereitungen zum Einnehmen; Einnahmedauer: in der Regel bis zu 3 Monaten; Wiederholungsbehandlung ist möglich.
Dosierung	Tagesdosis: 1–2 g Droge, Zubereitungen entsprechend.
Gegenanzeigen	keine bekannt.
Nebenwirkungen	keine bekannt.
Wechselwirkungen	keine bekannt.

WIRKPROFIL

Monographie	In verschiedenen Stressmodellen, z.B. Immobilisations- oder Kältetest, wird die Belastbarkeit von Nagern erhöht.
Humoral- pathologie	keine Angaben.

P

Panax Ginseng / Ginseng

INDIKATIONEN

Monographie

Als Tonikum zur Stärkung und Kräftigung bei Müdigkeits- und Schwächegefühl, nachlassender Leistungs- und Konzentrationsfähigkeit sowie in der Rekonvaleszenz

Gegenwart

Nervinum, Tonikum, Adaptogen
nervöse Erschöpfungszustände
allgemeine Schwäche
Müdigkeit
Zittern und Schwindel im Alter
sexuelle Neurasthenie, Impotenz
vegetative Dysregulation
leichte Depressionen
Kongestionen im Urogenitaltrakt
  mit Sphinkterkrampf

schmerzlindernd bei rheumatisch-
  gichtigen Affektionen
Lumbago, Ischias,
Arthritis deformans
Arteriosklerose, Hypertonie
Asthma
Magen-Darm-Koliken, Sodbrennen
Magengeschwüre
Rekonvaleszenz
Geburtserleichterung

*Humoral-
pathologie*

Keine Angaben finden sich in der älteren europäischen Literatur.
Die Pflanze gelangte ab 1610 unter dem Namen Pentao nach Europa.
Sie spielte eine wichtige Rolle in der chinesischen, mongolischen und koreanischen Medizin.

Anwendungsgebiete aus der älteren chinesischen Literatur:
treibt Gifte aus
Unterstützung des Urpneumas
kühlt das Feuer
vermehrt das Erdeprinzip
öffnet das Herz
vermehrt das Wissen
wirkt beruhigend
beseitigt Hitze und Diarrhoe
gegen Verhärtungen
lässt gestauten Schleim abfließen
heilt innere Wunden infolge übertriebenen Geschlechtsverkehrs
entfernt Hitze durch Schweißsekretion
bessert Magenerschöpfung und Husten
gegen Retentio urinae
verhindert zu viele Träume
gegen Verwirrtsein

REZEPTE

Rezepte

auf Fertigpräparate zurückgreifen;
als homöopathisches und spagyrisches Einzelmittel erhältlich.

Papaver rhoeas / Klatschmohn

Volksnamen	Blutblume, Feldmohn, Feuerblume, Klatschrose, Kornrose, Schnalle.
Botanisches	Mohngewächse (Papaveraceae); milchsafthaltige Pflanze mit hohen, behaarten Stängeln; bis 70 cm hoch; Blätter: länglich, fiederteilig und gezähnt; Blüten: rot, endständig, mit vier Kronblättern, am Grund mit weißumrandetem, schwarzem Fleck; Kapselfrüchte mit kleinen, braunen, nierenförmigen Samen.
Vorkommen	Kosmopolit; Getreidefelder, Schuttplätze.
Blütezeit	Mai bis Juli.

MONOGRAPHIE

verwendete Teile	getrocknete Kronblätter von Papaver rhoeas LINNE sowie deren Zubereitungen.
Inhaltsstoffe	keine Angaben.
Anwendungsart	keine Angaben.
Dosierung	keine Angaben.
Gegenanzeigen	keine Angaben.
Nebenwirkungen	keine Angaben.
Wechselwirkungen	keine Angaben.

WIRKPROFIL

Monographie	keine Angaben.
Humoral-pathologie	von kalter Natur.

P

Papaver rhoeas / Klatschmohn

Monographie

Klatschmohnblüten werden bei Erkrankungen und Beschwerden im Bereich der Atemwege, bei Schlafstörungen sowie als beruhigendes und schmerzstillendes Mittel angewendet.
Risiken: keine bekannt;
Bewertung: Da die Wirksamkeit von Klatschmohnblüten bei den beanspruchten Anwendungsgebieten nicht belegt ist, kann eine therapeutische Anwendung nicht befürwortet werden. Gegen die Verwendung als Hilfsstoff in Teemischungen bestehen keine Einwände.

Gegenwart

Husten
Unruhezustände kleiner Kinder
schlaffördernd

Humoral-pathologie

innerlich
stillt die Weiberflüsse
Seitenstechen

der Same
schmerzstillend
schlafbringend
löscht die Fieberhitze
gegen die Bräune

äußerlich
hitzige Geschwulst
schlafbringend
stillt das Nasenbluten
Grind

Vom innerlichen Gebrauch des Samens rät *Tabernaemontanus* ab.

P

REZEPTE

Rezepte

Rp.: bronchiale Erkrankungen
Lichen islandici
Rad. Althaeae
Rad. Liquiritiae
Fruct. Foeniculi
Hb. Millefolii   aa 20,0
Flor. Verbasci
Flor. Malvae
Flor. Papaver rhoeas   aa 10,0
M. f. spec.
D.S. 4 Teelöffel / 2 Glas Wasser, kombiniertes Verfahren.

Passiflora incarnata / Passionsblume

Volksnamen   keine weiteren Angaben.

Botanisches   Passionsblumengewächse (Passifloraceae);
ausdauernde Kletterpflanze mit schwach gerilltem, rankendem Stängel;
Blätter: wechselständig, dreilappig; die Lappen sind lanzettförmig und
gesägt; Blüten: mit ausgebreiteten Kelch- und Blütenblättern in weißer
und fleischroter bis violetter Färbung; die Nebenkronblätter sind pur-
purrot, innen fast schwarz gefärbt;
Früchte: blassgelb, oval und apfelgroß.

Vorkommen   Mittelamerika, nördliches Südamerika, tropisches Indien.

Blütezeit   Juli bis September.

MONOGRAPHIE

verwendete Teile   Passionsblumenkraut, bestehend aus den frischen oder getrockneten
oberirdischen Teilen von Passiflora incarnata LINNE sowie deren
Zubereitungen in wirksamer Dosierung.

Inhaltsstoffe   Flavonoide (Vitexin); Maltol, Cumarin-Derivate und geringe Mengen
von ätherischem Öl; der Gehalt an Harmala-Alkaloiden schwankt, er
darf 0,01 % nicht überschreiten.

Anwendungsart   zerkleinerte Droge für Aufgüsse sowie andere galenische Zubereitungen
zur inneren Anwendung.

Dosierung   mittlere Tagesdosis: 6 g Droge; Zubereitungen entsprechend.

Gegenanzeigen   keine bekannt.

Nebenwirkungen   keine bekannt.

Wechselwirkungen   keine bekannt.

WIRKPROFIL

Monographie   In tierexperimentellen Untersuchungen wurde mehrfach eine
motilitätshemmende Wirkung beschrieben.

*Humoral-
pathologie*   keine Angaben.

P

Passiflora incarnata / Passionsblume

Monographie nervöse Unruhezustände

Gegenwart **beruhigend, schmerz- und krampfstillend**
nervöse Schlaflosigkeit
nervöse Unruhe im Klimakterium
Krämpfe
Delirium tremens
Neuralgien
Neurasthenie
Herzneurosen
Pertussis
Asthma
Entwöhnung von Narkotika

Humoral- Passiflora ist in den alten Kräuterbüchern nicht enthalten.
pathologie Die Pflanze wurde zuerst von dem Jesuiten *Ferrari* im 17. Jahrhundert
im Zuge der Missionierung Südamerikas beschrieben. Eine eingehen-
dere Untersuchung der medizinischen Wirkung erfolgte als erstes von
Stapelton im Jahre 1904.

Rezepte Rp.: Schlaflosigkeit (nach Pahlow)
Passiflora ø   30,0
Tct. Valerianae   30,0
Tct. Aurantii   5,0
M.D.S. 1 Stunde vor dem Schlafengehen 1 Teelöffel in etwas Wasser
einnehmen.

Rp.: Sedativum und Antispasmodikum (nach *Madaus*)
Hb. Passiflorae incarnatae   50,0
D.S. 1 Teelöffel / 1 Glas Wasser,
Kaltansatz 8 Stunden, abends trinken.

P

Petasites officinalis / Pestwurz

Volksnamen	Großer Huflattich, Hutpflanze, Kraftwurz, Schneewurz.
Botanisches	Korbblütler (Compositae); ausdauernde Pflanze mit kräftigem, knolligem Wurzelstock; sie bildet im zeitigen Frühjahr bis zu 40 cm hohe Blütenschäfte mit rötlich-weißen, traubenförmig angeordneten Blütenköpfchen. Nach dem Abblühen erscheinen grundständige, langgestielte, auf der Unterseite graubehaarte Blätter.
Vorkommen	Europa, Nord- und Westasien, in Amerika eingeschleppt; feuchte Wiesen, Gräben, Bach- und Flussufer mit lehmig-tonigem Untergrund.
Blütezeit	März/April.

MONOGRAPHIE

verwendete Teile	getrocknete unterirdische Teile von Petasites hybridus (LINNE) PH. GÄRTN., B. MEY. et SCHERB. sowie deren Zubereitungen in wirksamer Dosierung.
Inhaltsstoffe	Sesquiterpene, z.B. Petasin; Pestwurzwurzelstock enthält außerdem Pyrrolizidinalkaloide mit 1,2 ungesättigtem Necingerüst und deren N-Oxide.
Anwendungsart	mit Ethanol oder lipophilen Lösungsmitteln gewonnene Extrakte sowie deren galenische Zubereitungen zum Einnehmen.
Dosierung	**Tagesdosis:** Zubereitungen entsprechend 4,5-7 g Droge. Die Tagesdosis darf nicht mehr als 1 mg Pyrrolizidinalkaloide mit 1,2 ungesättigtem Necingerüst einschließlich ihrer N-Oxide enthalten. **Anwendungsdauer:** nicht länger als 4-6 Wochen pro Jahr.
Gegenanzeigen	Schwangerschaft, Stillzeit.
Nebenwirkungen	keine bekannt.
Wechselwirkungen	keine bekannt.

WIRKPROFIL

Monographie	spasmolytisch.
Humoralpathologie	warm und trocken.

P

Petasites officinalis / Pestwurz

Monographie   unterstützende Behandlung akuter krampfartiger Schmerzen im
                   Bereich der ableitenden Harnwege, besonders bei Steinleiden

Gegenwart   **spasmolytische, schmerzstillende Wirkung**
                   Magenbeschwerden
                   chronische Gastritis
                   Reizmagen
                   neurovegetative Magen-, Gallebeschwerden
                   Gallenkolik
                   Gallendyskinesien
                       Bronchialkatarrh
                   Heiserkeit
                   Menstruationsbeschwerden
                   Harnwegserkrankungen

Humoral-   **innerlich**
pathologie   Diaphoretikum
                   schwerer Atem
                   Husten
                   Bauchgrimmen
                   Aufsteigen der Mutter
                   verstandener Harn
                   verstandene Monatszeit
                   innerliche Verstopfung
                   Pestilenz
                   gegen Gift
                   Würmer bei Kindern
                   herzstärkend

                   äußerlich
                   fließende Wunden
                   böse und fressende Geschwüre
                   Hautreinigung

P

Rezepte   Rp.: Husten, Heiserkeit, Harnbeschwerden (nach *Dinand*)
                   Rhiz. Petasitidis pulv.   50,0
                   D.S. in Wein mit Honig und Reis- bzw. Gerste- oder Haferschleim
                   kochen, in kleinen Portionen zu sich nehmen.

Petroselinum / Petersilie

	ALLGEMEINES
Volksnamen	Bittersilche, Peterling, Peterle, Silk.
Botanisches	Doldengewächse (Umbelliferae); zweijährige, bis 1 m hohe Pflanze mit feingerillten, verzweigten Stängeln; Blätter: dreifach fiederschnittig, glänzend und dunkelgrün; Blüten: grünlich-gelbe Doldenblüten; Früchte: eiförmig, 2-3 mm lang; spindel- bis rübenförmige Wurzel.
Vorkommen	Südeuropa, Nordafrika; angebaut und verwildert in allen Erdteilen; Kulturpflanze.
Blütezeit	Juni bis Juli.

	MONOGRAPHIE
verwendete Teile	**Petersilienkraut:** frische oder getrocknete oberirdische Teile von Petroselinum crispum (MILLER) NYMAN ex A.W.HILL sowie deren Zubereitungen in wirksamer Dosierung; **Petersilienwurzel:** getrocknete unterirdische Teile von Petroselinum crispum (MILLER) NYMAN ex A.W.HILL sowie deren Zubereitungen in wirksamer Dosierung.
Inhaltsstoffe	keine Angaben.
Anwendungsart	zerkleinerte Droge für Aufgüsse sowie andere galenische Zubereitungen mit vergleichbar geringem Gehalt an ätherischem Öl zum Einnehmen.
Dosierung	Tagesdosis: 6 g Droge; Zubereitungen entsprechend.
Gegenanzeigen	Schwangerschaft, entzündliche Nierenerkrankungen.
Nebenwirkungen	In seltenen Fällen sind allergische Haut- oder Schleimhautreaktionen möglich. Insbesondere bei hellhäutigen Personen sind phototoxische Reaktionen möglich.
Wechselwirkungen	keine bekannt.

	WIRKPROFIL
Monographie	Durchspülungstherapie.
Humoral-pathologie	warm im 2. Grad, trocken im 3. Grad; dünn machend, ablösend und eröffnend.

P

Petroselinum / Petersilie

	INDIKATIONEN	

Monographie

Durchspülung bei Erkrankungen der ableitenden Harnwege
Durchspülung zur Vorbeugung und Behandlung von Nierengries
Hinweis: Aufgrund der Toxizität sollte isoliertes ätherisches Öl nicht verwendet werden. Bei der Durchspülungstherapie auf reichliche Flüssigkeitszufuhr achten.
Anmerkung: Da die Wirksamkeit von Petersilienfrüchten (Petroselini fructus) und ihrer Zubereitungen nicht belegt ist, kann die therapeutische Anwendung angesichts der Risiken nicht vertreten werden.

Gegenwart

kräftiges Diuretikum	verdauungsfördernd
Zystopathien	Dyspepsie, Blähungen
Urethritis	Magenschwäche
Wassersucht	Leber-, Milzleiden
Harnverhaltung	Rheuma
schmerzhafter Harndrang	Ohren-, Zahnschmerzen
Harnbeschwerden vor allem	schwache Menses
bei Kindern	Impotenz
Enuresis	Schilddrüsenschwellung
Nephropathien	**äußerlich**
Pyelitis	Läuse
Blasen-, Nierensteine	Leberflecken, Sommersprossen,
Gonorrhoe	Mückenstiche (frisches Kraut)

*Humoral-
pathologie*

innerlich	Engbrüstigkeit
eröffnet Verstopfungen von Magen,	erwärmt die erkaltete Brust
Leber, Niere und Blase	Stechen um das Herz, herzstärkend
erwärmend und stärkend bei kalten	vertreibt kalten Husten,
und feuchten Krankheiten	auswurffördernd
Wassersucht	Keuchen, schwerer Atem
reingt Niere und Blase von Stein,	Schwind-, Lungensucht
Gries und Sand	schweißtreibend
schweres Harnen, Harntröpfeln	Augengebrechen
Appetitverlust	Pestilenz
Schmerzen der Eingeweide	giftiger Tierbiss
erkalteter Magen	Quecksilbervergiftung
Lendenschmerz	Syphilis
Würmer, Krimmen	Fieber (fördert Schweiß)
Gesichtsflecken	Fisteln, Krebs
Zahnweh	**äußerlich**
Blattern	macht leichte Geburt
	Wunden, Brandwunden

Petroselinum / Petersilie

Rezepte

Rp.: Species diureticae (Pharm. Austr. VIII)
Rad. Ononidis
Rad. Petroselini
Rad. Liquiritiae
Fruct. Juniperi   aa 25,0
M. f. spec.
D.S. 1 1/2 Teelöffel / 2 Glas Wasser, kombiniertes Verfahren, 2 Tassen morgens.

Rp.: Nierentee (nach *Lindemann*)
Hb. Solidaginis   35,0
Hb. Petroselini   10,0
Fruct. Juniperi   5,0
M. f. spec.
D.S. 2 Teelöffel / 1 Tasse, Infus
15 Minuten ziehen lassen, 3 Tassen täglich, nicht länger als 3 Wochen verabreichen.

P

P

Phaseolus vulgaris / Bohne

Volksnamen	Budenbohne, Buschbohne, Chrücherli, Gartenbohne, Gruberli, Kriechbohne, Phasaeli, Staudenbohne, Strauchbohne, Zwergbohne.
Botanisches	Hülsenfrüchtler (Leguminosae); einjährige Kletterpflanze in vielen Varietäten mit windenden Stängeln; bis 4 m hoch; Blätter: dreizählig, langgestielt und eiförmig; Blüten: in lockerer Traube stehend, von gelblicher bis violetter Färbung (je nach Varietät); Früchte: lange Hülsen mit großen Samen.
Vorkommen	ursprünglich im tropischen Amerika, heute über die ganze Erde verbreitet; Kulturpflanze; lockere, nährstoffreiche Böden.
Blütezeit	Juni bis September.

MONOGRAPHIE

verwendete Teile	samenfreie Gartenbohnenhülsen, bestehend aus den getrockneten, von den Samen befreiten Hülsen von Phaseolus vulgaris LINNE sowie deren Zubereitungen in wirksamer Dosierung.
Inhaltsstoffe	Flavonoide, Phaseolin und strukturverwandte Phytoalexine.
Anwendungsart	zerkleinerte Droge für Abkochungen sowie andere galenische Zubereitungen zum Einnehmen.
Dosierung	mittlere Tagesdosis: 5-10 g Droge mehrmals täglich; Zubereitungen entsprechend.
Gegenanzeigen	keine bekannt.
Nebenwirkungen	keine bekannt.
Wechselwirkungen	keine bekannt.

WIRKPROFIL

Monographie	schwach diuretisch.
Humoral-pathologie	warm und feucht im 1. Grad.

P

330

Phaseolus vulgaris / Bohne

Monographie zur unterstützenden Behandlung dysurischer Beschwerden

Gegenwart **Diuretikum**
Antidiabetikum
Nephro- und Zystopathien
Steinleiden der Harnorgane
Hydrops
Pleuritis exsudativa
chronischer Rheumatismus
Gicht
Perikarditis
Herzschwäche mit Wassersucht
Palpitatio cordis
Hypertonie
Ischias

äußerlich
Augenentzündungen (verdünnte Tinktur)
Ekzeme (Bohnenmehl)

Humoral- **innerlich**
pathologie schwerlich zu verdauen
blähen den Leib
machen schwere Träume
erweichen den verhärteten Bauch
treiben die Monatsblume und den Harn
mehren den männlichen Samen

äußerlich
schmerzende Geschwulst besonders der
heimlichen Glieder

P

REZEPTE

Rezepte Rp.: Antidiabetikum
Fruct. sine semine Phaseoli
Sem. Lini   aa 30,0
M. f. spec.
D.S. mit 1 Liter Wasser 3 Stunden lang kochen;
vor den Mahlzeiten 1 Tasse trinken.

Picea turiones / Fichte

Volksnamen   Feichte, Gräne, Rottanne, Weichte.

Botanisches   Nadelholzgewächse (Pinaceae); schlankwachsender Baum mit geradem
                 Stamm und flachem Wurzelwerk, bis 60 m hoch; Nadeln: vierkantig,
                 rings oder halbrings um den Zweig angeordnet, stachelspitzig; weibli-
                 che Blüten als purpurrote, aufrechte Zapfen, männliche Blüten als
                 Blütenkätzchen an den äußersten Zweigspitzen; Früchte: Zapfen mit
                 dunkelbraunen Samenschuppen.

Vorkommen   Europa in höheren Gebirgslagen; Monokulturpflanze.

Blütezeit   April bis Juni.

MONOGRAPHIE

verwendete Teile   **frische Fichtenspitzen:** Zubereitungen aus den frischen etwa
                     10–15 cm langen, im Frühjahr gesammelten Trieben von Picae abies
                     (LINNE) KARSTEN und/oder Abies alba MILLER (Synonym: Abies
                     pectinata (LAMARCK) DE CANDOLLE); **Fichtennadelöl:** das aus
                     den frischen Nadeln, Zweigspitzen oder Ästen gewonnene Öl von
                     Picea abies (LINNE) KARSTEN (Synonym: Picea excelsa
                     (LAMARCK) LINK), Abies alba MILLER, Abies sachalinensis (Fr.
                     SCHMIDT) MASTERS oder Abies sibirica LEDEBOUR sowie des-
                     sen Zubereitungen in wirksamer Dosierung.

Inhaltsstoffe   **frische Fichtenspitzen:** ätherisches Öl; **Fichtennadelöl:** keine Angaben.

Anwendungsart   **frische Fichtenspitzen:** galenische Zubereitungen zur inneren und
                     äußeren Anwendung; **Fichtennadelöl:** Einreibungen in Form von alko-
                     holischen Lösungen, Salben, Gelen, Emulsionen, Ölen. Als Inhalat.

Dosierung   **frische Fichtenspitzen:** innere Anwendung: Zubereitungen entspre-
                     chend 5–6 g Droge als mittlere Tagesdosis; äußere Anwendung: in
                     Bädern entsprechend 200–300 g Droge für 1 Vollbad;
                     Fichtennadelöl: Inhalation: Zur Inhalation werden einige Tropfen in
                     heißes Wasser gegeben und die Dämpfe eingeatmet.
                     äußere Anwendung: Einige Tropfen an den betroffenen Bezirken ein-
                     reiben, in flüssigen und halbfesten Zubereitungen 10 bis 50 %.

Gegenanzeigen   **frische Fichtenspitzen:** keine bekannt;
                     Fichtennadelöl: Asthma bronchiale, Keuchhusten.

Picea turiones / Fichte

Nebenwirkungen **frische Fichtenspitzen:** keine bekannt;
Fichtennadelöl: verstärkte Reizerscheinungen an Haut und
Schleimhäuten; Bronchospasmen können verstärkt werden.

Wechselwirkungen **frische Fichtenspitzen:** keine bekannt; **Fichtennadelöl:** keine bekannt.

WIRKPROFIL

Monographie **frische Fichtenspitzen:** sekretolytisch, schwach antiseptisch, durchblutungsfördernd;
Fichtennadelöl: sekretolytisch, hyperämisierend, schwach antiseptisch.

Humoral- von zusammenziehender Natur;
pathologie Das Harz ist erwärmend, erweichend, zerteilend und reinigend.

INDIKATIONEN

Monographie **frische Fichtenspitzen** innere Anwendung: Katarrhe der Luftwege
äußere Anwendung: leichte Muskel- und Nervenschmerzen
Fichtennadelöl äußere und innere Anwendung: katarrhalische
Erkrankungen der oberen und unteren Luftwege
äußere Anwendung: rheumatische und neuralgische Beschwerden

Gegenwart

Husten	Skorbut
Lungenverschleimung	Skrophulose
Rachitis	Würmer
Gicht	Flechten
Rheumatismus	chronische Hautleiden
Magenkrampf	Förderung der Hautdurchblutung
Blähungen	(Badezusatz)
Verdauungsschwäche	

Humoral-
pathologie

innerlich	**äußerlich**
Skorbut	Hautkrankheiten
Zahnweh	entzündete Wunden
Lebersucht	
venerische Leiden	In den alten Kräuterbüchern
Gicht	wurde hauptsächlich das Harz
Engbrüstigkeit	zu medizinischen Zwecken
beginnende Schwindsucht	verwendet.

REZEPTE

Rezepte auf Fertigpräparate zurückgreifen.

Pimpinella alba / Bibernelle

	ALLGEMEINES
Volksnamen	Bockspeterlein, Bockwurz, Pfefferwurz, Pimpernell, Steinpeterlein, weiße deutsche Theriakwurz.
Botanisches	Doldengewächse (Umbelliferae); ausdauernde Pflanze mit spindel- bis walzenförmiger Pfahlwurzel und aufrechten, ästigen und kantig gefurchten Stängeln (Pimpinella major, bis 1 m hoch) oder stielrundem, gestreiftem Stängel (Pimpinella saxifraga, bis 75 cm hoch); einfach fiederschnittige, gestielte Blätter; weiße, in endständigen Dolden stehende Blüten.
Vorkommen	Europa, Asien, in Nordamerika eingebürgert; Wiesen, Schutthalden, sonnige Hänge und Uferbereich.
Blütezeit	Juli bis September.

	MONOGRAPHIE
verwendete Teile	**Bibernellkraut:** oberirdische Teile von Pimpinella saxifraga LINNE s.l. und/oder Pimpinella major (LINNE) HUDSON s.l. sowie dessen Zubereitungen; **Bibernellwurzel:** getrocknete Wurzelstöcke und Wurzeln von Pimpinella saxifraga LINNE s.l. und/oder von Pimpinella major (LINNE) HUDSON s.l. sowie deren Zubereitungen in wirksamer Dosierung.
Inhaltsstoffe	**Bibernellkraut:** keine Angaben; **Bibernellwurzel:** ätherisches Öl und Saponine.
Anwendungsart	**Bibernellkraut:** keine Angaben; **Bibernellwurzel:** zerkleinerte Droge für Teeaufgüsse sowie andere galenische Zubereitungen zum Einnehmen.
Dosierung	**Bibernellkraut:** keine Angaben; **Bibernellwurzel:** 6–12 g Droge bzw. 6–15 ml Bibernelltinktur (1:5) Tagesdosis; Zubereitungen entsprechend.
Gegenanzeigen	**Bibernellkraut:** keine bekannt; **Bibernellwurzel:** keine bekannt.
Nebenwirkungen	**Bibernellkraut:** keine bekannt; **Bibernellwurzel:** keine bekannt.
Wechselwirkungen	**Bibernellkraut:** keine bekannt; **Bibernellwurzel:** keine bekannt.

	WIRKPROFIL
Monographie	**Bibernellkraut:** keine Angaben; **Bibernellwurzel:** keine Angaben.
Humoralpathologie	warm und trocken im 2. bis 3. Grad; dünn machend, ablösend, eröffnend.

Pimpinella alba / Bibernelle

Monographie

Bibernellkraut: Lungenleiden, Förderung der Magen-Darm-Tätigkeit sowie äußerlich bei Krampfadern; **Risiken:** keine bekannt; **Beurteilung:** Da die Wirksamkeit bei den beanspruchten Anwendungsgebieten nicht belegt ist, kann eine therapeutische Anwendung nicht befürwortet werden. **Bibernellwurzel:** Katarrhe der oberen Luftwege

Gegenwart

Expectorans	Verdauungsbeschwerden
Husten, Heiserkeit	Blähungskolik, Gastritis
Angina, Asthma	Plethora mit Herzbeschwerden
chronischer Lungenkatarrh	Magensenkung und -erschlaffung
chronische Pharyngitis	Leber- und Milzschwellung
Scharlach	nervöses Herzklopfen
Nephro-, Zystolithiasis	Blutreinigung, Ekzeme, Ulzera

Humoral-pathologie

innerlich	Harnwinde, Nierenstein
gegen kalte und feuchte	Würmer, Krimmen
Krankheiten	Aufstoßen der Mutter
unreines Geblüt	fördert die Monatsblume
erkalteter Magen, Leber und	Pest, Franzosenkrankheit
Nieren, erkaltete Brust	dreitägiges und viertägiges Fieber
Engbrüstigkeit, kalter Husten	Fisteln, Krebs
zäher Schleim	frische Wunden
Keuchen und schwerer Atem	**äußerlich**
Schwindsucht, Lungensucht	Flecken im Angesicht, Zahnweh
Stechen um das Herz	bringt den „säugenden Weibern"
Brustgeschwär	Milch
treibt Harn, Sand und Grieß	soll die Empfängnis verhüten
innerliche Verstopfung	Pest- oder Zinnblattern
Lendenweh	heilt Wunden und Schäden
schmerzhafte Eingeweide	Hauptwunden, Verbrennungen
treibt den Schweiß, Wassersucht	Fisteln, Krebs
verhaltener Harn, Blasenschmerz	Krebs der „Mannsruthen und
Verschleimung der Blase	heimliche Orten der Weiber"

P

Rezepte

Rp.: Verschleimung der Atmungsorgane, von Magen und Darm
Rad. Pimpinellae
Hb.Thymi
Hb. Hyperici
Fol. Urticae
Hb. Plantaginis lanc.   aa 20,0
M. f. spec.
D.S. 2 Teelöffel / 2 Glas Wasser, kombiniertes Verfahren.

Piper methysticum / Kava-Kava

ALLGEMEINES

Volksnamen

Rauschpfeffer; Kawa, Ava, Yangona sind Namen der Südseeinsulaner für diese Pflanze.

Botanisches

Pfeffergewächse (Piperaceae); laubreicher Strauch mit knotigen Ästen und mächtiger, bis zu 10 kg schwerer Wurzel; bis 5 m hoch; Blätter: wechselständig, gestielt, breit-oval, an der Basis durchscheinend punktiert; Blüten: gelb, ährenförmig; Früchte: einsamige Beeren.

Vorkommen

Inselwelt Mikronesiens und Polyniesiens.

Blütezeit

keine Angaben.

MONOGRAPHIE

verwendete Teile

getrockneter Wurzelstock von Piper methysticum G. Forster sowie dessen Zubereitungen in wirksamer Dosierung.

Inhaltsstoffe

Kava-Pyrone.

Anwendungsart

zerkleinerte Droge sowie andere galenische Zubereitungen zum Einnehmen.

Dosierung

Tagesdosis: Droge und Zubereitungen entsprechend 60–120 mg Kava-Pyronen; Anwendungsdauer: ohne ärztlichen Rat nicht länger als 3 Monate.

Gegenanzeigen

Schwangerschaft, Stillzeit, endogene Depressionen.

Nebenwirkungen

keine bekannt;
Hinweis: Bei länger dauernder Einnahme kann es zu einer vorübergehenden Gelbfärbung der Haut und Hautanhangsgebilde kommen. In diesem Fall ist von einer weiteren Einnahme dieses Medikaments abzusehen. In seltenen Fällen können allergische Hautreaktionen auftreten. Weiterhin werden Akkomodationsstörungen, Pupillenerweiterungen sowie Störungen des okulomotorischen Gleichgewichts beschrieben.

Wechselwirkungen

Eine Wirkungsverstärkung von zentral wirksamen Substanzen wie Alkohol, Barbiturate und Psychopharmaka ist möglich.

P

Piper methysticum / Kava-Kava

Monographie anxiolytisch;
Tierexperimentell wurde eine narkosepotenzierende (sedierende), antikonvulsive, spasmolytische und eine zentral muskelrelaxierende Wirkung beschrieben.

Humoralpathologie Piper methysticum ist in den alten Kräuterbüchern nicht vertreten.

INDIKATIONEN

Monographie nervöse Angst-, Spannungs- und Unruhezustände
Hinweis: Dieses Arzneimittel kann auch bei bestimmungsgemäßem Gebrauch die Sehleistung und das Reaktionsvermögen im Straßenverkehr oder bei der Bedienung von Maschinen beeinflussen.

Gegenwart **Nervinum; schmerzlindernd, tonisierend, leicht stimulierend**
Neurasthenie durch geistige Übermüdung; Entspannung des Vegetativums; vegetative Dysregulation; Angst, Unruhe, Spannungs- und Erregungszustände; Konzentrationsmangel; Abgeschlagenheit; klimakterische Unruhezustände; Magenneurose; hirnorganische Abbauzustände im Alter; stimmungsaufhellend; Erhöhung der physischen und psychischen Leistungsfähigkeit.
affektive Stabilisierung; depressive Verstimmung; appetitanregend; antisekretorisch bei Gonorrhoe, Zystitis und Prostatorrhoe; Reizblase; schmerzlindernd bei Arthritis deformans; Kopfschmerz; Gehirnkongestion mit Schwindel; Zahn- und Ohrenschmerz; Mandelschwellung; Dermatopathien mit Schuppenbildung; Herpes zoster; Ekzeme.

Humoral-pathologie Piper methysticum ist in den alten Kräuterbüchern nicht vertreten. Die Pflanze ist erst seit Mitte des 19. Jahrhundert in Europa in therapeutischem Gebrauch.
Bei den Ureinwohnern wurde und wird Kava-Kava als schmerzstillendes Mittel, gegen Gonorrhoe, chronische Blasenleiden, Korpulenz, Schlaflosigkeit, Tuberkulose, Asthma, Gicht und Rheuma verwendet. Auch anlässlich religiöser Festlichkeiten wurde Kava-Kava als Rauschgetränk genossen. Bei wohldosiertem Gebrauch verschwindet jegliche Müdigkeit, und es stellt sich ein euphorischer Zustand ein. Das Suchtpotential der Pflanze soll dem von Alkohol oder Morphium entsprechen (nach Madaus).

REZEPTE

Rezepte als homöopathisches Einzelmittel erhältlich.

P

Plantago lanceolata / Spitzwegerich

ALLGEMEINES	
Volksnamen	Gorthel, Heufressa, Ripplichkraut, Rossrippe, Spießkraut, Spitzfederich, Spitz-Wegeblatt, Wegetritt.
Botanisches	Wegerichgewächse (Plantaginaceae); ausdauernde Pflanze mit kurzem, reichfaserigem Rhizom und blattlosem, längsgefurchtem Stängel; bis 40 cm hoch; Blätter: in einer Grundrosette stehend, lanzettförmig, drei- bis fünfnervig, oben zugespitzt; Blüten: unscheinbar weiß, ährenförmig und endständig. Frucht: zweisamige Kapsel.
Vorkommen	Kosmopolit; trockene und grasige Standorte.
Blütezeit	Mai bis September.

MONOGRAPHIE	
verwendete Teile	zur Blütezeit geerntete, frische oder getrocknete oberirdische Teile von Plantago lanceolata LINNE sowie deren Zubereitungen in wirksamer Dosierung.
Inhaltsstoffe	Schleimstoffe, Iridoidglykoside wie Aucubin und Catalpol, Gerbstoffe.
Anwendungsart	zerkleinerte Droge sowie andere galenische Zubereitungen zur inneren und äußeren Anwendung.
Dosierung	mittlere Tagesdosis: 3-6 g Droge; Zubereitungen entsprechend.
Gegenanzeigen	keine bekannt.
Nebenwirkungen	keine bekannt.
Wechselwirkungen	keine bekannt.

WIRKPROFIL	
Monographie	reizmildernd, adstringierend, antibakteriell.
Humoral-pathologie	kalt und trocken im 2.Grad; trocknend.

P

Plantago lanceolata / Spitzwegerich

Monographie

innere Anwendung: Katarrhe der Luftwege; entzündliche Veränderungen der Mund- und Rachenschleimhaut
äußere Anwendung: entzündliche Veränderungen der Haut

Gegenwart

Erkrankungen der Respirationsorgane	**Zahnschmerzen auf neuralgischer Basis**
Hämostyptikum	Dysenterie, Diarrhoe
chronischer Lungenkatarrh	Cholera infantum
Lungentuberkulose	Nasenbluten
Husten, Pertussis, Asthma	Hypermenorrhoe
Zahnschmerzen durch Karies	nervöser Kopfschmerz
Ohrenschmerz	Ikterus
Enuresis durch Blasenschwäche	Raucherentwöhnung
Zystitis	Blutreinigung zur Frühjahrskur
Gastroenteritis, Magen-Darm-Ulzera	(Saft)

Humoral-

pathologie

innerlich	**äußerlich**
Lungen- und Schwindsucht	alte offene Schäden
Rote Ruhr, Bauchflüsse	böse faule Geschwär
Blutharnen, treibt Harn, Sand und Grieß, Wassersucht	Aussatz, Augenfisteln
	Zahnweh, Mundgeschwür
verstopfte Leber und Nieren	Kropf, schwärende Drüsen hinter den Ohren
Nieren- und Blasengeschwär	
innerliche Versehrung	Krampf
Gicht	Leberfluss
treibt die Geburt aus	Grimmen durch Versehrung der Därme, Rote Ruhr
Würmer	
drei- und viertägiges Fieber	Feigwarzen
	Geschwulst der Füße vom Gehen

P

Rezepte

Rp.: Diarrhoe, Dysenterie (nach *Kalkowski*)
Hb. Plantaginis
Hb. Polygoni avicularis
Hb. Equiseti
Rad. Symphyti   aa 20,0
M. f. spec.
D.S. 2 Teelöffel / 2 Glas Wasser, kombiniertes Verfahren.

Plantago psyllium / Flohsamenkraut

Volksnamen	Sandwegerich.
Botanisches	Wegerichgewächse (Plantaginaceae); behaarte, drüsige Pflanze mit verzweigtem Stängel; bis 40 cm hoch; Blätter: gegenständig, linealförmig bis lineal-lanzettförmig; Blüten: weißlich, ährenförmig; Früchte: zweisamige Kapseln.
Vorkommen	Süd- und Osteuropa, Westasien; Wegränder, Äcker und Schuttplätze.
Blütezeit	Juni bis September.

MONOGRAPHIE

verwendete Teile	getrocknete, reife Samen von Plantago psyllium LINNE (Synonym: Plantago afra LINNE) und von Plantago indica LINNE (Synonym: Plantago arenaria Waldstein et Kitaibel) mit einer Quellungszahl von mindestens 10 sowie deren Zubereitungen in wirksamer Dosierung.
Inhaltsstoffe	Schleimstoffe.
Anwendungsart	ganze oder zerkleinerte Droge und andere galenische Zubereitungen zur inneren Anwendung.
Dosierung	mittlere Tagesdosis: 15 g Droge; ausreichende Flüssigkeitszufuhr beachten, z.B. 5 g Droge zusammen mit mindestens einem Glas (150 ml) Wasser; Zubereitungen entsprechend.
Gegenanzeigen	Stenosen der Speiseröhre und des Magen-Darm-Traktes.
Nebenwirkungen	in seltenen Fällen allergische Reaktionen, speziell bei pulverisierter Droge und flüssigen Zubereitungen.
Wechselwirkungen	keine bekannt.

WIRKPROFIL

Monographie	Darmperistaltik-regulierend.
Humoral-pathologie	kalt und feucht im 2. Grad; erweichend.

P

Plantago psyllium / Flohsamenkraut

Monographie

habituelle Obstipation
Colon irritabile

Gegenwart

mildes Abführmittel
chronische Obstipation
chronische Darmträgheit
Colon irritabile
Morbus Crohn
Reizhusten

Humoral-
pathologie

innerlich
hitzige Gebrechen der Brust
und Lungen, Lungensucht
schwindsüchtiges Fieber
hitzige Rauheit des Halses
Versehrung des Halses
Verstopfung des Stuhlgangs
macht viel Milch
gegen Wassersucht
hitziges Fieber
langwierige Bauchflüsse
versehrte Därme
cholerische Bauchflüsse
Rote Ruhr

äußerlich
hitziges Hauptweh
Hauptweh von Sonnenhitze
hitziges Augenrinnen
hitzige Geschwulst
würmige und fließende Ohren
Nasenbluten
beginnender Kropf
Schrunden und von Kälte
    aufgesprungene Haut
beginnender Kropf
Fisteln, Karbunkel
Zinnblattern
Zipperlein
Gliedsucht
verrenkte Glieder
Darmbruch der Kinder
Hodenentzündung
böse faule Schäden
Rotlauf
Flöhe

P

Rezepte

auf Fertigpräparate zurückgreifen.

Podophyllum peltatum / Fußblatt

ALLGEMEINES

Volksnamen	Maiapfel, Wilde Limone.
Botanisches	Sauerdorngewächse (Berberidaceae); ausdauernde Staude mit bis zu 1 m langem, kriechendem Rhizom und blätter- bzw. blütentragendem Stiel, bis 35 cm hoch; zwei gegenständige, schildförmige, fünf- bis siebenlappige und grobgezähnte Blätter; weiße, endständige Blüte; gelbe, pflaumengroße, essbare Frucht.
Vorkommen	östlicher Teil Nordamerikas; schattige Laubwälder.
Blütezeit	Mai.

MONOGRAPHIE

verwendete Teile	**Podophyllumwurzelstock:** getrockneter Wurzelstock mit den daran hängenden Wurzeln von Podophyllum peltatum LINNE; **Podophyllumharz:** Harz des getrockneten und gelagerten Wurzelstocks von Podophyllum peltatum LINNE sowie Zubereitungen aus Podophyllumharz in wirksamer Dosierung.
Inhaltsstoffe	mindestens 4 % Harz mit Podophyllotoxin.
Anwendungsart	getrocknete Droge zur Gewinnung des Harzes, ausschließlich zur äußeren Anwendung; **Hinweis:** Die behandelte Hautfläche darf 25 cm^2 nicht überschreiten. Auf sorgfältige Abdeckung angrenzender Hautpartien ist zu achten.
Dosierung	1–2 mal wöchentlich eine 5–25 %ige alkoholische Lösung des Harzes oder eine 5–25 %ige Suspension des Harzes in Öl oder Salben auf die Kondylome auftragen.
Gegenanzeigen	Schwangerschaft.
Nebenwirkungen	keine bekannt.
Wechselwirkungen	keine bekannt.

WIRKPROFIL

Monographie	keine Angaben.
Humoralpathologie	keine Angaben.

Podophyllum peltatum / Fußblatt

Monographie

äußere Anwendung: Entfernung von spitzen Kondylomen

Gegenwart

Purgans
Funktionsstörungen von Leber und Galle
Zytostatikum
Leberschwellung mit Ikterus
Hepatitis
Leberstauung mit Obstipation und Blähungen
Cholelithiasis
Gallenblasenentzündung
Obstipation bei Schwangerschaft
Colitis mucosa
spitze Kondylome
zytostatische Wirkung (Ovarialkarzinom)

Humoral-
pathologie

Podophyllum ist in den alten Kräuterbüchern nicht enthalten.

Bei den Indianern Nordamerikas wurde die Wurzel der Pflanze als
Anthelminthikum und Emetikum verwendet.
Der Wurzelsaft wurde bei Schwerhörigkeit in die Ohren geträufelt.

1820 wurde die Pflanze in die amerikanische und 1864 in die
englische Pharmakopöe aufgenommen.

P

REZEPTE

Rezepte

als homöopathisches und spagyrisches Einzelmittel erhältlich.

Pollen / Pollen

Volksnamen   keine Angaben.

Botanisches   Pollen sind männliche Keimzellen von Blütenpflanzen mit einem Durchmesser von 0,0025 bis 0,25 mm. Sie werden in den Staubgefäßen der Blüten gebildet und in den Pollensäckchen bis zur Ausreifung gespeichert.

Vorkommen   männliche Blütenpflanzen.

Blütezeit   keine Angaben.

MONOGRAPHIE

verwendete Teile   Rohpollen verschiedener Blütenpflanzen sowie deren Zubereitungen in wirksamer Dosierung.

Inhaltsstoffe   keine Angaben.

Anwendungsart   Pollen sowie andere Darreichungsformen zum Einnehmen.

Dosierung   Tagesdosierung: 30-40 g; Zubereitungen entsprechend; bei mikronisiertem Pollen (< 10 mm) 3-4 g, Zubereitungen entsprechend.

Gegenanzeigen   Pollenallergie.

Nebenwirkungen   selten Magen-Darm-Beschwerden.

Wechselwirkungen   keine bekannt.

WIRKPROFIL

Monographie   appetitanregend.

*Humoral-
pathologie*   keine Angaben.

P

Pollen / Pollen

INDIKATIONEN

Monographie	Roborans zur Kräftigung bei Schwächezuständen
	Appetitlosigkeit

Gegenwart	**Rekonvaleszenzmittel**
	Alterserscheinungen
	Entgiftung
	Beschleunigung der Zellregenerierung
	Adjuvans bei der Krebstherapie
	Entwicklungsstörungen bei Kindern
	Erhöhung der geistigen und körperlichen Leistungsfähigkeit
	Zerebralsklerose und Apoplexie
	Schlafstörungen
	Prostataleiden
	Stärkung der Sehkraft
	fördert den Haarwuchs
	Erkrankungen des Leberparenchyms und der Gallenwege
	Gastroenteritis
	Dyspepsie
	Magengeschwüre
	Obstipation
	orale Hyposensibilisierung bei Pollenallergie

Humoral-pathologie	keine Angaben.

P

REZEPTE

Rezepte	auf Fertigpräparate zurückgreifen.

Polygala senega / Klapperschlangenwurzel

Volksnamen   Senega ist der einheimische Name der Seneka-Indianer, eines Irokesenstammes in Nordamerika. Nach Koehler ist auch eine Verballhornung des englischen Wortes „snake" für Schlange gemäß der Verwendung bzw. der Form der Wurzel möglich.

Botanisches   Kreuzblumengewächse (Polygalaceae); bis 40 cm hohe Erdstockstaude mit kurzem, braungelbem Wurzelstock und zahlreichen Stängeln; Blätter: wechselständig, eiförmig-lanzettförmig; Blüten: blassrötlich, in endständigen Trauben wachsend.

Vorkommen   Ostküste Nordamerikas; Kulturen in Indien und Russland; trockene, steinige Wälder.

Blütezeit   Juni bis Juli.

MONOGRAPHIE

verwendete Teile   getrocknete Wurzeln mit Wurzelkopf von Polygala senega LINNE und/oder anderer nahe verwandter Arten oder einer Mischung von Polygala-Arten sowie Zubereitungen aus Senegawurzel in wirksamer Dosierung.

Inhaltsstoffe   Saponine.

Anwendungsart   zerkleinerte Droge für Abkochungen sowie andere galenische Zubereitungen zum Einnehmen.

Dosierung   Tagesdosis: 1,5–3 g Droge; 1,5–3 g Fluidextrakt (entsprechend EB 6); 2,5–7,5 g Tinktur (entsprechend EB 6); Zubereitungen entsprechend.

Gegenanzeigen   keine bekannt.

Nebenwirkungen   Magen-Darm-Reizungen bei längerer Anwendung.

Wechselwirkungen   keine bekannt.

WIRKPROFIL

Monographie   sekretolytisch; expektorierend.

*Humoral-
pathologie*   keine Angaben.

Polygala senega / Klapperschlangenwurzel

Monographie Katarrhe der oberen Luftwege

Gegenwart **chronische Katarrhe der Respirationsorgane**
chronische Bronchitis mit zähem Auswurf
Asthma bronchiale
Altershusten
chronisches Emphysem
Pertussis
Laryngitis
Krupp
Pleuritis

seltener bei
Konjunktivitis, Blepharitis
Photophobie, Schwachsichtigkeit
Zystitis
Enuresis
Brustwassersucht

Humoral-
pathologie keine Angaben;
Senega wurde erstmals 1735 von *Tennant* in Nordamerika bei der
Behandlung von Brustkrankheiten eingesetzt.
Die Seneka-Indianer verwendeten die Wurzel gegen den Biss der
Klapperschlange.

P

Rezepte Rp.: Keuchhusten, chronische Bronchitis (nach *Pahlow*)
Fol. Farfarae   20,0
Hb. Thymi   20,0
Rad. Senegae   10,0
M. f. spec.
D.S. 2 Teelöffel / 1 Tasse, Infus, 15 Minuten ziehen lassen,
2–3 Tassen täglich.

Polygonum aviculare / Vogelknöterich

ALLGEMEINES

Volksnamen	Angerkraut, Blutgarbe, Ferkelkraut, Hühnergras, Knotengras, Närvechrut, Saugras, Vogelchrut, Wegtritt, Zehrgras.
Botanisches	Knöterichgewächse (Polygonaceae); einjähriges Kraut mit meist niederliegenden langen Stängeln, bis 40 cm lang; veränderliche, meist elliptische Blätter; grünlich-weiße bis rote Blüten als blattachselständige Trugdolden.
Vorkommen	Kosmopolit, außer in tropischen Klimaten.
Blütezeit	Juni bis September/Oktober.

MONOGRAPHIE

verwendete Teile	zur Blütezeit, gelegentlich mit den Wurzeln gesammeltes und getrocknetes Kraut von Polygonum aviculare LINNE sowie deren Zubereitungen in wirksamer Dosierung.
Inhaltsstoffe	Gerbstoffe.
Anwendungsart	zerkleinerte Droge für Aufgüsse sowie andere galenische Zubereitungen zum Einnehmen und zur lokalen Anwendung.
Dosierung	Tagesdosis: 4-6 g Droge; Zubereitungen entsprechend.
Gegenanzeigen	keine bekannt.
Nebenwirkungen	keine bekannt.
Wechselwirkungen	keine bekannt.

WIRKPROFIL

Monographie	adstringierend; ACE-Hemmung in vitro.
Humoral-pathologie	kalt im 2. Grad; trocknend und zusammenziehend.

Polygonum aviculare / Vogelknöterich

Monographie

leichte Katarrhe der Luftwege
entzündliche Veränderungen der Mund- und Rachenschleimhaut

Gegenwart

Hämostyptikum
Blutungen von Uterus, Magen, Darm und Lunge
Ulcus ventriculi et duodeni, Ulcus cruris
Diarrhoe
Gastroenteritis
Cholera infantum
Lungenkatarrh
Bronchialasthma
Kitzelhusten
Heiserkeit
Grieß- und Steinleiden
Nieren- und Blasenkrankheiten

Humoral-
pathologie

innerlich
stillt Bauchflüsse, Rote Ruhr, Weiberfluss,
Nasenbluten
Würgen und Erbrechen des Magens
innerliche Hitze von Magen, Leber,
Blase und Nieren
treibt den Stein
Harnwinde
Fieber

P

äußerlich

löscht die Hitze	Durchlauf
heilt Wunden	Ohreneiterung
Erbrechen	Brustgeschwär
Magenbrennen	Verletzung heimlicher Orte
Würgen	

Rezepte

Rp.: Magenblutungen und Steinleiden der Harnorgane
Hb. Polygoni avic.
Hb. Millefolii
Hb. Hyperici   aa   30,0
Flor. Calendulae   ad 100,0
M. f. spec.
D.S. 2 Teelöffel / 1 Glas Wasser, Infus, 3 mal täglich 1 Tasse.

Populus / Pappel

Volksnamen Alberknöpfe, Espe, Pappelknöpfe, Pappelaugen, Zitter, Zitterasp, Zitterpappel.

Botanisches Weidengewächse (Salicaceae); schnellwachsende Baumgewächse mit anfangs glatter, gelbbrauner, in späteren Jahren schwarzgrauer, borkiger Rinde, 10–30 m hoch; Blätter: langgestielt, eiförmig bis kreisrund; Blüten: 4–11 cm lange walzenförmige Kätzchen.

Vorkommen Europa, Nordasien, Nordafrika, Nordamerika; lockere, humusreiche, in der Tiefe feuchte Böden; häufig als Unterholzgewächse.

Blütezeit März bis April.

MONOGRAPHIE

verwendete Teile getrocknete, geschlossene Blattknospen von Populus-Arten.

Inhaltsstoffe ätherisches Öl, Flavonoide und Phenolglykoside.

Anwendungsart halbfeste Drogenzubereitungen zum Auftragen auf die Haut.

Dosierung halbfeste Zubereitungen entsprechend 20-30 % Drogenanteil.

Gegenanzeigen Überempfindlichkeit gegen Pappelknospen, Propolis, Perubalsam und Salicylate.

Nebenwirkungen gelegentlich allergische Hautreaktionen.

Wechselwirkungen keine bekannt.

WIRKPROFIL

Monographie antibakteriell; Förderung der Wundheilung.

Humoral-
pathologie von vermischter Natur, zwischen feucht und trocken, mehr kalt als warm;
reinigend und säubernd.

P

Populus / Pappe

	INDIKATIONEN

Monographie	oberflächliche Hautverletzungen äußere Hämorrhoiden Frostbeulen Sonnenbrand	

Gegenwart	**innerlich**
	Prostatahypertrophie
	Blasenleiden, besonders im Senium
	akute und chronische Zystitis (mit
	   Prostatahypertrophie)
	Blasenschwäche, Enuresis
	Dys-, Strangurie besonders während
	   der Gravidität und nach
	   Operationen
	venöse Stauungen, besonders
	   während der Menstruation
	Hämorrhoiden
	Gicht, Rheuma
	Dyspepsie
	Skorbut
	Lues, Malaria tertiana
		äußerlich
		Verbrennungen
		Geschwülste

Humoral- pathologie	**innerlich** Fallsucht Geschwüre der Lunge langwierige Durchfälle Tripper Weißfluss Hüftweh Harntröpfeln	**äußerlich** Ohrenschmerz Wunden, Verbrennungen Podagra Warzen „Macht die Weiber ein schön Haar"

P

	REZEPTE

Rezepte	Rp.: Prostatahypertrophie (nach *J. Karl*) Sem. Cucurbitae 30,0 Gem. Populi 15,0 Hb. Solidaginis 15,0 Rad. Ginseng 10,0 Pseudofruct. c. fruct. Rosae ad 100,0 M. f. spec. D.S. 1 Teelöffel / 1 Tasse Wasser, kurzer Dekokt, 2 Tassen täglich, nicht abends trinken.

Potentilla anserina / Gänsefingerkraut

Volksnamen	Anserine, Gänserich, Krampfkraut, Martinshand, Säukraut, Silberkraut, Stierlichrut.
Botanisches	Rosengewächse (Rosaceae); Blattrosette mit liegenden, sich bewurzelnden Ausläufern, die bis 1 m lang werden; Blätter: gefiedert, gegenständig und an der Unterseite silbergrau behaart; Blüten: gelb, langgestielt, an den Blattachseln der bewurzelten Ausläufer.
Vorkommen	außerhalb der Tropen über die ganze Erde verbreitet; Wiesen, Wegränder, Gräben, besonders feuchte, tonige Böden.
Blütezeit	Mai bis September.

MONOGRAPHIE

verwendete Teile	kurz vor oder während der Blüte gesammelte, frische oder getrocknete Blätter und Blüten von Potentilla anserina LINNE sowie deren Zubereitungen in wirksamer Dosierung.
Inhaltsstoffe	Die Droge enthält mindestens 2,0 Prozent mit Casein fällbare Gerbstoffe, berechnet als Gallussäure ($C_7H_6O_5$; MG 170,1) und bezogen auf die getrocknete Droge.
Anwendungsart	zerkleinerte Droge für Aufgüsse und Abkochungen, gepulverte Droge sowie andere galenische Zubereitungen zur inneren Anwendung.
Dosierung	mittlere Tagesdosis: 4 g Droge; Zubereitungen entsprechend.
Gegenanzeigen	keine bekannt.
Nebenwirkungen	Beschwerden bei Reizmagen können verstärkt werden.
Wechselwirkungen	keine bekannt.

WIRKPROFIL

Monographie	adstringierend, entsprechend Gerbstoffgehalt; ausgeprägte Tonussteigerung und Kontraktionsfrequenzsteigerung beim isolierten Uterus verschiedener Tierspezies.
Humoral-pathologie	trocknende, zusammenziehende und stopfende Eigenschaften.

P

Potentilla anserina / Gänsefingerkraut

Monographie

leichte dysmenorrhoische Beschwerden; Unterstützung der Therapie leichter, unspezifischer, akuter Durchfallerkrankungen
leichte Entzündungen im Bereich der Mund- und Rachenschleimhaut

Gegenwart

wichtiges Antispasmodicum und Adstringens

Kolik mit Diarrhoe, Dysenterie, Gastro-, Enterospasmen, Enteritis	Fluor albus (auch als Spülung) Dysmenorrhoe kräftigt den Uterus
Meteorismus mit krampfhafter Herzbeklemmung	Epilepsie Muskel-, Wadenkrämpfe
Angina pectoris	Arthritis; Cholera
Pneumo-, Enterorrhagien, Haemoptoe	Entzündungen der Mund- und Rachenschleimhaut (Spülung)

Humoral-
pathologie

innerlich	um sich fressende, hitzige Geschwüre
Zahnfleischgeschwüre	hitziges Fieber
wackelnde Zähne	Würmer
Blutspeien	alte Schäden und Wunden
stopft Bauchflüsse, Rote Ruhr,	Fisteln
Tenesmus Bauchgrimmen,	Gicht, Nierensteine
Grimmen von kaltem Durchlauf,	**äußerlich**
versehrter Darm	Schmerz des Rückgrats
Geschwür an den heimlichen Orten	hitzige Geschwüre
Muttergeschwür, Weißfluss	Wunden
unmäßiger Weiberfluss	zieht die Hitze aus dem Haupt
Unfruchtbarkeit der Weiber	und dem ganzen Leib
zerteilt geronnenes Blut (nach Sturz)	hitziges Hauptweh
Flecken im Gesicht, Flechten	Mundfäule, Zahnweh

P

REZEPTE

Rezepte

Rp.: Diarrhoe (nach *Dinand*)
Hb. Potentillae ans.   20,0
Hb. Plantaginis lanc.   15,0
Hb. Polygoni avic.   10,0
M. f. spec.
D.S. 2 Teelöffel / 1 Glas, kombiniertes Verfahren.

Rp.: Meteorismus mit Herzbeschwerden (nach *Mühlschlegel*)
Hb. Potentillae ans.
Fruct. Foeniculi
Fruct. Anisi   aa 20,0
M. f. spec.
D.S. 3 Teelöffel / 2 Glas, kombiniertes Verfahren.

Primula veris / Schlüsselblume

Volksnamen

Aurikel, Bärenöhrchen, Eierkrautblume, Fastenblume, Gichtkraut, Handschuhblume, Kersenblume, Kraftblume, Petersschlüssel, Schlagkrautblume.

Botanisches

Primelgewächse (Primulaceae); 15–30 cm hoch; Blätter: runzlig gestielt, grundständig, bilden am Boden eine Rosette; Blüten: blassgelb, doldenförmig angeordnet.

Vorkommen

Europa; feuchte Wiesen, Waldränder, sonnige Hänge.

Blütezeit

März bis Mai.

MONOGRAPHIE

verwendete Teile

getrocknete ganze Blüten mit Kelch bzw. der getrocknete Wurzelstock mit den Wurzeln von Primula veris LINNE und/oder Primula elatior (LINNE) HILL.

Inhaltsstoffe

Saponine.

Anwendungsart

zerkleinerte Droge für Aufgüsse (Flores) und Aufgüsse und Kaltmazerate (Radix) zum Einnehmen.

Dosierung

Primulae flos
Tagesdosis: 2-4 g Droge, 2,5-7,5 g Tinktur;
Primulae radix
Tagesdosis: 0,5-1,5 g Droge, 1,5-3 g Tinktur.

Gegenanzeigen

bekannte Allergie gegen Primeln.

Nebenwirkungen

vereinzelt Magenbeschwerden und Übelkeit.

Wechselwirkungen

keine bekannt.

WIRKPROFIL

Monographie

sekretolytisch, expektorierend.

Humoral-
pathologie

warm und trocken;
zusammenziehend, schleimverzehrend, trocknend.

P

Primula veris / Schlüsselblume

Monographie Katarrhe der oberen Luftwege

Gegenwart **Expektorans bei chronischer Bronchitis**
Herztonikum

Pertussis	Migräne
Asthma	Hirnkongestionen
rheumatisch-gichtische Diathese	Neuralgien
Arthrtitis urica/rheumatica	Vertigo
Zystopathien	Schlaflosigkeit
Pyelitis	Myocarditis
Magenkrämpfe	kardialer Hydrops
Exantheme	schweißtreibend
Nervinum	

Humoral- **innerlich** **äußerlich**
pathologie

Gicht	Flecken der Haut
Gliederschmerz	Runzeln
Gehirnverschleimung	Feigwarzen
Schlaganfallprophylaxe	
Nervenverstopfung	
Nieren-, Blasenverstopfung	
Herzschwäche	
Ohnmacht	
allgemeines Erwärmungsmittel	

P

Rezepte Rp.: Expectorans (nach *Pahlow*)
Rad. Primulae   30,0
Fruct. Anisi
Fol. Farfarae
Fruct. Foeniculi   aa ad 60,0
M. f. spec.
D.S. 2 Teelöffel / 1 Tasse, Infus, mit Honig süßen.

Prunus spinosa / Schlehe

Volksnamen   Bockbeerli, Haferpflaume, Hagedorn, Kietschkepflaume, Sauerpflaume, Schlehdorn, Schwarzdorn.

Botanisches   Rosengewächse (Rosaceae); Busch von sperrigem Wuchs, 1–3 m hoch, mit samtartig behaarten Zweigen, die in spitze Dornen auslaufen; Blätter: gestielt, elliptisch mit gesägtem Rand; Blüten: weiß, dichtstehend, entwickeln sich vor den Blättern; Früchte: zunächst grün, dann dunkelblau.

Vorkommen   Europa, Asien, in Nordamerika verwildert; Waldränder, sonnige Berghänge, Wegränder und Heiden.

Blütezeit   März/April.

MONOGRAPHIE

verwendete Teile   frische oder getrocknete, reife Früchte von Prunus spinosa LINNE sowie deren Zubereitungen in wirksamer Dosierung.

Inhaltsstoffe   Gerbstoffe.

Anwendungsart   zerkleinerte Droge für Teeaufgüsse sowie andere galenische Zubereitungen für Mundspülungen.

Dosierung   Tagesdosis: 2-4 g Droge, Zubereitungen entsprechend.

Gegenanzeigen   keine bekannt.

Nebenwirkungen   keine bekannt.

Wechselwirkungen   keine bekannt.

WIRKPROFIL

Monographie   adstringierend.

Humoral-pathologie   von zusammenziehender Natur; Schlehensaft: kalt im 2. Grad, trocken im 3. Grad.

P

INDIKATIONEN

Monographie

leichte Entzündungen der Mund- und Rachenschleimhaut
Anmerkung zu Pruni spinosae flos (Schlehdornblüten):
Da die Wirksamkeit nicht ausreichend belegt ist, kann eine therapeuti-
sche Anwendung nicht empfohlen werden.
Gegen die Verwendung als Schmuckdroge in Teemischungen bestehen
keine Bedenken.

Gegenwart

Diuretikum, Blutreinigung
Wassersucht, Harnverhaltung
Prostatahypertrophie
mildes Abführmittel (besonders
    für Kinder geeignet)
Magen- und Blähungsbeschwerden
Übelkeit
Stoffwechselanregung, Blutreinigung
Herztonikum, Brustbeklemmung

Leiden des Respirationstraktes
Neurosen
leichte Stauungen
leicht stopfend (Fructus)
Schlehensirup
Stoffwechselanregung
antirheumatische Wirkung
Grippemittel

*Humoral-
pathologie*

innerlich
Durchlauf
Rote Ruhr
Stechen und Drücken in Herz-
    und Magengegend
Steinleiden
Seitenstechen
trockener, hitziger Husten
reinigt die Nieren

Schlehensaft
Rote Ruhr
unnatürliche Hitze
Erbrechen
stärkt das Gesicht
schwärende Augen
Augenfluss
Nasenbluten

äußerlich
Mundgeschwür
Geschwür des Zahnfleisches und Halses
Mutterfluss

REZEPTE

Rezepte

Rp.: Abführmittel, Blutreinigung
Fruct. Pruni spinosi   30,0
D.S. 2 Teelöffel / 1 Glas Wasser,
8 Stunden Kaltauszug, tagsüber trinken.

Rp.: Abführtee
Hb. Violae tric.   40,0
Cort. Frangulae   30,0
Fruct. Pruni spin.   30,0
M. f. spec. D.S. 1 Teelöffel / Tasse, Infus.

P

357

Pulmonaria officinalis / Lungenkraut

Volksnamen	Brunnenschüsseli, Fleckenkraut, Güggelhose, Händschechrut, Hirschkoze, Königsstiefel, Kuckucksblume, Luchslungenkraut, Lungenwurz, Waldochsenzunge.
Botanisches	Raublattgewächse (Boraginaceae); ausdauernde Frühlingspflanze mit dünnem Wurzelstock und einer Blattrosette mit wenig beblätterter Blütensprosse; Blätter: gestielt, eiförmig, behaart, mit silberfarbigen Flecken; Blüten: erst rosa, dann violett.
Vorkommen	Mittel- und Osteuropa; schattige Laubwälder, Gebüsche und Hecken.
Blütezeit	März bis April.

verwendete Teile	getrocknete oberirdische Teile von Pulmonaria officinalis LINNE sowie deren Zubereitungen.
Inhaltsstoffe	keine Angaben.
Anwendungsart	keine Angaben.
Dosierung	keine Angaben.
Gegenanzeigen	keine Angaben.
Nebenwirkungen	keine Angaben.
Wechselwirkungen	keine Angaben.

Monographie	keine Angaben.
Humoral-pathologie	keine Angaben.

P

358

Pulmonaria officinalis / Lungenkraut

Monographie

Lungenkrautzubereitungen werden bei Erkrankungen und Beschwerden der Atemwege, des Magen-Darm-Traktes sowie der Niere und der ableitenden Harnwege, ferner als Adstringens und zur Wundbehandlung angewendet.
Risiken: keine bekannt;
Beurteilung: Da die Wirksamkeit von Lungenkrautzubereitungen bei den beanspruchten Anwendungsgebieten nicht ausreichend belegt ist, kann eine therapeutische Anwendung nicht befürwortet werden.

Gegenwart

Bronchialkatarrh
Lungentuberkulose
Hämaturie
Incontinentia urinae

Humoral-
pathologie

Über Pulmonaria finden sich nur spärliche Angaben in den alten Kräuterbüchern.
Unter dieser Bezeichnung ist meist die Lungenflechte
(Sticta pulmonaria) gemeint.

Lungenkrankheiten
Blutspeien

REZEPTE

P

Rezepte

als homöopathisches und spagyrisches Einzelmittel erhältlich.

359

Pulsatilla / Küchenschelle ☠

ALLGEMEINES

Volksnamen	Ackerschelle, Gugelblume, Kuhschellenkraut, Osterblume.
Botanisches	Hahnenfußgewächse (Ranunculaceae); ausdauerndes, zottiges, bis 25 cm hohes Kraut mit ästigen, vielköpfigen Wurzeln und aufrechten, behaarten Blütenstängeln; Blätter: rosettenförmig, grundständig, langgestielt und fiederschnittig; Blüten: hell- bis dunkelviolett, glockenförmig mit silberweiß behaarten Hochblättern. **Cave: Die Pflanze ist giftig!**
Vorkommen	Nord- und Südosteuropa, Sibirien; trockene, sonnige Wiesen.
Blütezeit	März bis Mai.

MONOGRAPHIE

verwendete Teile	getrocknete oberirdische Teile von Pulsatilla vulgaris MILLER und/oder Pulsatilla pratensis (L.) MILLER sowie deren Zubereitungen.
Inhaltsstoffe	Das Kraut enthält Protoanemonin, das beim Trocknen in unbekanntem Umfang abgebaut wird, Ranunculin sowie Zersetzungsprodukte dieser Verbindungen (u.a. Anemonin, Anemoninsäure, Anemonsäure).
Anwendungsart	keine Angaben.
Dosierung	keine Angaben.
Gegenanzeigen	Bei Schwangeren ist die Anwendung absolut kontraindiziert.
Nebenwirkungen	keine Angaben.
Wechselwirkungen	keine Angaben.

WIRKPROFIL

Monographie	Im Tierversuch führt Protoanemonin nach Resorption zuerst zur Erregung, dann zur Lähmung des ZNS. An Niere und ableitenden Harnwegen treten Reizerscheinungen auf, diese dürften auf die alkylierende Wirkung von Protoanemonin zurückzuführen sein. Mit dieser Wirkung steht die beobachtete Hemmung der Karyokinese und der Mitose in engem Zusammenhang. Bei der Aufnahme von protoanmoninhaltigen Pflanzen durch Weidetiere wurden Aborte und teratogene Wirkungen beobachtet. Eine antiinfektiöse Wirkung ist an Protoanemonin gebunden.
Humoral-pathologie	warm im 4. Grad, die Wurzel im 2. Grad; soll nur außerhalb des Leibs gebraucht werden; trocknend.

P

Pulsatilla / Küchenschelle

INDIKATIONEN

Monographie

Auf Grund des vorhandenen Erkenntnismaterials sind die beanspruchten Anwendungsgebiete
- Erkrankungen und funktionelle Störungen der Genitalorgane
- entzündliche und infektiöse Erkrankungen der Haut und Schleimhäute
- Erkrankungen und Funktionsstörungen des Magen-Darm-Traktes und der ableitenden Harnwege
- Neuralgien, Migräne und allgemeine Unruhezustände

aus phytotherapeutischer Sicht nicht belegt.

Risiken

Bei Anwendung von Zubereitungen aus frischen Pflanzen sowie von Protoanemonin treten heftige Reizerscheinungen an Haut und Schleimhäuten mit Jucken, Rötungen und Blasenbildung (Hahnenfußdermatitis) auf.

Bei innerer Anwendung treten bei höherer Dosierung Reizungen der Niere und der ableitenden Harnwege auf.

Bei Schwangeren ist die Anwendung absolut kontraindiziert.

Gegenwart

Diuretikum; Diaphoretikum; Expektorans; Sedativum

Gicht, Rheuma	Rückenschmerzen
Migräne	Stauungen der Unterleibsorgane
Grippe, Pertussis	Iritis, Skleritis
Neuralgien	Grüner und Grauer Star

Pulsatilla wird heute als bedeutendes Polychrest ausschließlich in homöopathischer Zubereitung verwendet.

Humoral-pathologie

innerlich (Wurzel)	**äußerlich** (Kraut, Blätter)
Pest	Augenfluss
Gift	Grauer und Schwarzer Star
vergifteter Tierbiss	Hüftweh
Febris quartana	Warzen, Zittermäler
Emmenagogum	Hautflecken
Hysterie	faules Fleisch
reinigt Haupt und Hirn (als Schnupfpulver)	

REZEPTE

Rezepte

als homöopathisches und spagyrisches Einzelmittel erhältlich.

Quercus robur / Sommereiche

Volksnamen Ach'n, Eck, Eckenboom, Haseleiche, Steineiche, Stieleiche.

Botanisches Buchengewächse (Fagaceae); stattlicher Waldbaum mit borkiger, tief rissiger, graubrauner Rinde und knorrigem, weit ausgreifendem, unregelmäßigem Geäst; bis 40 m hoch; Blätter: kurz gestielt, an den Zweigen oft büschelartig angeordnet mit unregelmäßig gelappter Form; männliche Blüten aus mehrteiliger Blütenhülle in schlaffen, hängenden Kätzchen; weibliche Blüten aus dreifächerigem Fruchtknoten mit dreilappigem Griffel; Früchte (Eicheln) mit napfförmiger Kupula an gemeinsamen Stielen.

Vorkommen Europa, Asien; feuchte Böden, Mischwälder (Sommereiche) oder hügelige, gebirgige Gelände (Wintereiche).

Blütezeit April bis Mai.

MONOGRAPHIE

verwendete Teile im Frühjahr gesammelte und getrocknete Rinde junger Zweige und Stockausschläge von Quercus robur LINNE und/oder Quercus petraea (MATTUSCHKA) LIEBLEIN sowie deren Zubereitungen in wirksamer Dosierung.

Inhaltsstoffe Gerbstoffe.

Anwendungsart zerkleinerte Droge für Abkochungen sowie andere galenische Zubereitungen zur Einnahme und lokalen Anwendung.

Dosierung **Einnahme:** Tagesdosis 3 g Droge, Zubereitungen entsprechend; **Spülungen, Umschläge und Gurgellösungen:** 20 g Droge auf 1 l Wasser, Zubereitungen entsprechend; **Voll- und Teilbäder:** 5 g Droge auf 1 l Wasser, Zubereitungen entsprechend.

Gegenanzeigen **innere Anwendung:** keine bekannt;
äußere Anwendung: großflächige Hautschäden;
Vollbäder: Vollbäder sind unabhängig von den jeweiligen wirksamen Bestandteilen nicht anzuwenden bei:
- nässenden, großflächigen Ekzemen und Hautverletzungen
- fieberhaften und infektiösen Erkrankungen
- Herzinsuffizienz Stadium III und IV (NYHA)
- Hypertonie Stadium IV (WHO).

Quercus robur / Sommereiche

	Fortsetzung: MONOGRAPHIE
Nebenwirkungen	keine bekannt.
Wechselwirkungen	**äußere Anwendung:** keine bekannt; **Einnahme:** Die Resorption von Alkaloiden und anderen basischen Arzneistoffen kann verringert oder verhindert werden.
	WIRKPROFIL
Monographie	adstringierend; virustatisch.
Humoral-pathologie	trocken und warm im mittleren Grad; wirkt zusammenziehend.

Q

Quercus robur / Sommereiche

Monographie

äußere Anwendung: entzündliche Hauterkrankungen
innere Anwendung: unspezifische akute Durchfallerkrankungen
lokale Behandlung leichter Entzündungen im Mund- und
Rachenbereich sowie im Genital- und Analbereich
Anwendungsdauer: Sollten Durchfälle länger als 3–4 Tage andauern,
ist ein Arzt aufzusuchen. Übrige Anwendungsgebiete: nicht länger als
2–3 Wochen.

Gegenwart

**Gerbstoffdroge mit adstringierender Wirkung bei Gewebsschwäche
(extern und intern)**

innerlich	**äußerlich**
chronische Nephritis	feuchte, nässende Hauter-
Milzschwellung	krankungen
Darmblutungen	Dermatitis, Kontaktekzeme,
Hämaturie, Hämoptoe	Psoriasis
Hypermenorrhoe	rissige Haut, Wunden, Eiterungen
Albuminurie	Ulzera, Ulcus cruris
Fluor albus	Mastdarmvorfall, Hämorrhoiden
Diarrhoe, Gastroenteritis	Darmfisteln, Afterjucken
Ulcus ventriculi	Fluor
Apoplexie	Leistenbruch
Bettnässen	Verbrennungen, Kropf
seltener bei Rheuma, Frostbeulen,	rachitische und skrofulöse Diathese
Angina, Asthma	(Bäder)

*Humoral-
pathologie*

chronischer Magenkatarrh	Hypermenorrhoe
Rote Ruhr	Enuresis
Bauchflüsse	gegen harte Geschwülste und
Hämoptoe	alte Schäden
Schmerz beim Wasserlassen	gegen giftige Arznei

Q

Quercus robur / Sommereiche

Rezepte

Rp.: Diarrhoe, Hämorrhagie
Cort. Quercus
Rad. Tormentillae
Sem. Hippocastani   aa 25,0
M. f. spec.
D.S. 1$^{1}/_{2}$ Teelöffel / 2 Glas Wasser, kombiniertes Verfahren.

Rp.: Spülung bei Mastdarmfisteln, -vorfall, Hämorrhoiden,
Fluor albus (nach *Bastian*)
Cort. Quercus conc.   40,0
Fol. Salviae
Flor. Chamomillae   aa 20,0
M.D.S. mit 1 l Wasser kochen, zu Spülungen benutzen.

Rp.: Antidiarrhoikum (nach *Wolff*)
Cort. Quercus
Fruct. Myrtilli
Flor. Chamomillae   aa 30.0
Rhiz. Tormentillae
Lichen islandicus   aa 20.0
M. f. spec.
D.S. 1$^{1}/_{2}$ Teelöffel / 1 Tasse, kurzer Dekokt, 2–3 mal täglich 1 Tasse.

Q

Raphanus sativus / Rettich

Volksnamen	Bierrettich, Bierwurz, Radi, Retwurzel.
Botanisches	Kreuzblütler (Cruciferae); krautige, bis 80 cm hohe Pflanze mit dicker rübenartiger Wurzel; leierförmige, fiederspaltige Blätter; weiße bis blass-violette Blüten, in lockerer Traube stehend; Früchte: bis 9 cm lange Schoten.
Vorkommen	Mittelmeerraum; Kulturpflanze in verschiedenen Züchtungen.
Blütezeit	Mai bis Juli.

MONOGRAPHIE

verwendete Teile	frische Wurzel von Raphanus sativus LINNE var. niger (MILLER) S:KERNER und/oder von Raphanus sativus LINNE ssp. niger (MILLER) DE CANDOLLE var. albus DE CANDOLLE sowie deren Zubereitungen in wirksamer Dosierung.
Inhaltsstoffe	Senfölglykoside wie ätherisches Öl.
Anwendungsart	Presssaft zum Einnehmen.
Dosierung	mittlere Tagesdosis: 50–100 ml Presssaft.
Gegenanzeigen	Cholelithiasis.
Nebenwirkungen	keine bekannt.
Wechselwirkungen	keine bekannt.

WIRKPROFIL

Monographie	sekretionsfördernd im oberen Gastrointestinaltrakt; motilitätsfördernd; antimikrobiell.
Humoral-pathologie	warm im 3. Grad, trocken im 2. Grad; öffnend, säubernd, dünn machend.

R

366

Raphanus sativus / Rettich

Monographie

dyspeptische Beschwerden, besonders infolge Dyskinesien der
Gallenwege, Katarrhe der oberen Luftwege

Gegenwart

Cholagogum

subakute Gallenblasenentzündung	gegen Gries- und Steinbildung
Gallenwegsdyskinesien	schleimlösend
darmanregend	krampflösend
dyspeptische Beschwerden mit	Husten
Obstipation	Keuchhusten

*Humoral-
pathologie*

innerlich
fördert die Dauung (nach der Mahlzeit gegessen)
kann Aufstoßen verursachen
kann Hirn, Augen und Vernunft betrüben
zerteilt groben Schleim
gegen alten langwierigen Husten
Lungensucht
treibt den Stein aus
täglich und viertäglich Fieber
verstopfte Leber
Milzsucht
treibt den Harn
gegen Harntröpfeln
bringt "der Frauen Blödigkeit"

äußerlich
Wassersucht
Milzsucht
zerteilt das geronnene Blut
gegen um sich fressende Geschwäre
Halsgeschwär
Flecken der Haut
gegen Haarausfall
Grimmen der Weiber
Podagra
Fieber (als Umschlag an den Fußsohlen)
Schwerhörigkeit (in die Ohren geträufelt)
Natternbiss

R

Rezepte

kurmäßige Anwendung in Form von Frischpresssäften.

Ratanhia / Ratanhia

Volksnamen	Der Name Ratanhia soll aus der peruanischen Quechuasprache stammen oder sich von dem spanischen Verb ratear (= kriechen) ableiten und sich auf die unter der Erde kriechende Wurzel beziehen.
Botanisches	Caesalpiniaceae, Krameriaceae; bis 30 cm hohe Staude mit stark verzweigter, rotbrauner Wurzel und langen, niederliegenden, behaarten Ästen; Blätter: spitzeiförmig, sitzend, silberweiß behaart; Blüten: blattachselständig mit grünen, an der Innenseite roten Kelchblättern; Früchte: kugelförmig, mit Stacheln besetzt.
Vorkommen	in den Anden Boliviens und Perus; sandige, trockene Berghänge.
Blütezeit	Oktober und November.

verwendete Teile	getrocknete Wurzel von Krameria triandra RUIZ et PAVON sowie deren Zubereitungen in wirksamer Dosierung.
Inhaltsstoffe	mindestens 10 % Gerbstoffe.
Anwendungsart	zerkleinerte Droge für Abkochungen sowie andere galenische Zubereitungen zur lokalen Anwendung.
Dosierung	etwa 1 g zerkleinerte Droge auf 1 Tasse Wasser als Abkochung oder 5–10 Tropfen Ratanhia-Tinktur auf 1 Glas Wasser 2–3 mal täglich; unverdünnte Rathania-Tinktur als Pinselung 2–3 mal täglich; Zubereitungen entsprechend;
Gegenanzeigen	keine bekannt.
Nebenwirkungen	In sehr seltenen Fällen können allergische Schleimhautreaktionen auftreten.
Wechselwirkungen	keine bekannt.

Monographie	adstringierend.
Humoralpathologie	keine Angaben.

R

Ratanhia / Ratanhia

INDIKATIONEN

Monographie

lokale Behandlung leichter Entzündungen der Mund- und Rachenschleimhaut

Gegenwart

Adstringens
Gingivitis
Zahnschmerz
Parodontose
Stomatitis
Zungenrhagaden
Zahnfleischbluten
Pharyngitis
Angina
Wundentzündung
Pruritus
Epistaxis
Nieren- und Harnröhrenblutung
blutige Diarrhoen
Dyspepsie
Enteritis
Gastritis
Fluor albus

Humoral-
pathologie

Ratanhia ist in den alten Kräuterbüchern nicht vertreten.
Der spanische Botaniker *Ruiz* entdeckte im Jahr 1799 die Pflanze, die
von der einheimischen Bevölkerung schon lange als
Zahnerhaltungsmittel und Adstringens verwendet wurde.
Erst Anfang des 19. Jahrhunderts gelangte die Pflanze nach Europa
und fand dort größere Verbreitung.

R

REZEPTE

Rezepte

Rp.: Diarrhoe und Blutungen (nach *Madaus*)
Rad. Ratanhiae conc.   30,0
D.S. 1 Teelöffel / 1 Glas Wasser, Infus,
20 Minuten ziehen lassen, tagsüber trinken.

Rp.: Zahnfleischentzündung (nach *Römmer*)
Tinct. Ratanhiae
Tinct. Myrrhae   aa 10,0
M.D.S. zum Einpinseln, dazu abwechselnd Staubzucker in den Mund
einführen.

Rauwolfia serpentina / Schlangenwurz

Volksnamen

Rauwolfia findet sich unter dem Namen Sarpagandha in der ayurvedischen Medizin. Der Name Rauwolfia rührt von dem deutschen Arzt *Leonhard Rauwolf* her, der im 16. Jahrhundert – ohne die Pflanze zu entdecken – eine Asienreise unternahm und darüber ein vielgelesenes Kräuterbuch herausbrachte.

Botanisches

Hundsgiftgewächse (Apocynaceae); kleiner, bis 60 cm hoher Strauch mit gebogener oder verzweigter, graugelber bis hellbrauner Wurzel und weißer Rinde; Blätter: elliptisch bis lanzettförmig, bis 17 cm lang; Blüten: weiß oder rosa, als Trugdolde ausgebildet; Frucht: schwarze Steinfrucht.

Vorkommen

tropische Gebiete des Himalayas, Indiens, Sri Lankas und Javas. kultiviert im tropischen Afrika.

Blütezeit

keine Angaben.

MONOGRAPHIE

verwendete Teile

getrocknete Wurzeln von Rauwolfia serpentina (L) Bentham ex KURZ sowie deren Zubereitungen in wirksamer Dosierung.

Inhaltsstoffe

mindestens 1,0 % Alkaloide, berechnet als Reserpin und bezogen auf die getrocknete Droge.

Anwendungsart

zerkleinerte Droge, Drogenpulver sowie andere galenische Zubereitungen zur inneren Anwendung.

Dosierung

mittlere Tagesdosis: 600 mg Droge, entsprechend 6 mg Gesamtalkaloiden.

Gegenanzeigen

Depressionen, Ulkus-Krankheit, Phäochromozytom, Schwangerschaft und Laktation.

Nebenwirkungen

verstopfte Nase, depressive Verstimmung, Müdigkeit, Potenzstörungen; **Hinweis:** Dieses Arzneimittel kann auch bei bestimmungsgemäßem Gebrauch das Reaktionsvermögen so weit verändern, dass die Fähigkeit zur aktiven Teilnahme am Straßenverkehr oder zum Bedienen von Maschinen beeinträchtigt wird. Dies gilt in verstärktem Maße im Zusammenwirken mit Alkohol.

R

Rauwolfia serpentina / Schlangenwurz

Fortsetzung: MONOGRAPHIE

Wechselwirkungen mit Digitalisglykosiden: Bradykardie
mit Neuroleptika: gegenseitige Wirkungsverstärkung
mit Barbituraten: gegenseitige Wirkungsverstärkung
mit Levodopa: Wirkungsabschwächung, aber unerwünschte extrapyramidal-motorische Symptome können verstärkt werden
mit Sympaticomimetica: initial erhebliche Blutdruckerhöhung (z.B. in
Husten, Grippemitteln und Appetitzüglern)

WIRKPROFIL

Monographie Aufgrund der ausgeprägten Sympatikolyse (Katecholaminverarmung)
blutdrucksenkend und sedierend.
Darüber hinaus bestehen für bestimmte Alkaloide direkte zentrale und
periphere Angriffspunkte.

Humoralpathologie keine Angaben.

INDIKATIONEN

Monographie leichte essentielle Hypertonie (Grenzwerthypertonie), besonders bei
erhöhtem Sympatikotonus mit zum Beispiel Sinustachykardie, Angst
und Spannungszuständen und psychomotorischer Unruhe, sofern diätetische Maßnahmen allein nicht ausreichen

Gegenwart **Antihypertonikum**
Nervinum, Sedativum
Essentielle Hypertonie
krampflösend
vegetative Dystonie
Schlaflosigkeit
Depression
Schizophrenie

R

Humoralpathologie keine Angaben.
In der indischen Medizin wird die Pflanze seit langem verwendet gegen
Schlangenbisse, Insektenstiche, Kopfschmerzen, Erregungs- und
Angstzuständen, Fieber und Leibbeschwerden und als Wurmmittel.

REZEPTE

Rezepte als homöopathisches und spagyrisches Einzelmittel erhältlich.

Rhamnus catharticus / Kreuzdorn

Volksnamen	Amselbeere, Chelgerli, Färberbeere, Hexendorn, Hirschdorn, Hundsbeere, Kreuzbeere, Purgierbeere, Purgierdorn, Schyßbeeri, Wegdorn.
Botanisches	Kreuzdorngewächse (Rhamnaceae); Strauch oder Baum mit sparrig abstehenden, in einen Dorn auslaufenden Ästen und silbergrauer, später braunschwarzer Rinde; als Strauch bis 3 m, als Baum bis 8 m hoch; Blätter: gegenständig, gestielt, eiförmig, glänzend, am Rand kerbig gesägt; Blüten: grüngelb, blattachselständig, als Trugdolden wachsend; Früchte: schwarz, erbsengroß.
Vorkommen	Europa, Nordafrika, Westasien; sonnige, steinige, aber auch feuchte Standorte in Auwäldern, Mooren, Gräben, an Waldrändern.
Blütezeit	Mai bis Juni.

MONOGRAPHIE

verwendete Teile	Kreuzdornbeeren, bestehend aus den frischen oder getrockneten reifen Früchten von Rhamnus catharticus LINNE sowie deren Zubereitungen in wirksamer Dosierung.
Inhaltsstoffe	Hydroxyanthracenderivate.
Anwendungsart	zerkleinerte Droge für Teeaufgüsse sowie andere galenische Zubereitungen zum Einnehmen.
Dosierung	Tagesdosis: 2–5 g Droge, entsprechend 20–200 mg Hydroxyanthanthracen-Derivaten, berechnet als Glucofrangulin; Anwendungsdauer: Anthranoidhaltige Abführmittel dürfen nicht über einen längeren Zeitraum eingenommen werden.
Gegenanzeigen	Darmverschluss; Während der Schwangerschaft und Stillzeit nur nach Absprache mit dem Arzt anzuwenden.
Nebenwirkungen	Bei höherer Dosierung können krampfartige Magen-Darm-Beschwerden auftreten. Die Dosis ist in diesen Fällen zu verringern. **Hinweis:** Bei chronischem Gebrauch/Missbrauch können Elektrolytverluste, insbesondere Kaliumverluste auftreten. In die Darmmukosa werden Pigmente eingelagert (Melanosis coli).

R

Rhamnus catharticus / Kreuzdorn

Wechselwirkungen keine bekannt;
Hinweis: Bei chronischem Gebrauch/Missbrauch ist durch
Kaliummangel eine Verstärkung der Wirkung von Herzglykosiden
möglich.

WIRKPROFIL

Monographie laxierend.

Humoral-
pathologie von kalter und trockener Natur;
von herbem und zusammenziehendem Geschmack.

INDIKATIONEN

Monographie Verstopfung
Erkrankungen, bei denen eine Darmentleerung mit weichem Stuhl
erwünscht ist, wie zum Beispiel bei Analfissuren, Hämorrhoiden und
nach rekto-analen operativen Eingriffen.

Gegenwart **Purgans**
Diuretikum bei Hydrops
Ableitungsmittel und zur Blutreinigung bei Leberleiden, Rheuma,
Gicht, Adipositas, bei Exanthemen, Herpes zoster, Anämie, Chlorose

Humoral-
pathologie gegen Zipperlein
der Sirup purgiert Wasser und Schleim
die Beeren bewegen den Leib zum Stuhlgang

R

REZEPTE

Rezepte Rp.: Purgans (nach *Madaus*)
Fruct. Rhamni cathartic.   30,0
D.S. 10 g mit 1 Glas Wasser 8 Stunden lang kalt ansetzen, morgens
oder abends nüchtern trinken.

Rhamnus purshiana, Cascara sagrada

	ALLGEMEINES
Volksnamen	Erlenblätteriger Kreuzdorn. Der Drogenname Cascara sagrada (= heilige Rinde) kennzeichnet das hohe Ansehen der Droge. Purshiana leitet sich von dem deutschen Botaniker Friedrich Traugott Pursch (1774–1820) ab.
Botanisches	Kreuzdorngewächse (Rhamnaceae); winterharter Strauch oder Baum mit graufilzig behaarten Zweigen; 6–18 m hoch; Blätter: breit-eiförmig, kleingezähnt; Blüten: weiß, blattachselständig, in reichblütigen Trauben stehend; Früchte: schwarz-purpurfarbig, kreiselförmig.
Vorkommen	östliches Nordamerika; Flussufer und Nadelwälder.
Blütezeit	keine Angaben.

	MONOGRAPHIE
verwendete Teile	getrocknete Rinde von Rhamnus purshiana D.C. (Frangula purshiana (D.C.).A.GRAY ex J.C.COOPER) sowie deren Zubereitungen in wirksamer Dosierung.
Inhaltsstoffe	Die Rinde enthält mindestens 8 % Hydroxyanthracen-Derivate, von denen mindestens 60 % Cascaroside sind, berechnet als Cascarosid A. Neben Cascarosiden finden sich in der Droge weitere Inhaltsstoffe, z.B. O-Glykoside: Aloeemodinglucosid (=Cascaraoxanthronglucosid) sowie die entsprechenden Aglykone und Physcion, in geringen Mengen auch Iso- und Heterodianthrone.
Anwendungsart	klein geschnittene Drogen, Drogen-Pulver oder Trockenextrakte für Aufgüsse, Abkochungen, Kaltmazerate oder Elixiere, flüssige und feste Darreichungsformen ausschließlich zur oralen Anwendung.
Dosierung	mittlere Tagesdosis: 20–160 mg Hydroxyanthracen-Derivate; Anwendungsdauer: Anthrachinonhaltige Abführmittel dürfen nicht über einen längeren Zeitraum eingenommen werden.
Gegenanzeigen	Ileus jeder Genese, während der Schwangerschaft und Stillzeit nur nach Rücksprache mit einem Arzt anwenden.

R

Fortsetzung: MONOGRAPHIE

Nebenwirkungen

keine bekannt; bei chronischem Gebrauch/Missbrauch Elektrolyt-verluste, insbesondere Kaliumverluste, Pigmenteinlagerung in die Darmmucosa (Melanosis coli); in frischem Zustand enthält die Droge Anthrone und muss deshalb vor Verwendung mindestens 1 Jahr gela-gert oder unter Luftzutritt und Erwärmen künstlich gealtert werden. Bei nichtbestimmungsgemäßen Gebrauch, z.B. frische Droge, starkes Erbrechen, evtl. mit Spasmen einhergehend.

Wechselwirkungen

keine bekannt; bei chronischem Gebrauch/Missbrauch Verstärkung der Herzglykosidwirkung durch Kaliummangel möglich.

WIRKPROFIL

Monographie

Die Substanzen induzieren eine aktive Sekretion von Elektrolyten und Wasser in das Darmlumen und sie hemmen die Resorption von Elektrolyten und Wasser aus dem Dickdarm. So wird über eine Volumenzunahme des Darminhalts der Füllungsdruck im Darm ver-stärkt und die Darmperistaltik angeregt.

Humoral-pathologie

keine Angaben.

INDIKATIONEN

Monographie

Obstipation
Erkrankungen, bei denen eine leichte Defäkation mit weichem Stuhl erwünscht ist, z.B. Analfissuren, Hämorrhoiden, nach rektal-analen operativen Eingriffen

R

Gegenwart

Purgans
chronische Verstopfung
Adipositas
Dyspepsie

Humoral-pathologie

Die Pflanze ist in den alten Kräuterbüchern nicht vertreten.
Cascara sagrada ist in Europa erst seit Ende des 19. Jahrhunderts bekannt.

REZEPTE

Rezepte

auf Fertigpräparate zurückgreifen.

Rheum / Rhabarber

Volksnamen   keine weiteren Angaben.

Botanisches   Knöterichgewächse (Polygonaceae); dicke, bis 2 m hohe Staude mit
                      holzigem, ausdauerndem Wurzelstock, mit langen Nebenwurzeln und
                      Knollen und hohlen, dicken Stängeln; Grundblätter: groß, langgestielt,
                      herz- und handförmig gelappt; Stängelblätter: klein und kurzgestielt;
                      Blüten: zahlreich, büschelförmig mit gestrecktem Blütenstand;
                      Früchte: rötlich, geflügelt.

Vorkommen   Hochgebirge Westchinas und Osttibets, westliches Asien;
                      zur Drogengewinnung in vielen europäischen Ländern kultiviert.

Blütezeit   Juni.

MONOGRAPHIE

verwendete Teile   getrocknete unterirdische Teile von Rheum palmatum LINNE, Rheum
                      officinale BAILLON oder von Hybriden der beiden Arten, die von
                      Stängelanteilen, von kleinen Wurzeln und vom größten Teil der Rinde
                      befreit sind sowie deren Zubereitungen in wirksamer Dosierung. Die
                      Droge ist häufig zerkleinert.

Inhaltsstoffe   Die Droge enthält mindestens 2,5 % Hydroxyanthracen-Derivate,
                      berechnet als Rhein und bezogen auf die getrocknete Droge. Neben
                      Rhein finden sich in der Droge weitere Hydroxyanthracen-Glykoside
                      und deren Aglyka, z.B. Rheum-Frangula-Emodin, Chrysophanol und
                      Physcion einschließlich ihrer reduzierten Formen, Dianthrone
                      (Rheidine, Sennidine), Heterodianthrone, ferner Gerbstoffe, Flavone,
                      Harze, Stärke, Salze.

Anwendungsart   klein geschnittene Drogen, Drogenpulver oder Trockenextraktpulver
                      für Aufgüsse, Abkochungen; als flüssige oder feste Darreichungsformen
                      ausschließlich zur oralen Anwendung.

Dosierung   mittlere Tagesdosis als Laxans: 30–120 mg Hydroxyanthracen-
                      Derivate, entsprechend 1,2–4,8 g Droge; mittlere Tagesdosis als
                      Stomachikum: 3–9 mg Hydroxyanthracen-Derivate, entsprechend
                      0,12–0,36 g Droge.

Gegenanzeigen   Ileus jeder Genese, während der Schwangerschaft und Stillzeit nur
                      nach Absprache mit einem Arzt anzuwenden.

R

Nebenwirkungen

keine bekannt;
chronischer Gebrauch/Missbrauch: Elektrolytverluste, insbesondere
Kaliumverluste; Pigmenteinlagerung in die Darmmukosa (Melanosis
coli).

Wechselwirkungen

keine bekannt;
Bei chronischem Gebrauch/Missbrauch ist durch Kaliummangel eine
Verstärkung der Herzglykosidwirkung möglich.

WIRKPROFIL

Monographie

Die Antrachinonglykoside werden im Dickdarm mikrobiell zu den
Aglykon-Emodinen gespalten. Diese Substanzen werden z.T. resorbiert.
Sie werden durch Bakterien zu den eigentlichen wirksamen
Anthranolen bzw. Anthronen reduziert. Laxative Wirkung beruht auf
einer Hemmung der Resorption des Wassers und der Elektrolyte im
Dickdarm und auf einer Beeinflussung der Darmmotilität.

*Humoral-
pathologie*

warm und trocken im 2. Grad.
eröffnet, zerteilt, treibt aus, aber auch stopfend und zusammenziehend.

R

Rheum / Rhabarber

Monographie

Obstipation
Erkrankungen, bei denen eine leichte Defäkation mit weichem Stuhl
erwünscht ist, z.b. Analfissuren, Hämorrhoiden, nach rektal-analen
operativen Eingriffen
als Gerbstoffdroge bei Magen-Darm-Katarrhen in geringer Dosierung
indiziert

Gegenwart

Purgans bei atonischer Obstipation
   (in größeren Dosen)
Stomachikum
Leber-, Gallemittel
Cholelithiasis, Ikterus

Hämorrhoiden
Pfortaderstauungen
Rheuma
Gehirnkongestionen durch
   Verdauungsstörungen

Humoral-
pathologie

innerlich
purgiert unnatürliche Galle
   und Schleim
galliges Fieber
Gelbsucht
Hydrops
Milzverstopfung
Magen-, Leberschwäche
Rote Ruhr
Bauchflüsse
Cholera

Blutspeien
zu starke Menstruation
Würmer bei Kindern
Verstopfung des Hauptes

äußerlich
zerstoßene Glieder

R

Rezepte

Rp.: Antidiarrhoikum (nach *Kroeber*)
Rhiz. Calami conc.   80,0
Rhiz. Rhei conc.   20,0
M. f. spec.
D.S. $\frac{1}{2}$ Teelöffel / 1 Glas Wasser, Infus, 1 Tasse täglich.

Rp.: Cholagogum (nach *Meyer*)
Fol. Menthae pip.   50,0
Hb. Marrubii   20,0
Hb. Agrimoniae   20,0
Rhiz. Rhei   10,0
M. f. spec.
D.S. 1 Esslöffel / 1 Tasse Wasser,
Infus, 2 mal täglich 1 Tasse vor dem Essen trinken.

Rp.: Galletee – cholagog und choleretisch
(nach *Dr. Bernhard Aschner*)
Rhiz. Curcumae
Fol. Menthae pip.   aa 25.0
Rad. c. Hb. Taraxaci
Fruct. Carvi   aa 20.0
Rhiz. Rhei   10.0
M. f. spec.
D.S. 1 Teelöffel / 1 Tasse, Infus, mittags und abends 1 Tasse.

R

Rhododendron ferrugineum / Alpenrose

Volksnamen	Almenrausch, Gichtrose, Steinrose.
Botanisches	Erikagewächse (Ericaceae); bis 1 m hoher Strauch; wintergrüne, eiförmige Blätter, auf der Unterseite drüsig punktiert; rostrote Blüten.
Vorkommen	Alpen, Pyrenäen.
Blütezeit	Juni bis Juli.

verwendete Teile	getrocknete Laubblätter von Rhododendron ferrugineum LINNE sowie deren Zubereitungen.
Inhaltsstoffe	keine Angaben.
Anwendungsart	keine Angaben.
Dosierung	keine Angaben.
Gegenanzeigen	keine Angaben.
Nebenwirkungen	keine Angaben.
Wechselwirkungen	keine Angaben.

R

Monographie	keine Angaben.
Humoral-pathologie	von warmer und zusammenziehender Natur.

Rhododendron ferrugineum / Alpenrose

Monographie

Anwendung ausschließlich in Kombinationspräparaten bei
- Muskel- und Gelenkrheumatismus, Arthrosen, Muskelverhärtungen, Muskelschmerzen, Bindegewebsschwäche
- Neuralgien, Wetterfühligkeit, Ischias, Trigeminusneuralgie, Migräne, Kopfschmerzen, Interkostalneuralgie
- Gicht, Steinbeschwerden, Hypertonie
- in Geriatrika bei Alterserkrankungen und -beschwerden.

Risiken: Rhododendron-Arten können toxische Diterpene mit Andromdan-Grundgerüst enthalten. Über das Vorkommen von Andromedan-Derivaten in Rhododendron ferrugineum existieren widersprüchliche Angaben. Fallberichte über Vergiftungen von Weidevieh durch Rhododendron ferrugineum deuten darauf hin, dass Verbindungen dieser Substanzgruppe tatsächlich in den Blättern enthalten sein können. Symptome einer akuten Grayanotoxinvergiftung sind Blutdruckabfall, Bradykardie, Krämpfe, später Herzversagen und Atemstillstand. Die chronische Toxizität der Verbindungen ist im Tierreich relativ gering. Beim Menschen wurden u.a. nach Genuss von grayanotoxinhaltigem Honig die folgenden Vergiftungssymptome beobachtet: Erbrechen, Durchfall, Schmerzen und Krämpfe im Magen-Darm-Bereich, Gliederschmerzen, Gleichgewichtsstörungen, Atemnot, zentrale Erregungszustände, Lähmungen sowie Brennen und Juckreiz auf Haut und Schleimhäuten. Bei langdauernder Einnahme besteht darüber hinaus durch das in der Droge enthaltene Arbutin die Möglichkeit einer chronischen Intoxikation durch Hydrochinon. Berichte über schwere Vergiftungen nach der in der Volksmedizin früher üblichen Anwendung als Teeaufguss (Tagesdosis 5–6 g Droge) liegen nicht vor. **Beurteilung:** Da die Wirksamkeit bei den beanspruchten Anwendungsgebieten nicht belegt ist und Risiken bei der Anwendung entsprechender Zubereitungen nicht ausgeschlossen werden können, ist ein therapeutische Anwendung nicht zu vertreten.

R

Gegenwart

Muskel- und Gelenkrheuma	Orchitis, Epididymitis
Gicht, harnsaure Diathese	Hydrozele, Hodenschwellung
Arthritis urica, Arthritis deformans	Prostatahypertrophie, Prostatitis
Periostitis, Neuralgien	Samenstrangneuralgie
Ischias, Lumbago	Folgen von Gonorrhoe

Humoral-pathologie

In den alten Kräuterbüchern ist keine medizinische Verwendung bekannt.

Rezepte

als homöopathisches und spagyrisches Einzelmittel erhältlich.

381

Rosa canina / Heckenrose

Volksnamen Dornapfel, Hundsrose, Hagrose, Hagebutte, Hainrose, Heckenrose, Heinzerlein, Hiefenstrauch, Schlafdorn, Wilde Heiderose, Wildhips.

Botanisches Rosengewächse (Rosaceae); bis zu mehrere Meter hohes Strauchgewächs mit überhängenden Stämmen und Ästen; Blätter: unpaarig gefiedert, am Grund beiderseits geflügelt, mit gesägtem Rand; Blüten: hellrosa, ungefüllt und duftlos; Scheinfrüchte: scharlachrot, fleischig, mit glatter Rinde und innen mit behaarten Nüsschen.

Vorkommen Europa, Nordafrika, West- und Nordasien; steinige Böden, Waldränder, Gebüsche, Hecken, sonnige Heidehänge.

Blütezeit Juni bis Juli.

MONOGRAPHIE

verwendete Teile Rosenblüten: vor dem völligen Aufblühen gesammelte, getrocknete Kronblättern von Rosa gallica LINNE, Rosa centifolia LINNE und deren Varietäten sowie Zubereitungen aus Rosenblüten in wirksamer Dosierung.

Inhaltsstoffe Rosenblüten enthalten Gerbstoffe.

Anwendungsart zerkleinerte Droge für Teeaufgüsse sowie andere galenische Zubereitungen für Mundspülungen.

Dosierung 1–2 g Droge auf 1 Tasse (200 ml) Teeaufguss.

Gegenanzeigen keine bekannt.

Nebenwirkungen keine bekannt.

Wechselwirkungen keine bekannt.

WIRKPROFIL

Monographie adstringierend.

Humoral-pathologie kalt im 1. Grad; von vermischter Substanz, zusammenziehend.

R

Rosa canina / Heckenrose

Monographie

leichte Entzündungen im Bereich der Mund- und Rachenschleimhaut
Anmerkung
Fructus Rosae caninae (Hagebuttenkerne): Da die Wirksamkeit nicht belegt ist, kann eine therapeutische Anwendung nicht empfohlen werden.
Pseudofructus Rosae caninae (Hagebuttenschalen): Da die Wirksamkeit nicht bzw. nicht ausreichend belegt ist, kann eine therapeutische Anwendung allein schon aufgrund des rasch abnehmenden Vitamin-C-Gehaltes der Droge nicht empfohlen werden. Der Konsum von Hagebutten-Zubereitungen als Vitamin-C-haltige Nahrungsergänzung ist überwiegend dem Lebensmittelbereich zuzuordnen. Gegen die Verwendung als Geschmackskorrigens in Teemischungen bestehen keine Bedenken.
Pseudofructus cum fructibus Rosae caninae (Hagebutten): Da die Wirksamkeit nicht bzw. nicht ausreichend belegt ist, kann eine therapeutische Anwendung nicht empfohlen werden. Der Konsum von Hagebutten-Zubereitungen als Vitamin-C-haltige Nahrungsergänzung ist überwiegend dem Lebensmittelbereich zuzuordnen. Gegen die Verwendung als Geschmackskorrigens in Teemischungen bestehen keine Bedenken.

Gegenwart

Die Anwendungsgebiete beziehen sich auf Flores, Fructus, Pseudofructus und Pseudofructus cum fructibus.

Stärkung des Immunsystems (Vitamin-C-Gehalt)	chronische Blasen- und Nierenerkrankungen
Fieber, Erkältung, Husten	Diuretikum, Albuminurie
allgemeine Schwäche	Cholelithiasis
schlecht heilende Wunden	Gicht, Rheuma, Ischias
Wirkung auf Nebennieren	Diabetes mellitus
zur Frühjahrskur	Brust-, Seitenstechen
leicht abführend	Erysipel, Schlaflosigkeit
Gries-, Steinleiden der Nieren und Blase	Verdauungsanregung nach Fettgenuss

Humoral-pathologie

seit dem Altertum im Arzneischatz (Flores, Folia, Fructus)	Hypermenorrhoe, Weißfluss Bluthusten
Bauchflüsse (trockene Früchte ohne Nüsschen in Wein)	Erbrechen Nierensteine
Styptikum und Stopfmittel (Hypocistissaft = Succus Rosae caninae)	Rote Ruhr Stärkung des Zahnfleisches und der Zähne, Haarausfall

R

Rosa canina / Heckenrose

Rezepte

Rp.: Diuretikum
Pseudofruct. c. fruct. Rosae
Rad. Petroselini
Rad. Urticae urens
Fruct. Pruni spin.   aa 25,0
M. f. spec.
D.S. 2 Teelöffel / 2 Glas Wasser,
kombiniertes Verfahren, morgens trinken.

Rp.: Hagebuttenwein als Diuretikum für alte Leute (Zeitschrift für
Volksernährung Nr. 21, 1933, zitiert nach *Madaus*)
1 l Hagebuttenfrüchte gequetscht,
500 g weißer Kandiszucker und
3 l Weißwein 8 Tage lang ziehen lassen, morgens ein kleines Glas trinken.

R

Rosa canina / Heckenrose

Rosmarinus officinalis / Rosmarin

Volksnamen　　Anthoskraut, Brautkleid, Hochzeitsbleaml, Kid, Meertau, Röselimarie, Weihrauchkraut.

Botanisches　　Lippenblütler (Labiatae); frostempfindlicher, bis 2 m hoher Strauch mit dicht verzweigten Ästen und intensivem kampferähnlichem Geruch; Blätter: ledrig, immergrün, lanzettförmig mit sehr kleinen Sternhaaren besctzt; Lippenblüten: klein, blassblau, in endständigen Scheintrauben.

Vorkommen　　Mittelmeerländer; Gewürz-, Kulturpflanze.

Blütezeit　　April bis Juni.

MONOGRAPHIE

verwendete Teile　　während und nach der Blüte gesammelte, frische oder getrocknete Laubblätter von Rosmarinus officinalis LINNE sowie deren Zubereitungen in wirksamer Dosierung.

Inhaltsstoffe　　Die Droge enthält mindestens 1,2 % (V/G) ätherisches Öl, bezogen auf die getrocknete Droge.

Anwendungsart　　zerkleinerte Droge für Aufgüsse;
Drogenpulver, Trockenextrakte und andere galenische Zubereitungen zur inneren und äußeren Anwendung.

Dosierung　　**Einnahme**
Tagesdosis: 4–6 g Droge; 10–20 Tropfen ätherisches Öl.

Gegenanzeigen　　keine bekannt.

Nebenwirkungen　　keine bekannt.

Wechselwirkungen　　keine bekannt.

WIRKPROFIL

Monographie　　beim Menschen: hautreizend, durchblutungsfördernd (bei äußerer Anwendung); im Experiment: spasmolytisch an den Gallenwegen und am Dünndarm, positiv inotrop, steigert den Koronardurchfluss.

Humoralpathologie　　warm und trocken bis in den 3. Grad; zerteilt alle grobe Feuchtigkeit.

Rosmarinus officinalis / Rosmarin

Monographie

innere Anwendung
dyspeptische Beschwerden
zur unterstützenden Therapie rheumatischer Erkrankungen

äußere Anwendung
Kreislaufbeschwerden

Gegenwart

wichtiges Nervinum
Tonikum bei Erschöpfungs-
zuständen
Emmenagogum
Dys-, Oligo- und Amenorrhoe
Fluor albus, klimakterische Be-
    schwerden mit nervösen
    Erscheinungen
tonisierende Wirkung auf den
    Magen-Darm-Trakt und
    Kreislauf
Leberstau
Magenerkrankungen, Meteorismus
Diabetes mellitus

Gedächtnisschwäche
Lähmungen, Epilepsie
Schwindelgefühl
Gliedermüdigkeit
Herzneurosen

äußerlich
Neuritis
Kahlköpfigkeit
Salzschorf
Durchblutungsstörungen
Erkältungskrankheiten
    (Badezusatz)

Humoral-
pathologie

innerlich
stärkt das Hirn
kalte Krankheiten des Gehirns und
    der Glieder wie Fallsucht,
    Schlafsucht, Lähme, Zittern,
    Unempfindlichkeit
macht ein „scharpff Gesicht"
gegen stinkenden Atem
kalter blöder Magen
Gelbsucht
gegen Vergiftung
Leber-Milz-Verstopfung
stillt das Grimmen
Mutterfluss
Keuchen, Verstopfung der
    Luftröhre

blutreinigend
macht schwitzen
Ohnmacht
gegen Sprachlosigkeit

äußerlich
Husten
Hauptflüsse
geschwollenes Zäpfchen
faule Zähne und Zahnfleisch,
    Zahnwürmer
faule Wunden und Geschwüre
blödes Haupt, Schwindel
stinkender Atem
lahme Glieder, Schlag

R

Rosmarinus officinalis / Rosmarin

Rezepte

Rp.: Emmenagogum (nach *Meyer*)
Fol. Rosmarini conc.   30,0
D.S. 2 Teelöffel / 2 Glas Wasser,
Kaltansatz 8 Stunden, tagsüber trinken.

Rp.: Diuretikum (nach *Becker*)
Fol. Rosmarini conc.   50,0
D.S. In ³/₄ l Moselwein 24 Stunden lang
ziehen lassen, filtrieren, 4 mal täglich 1 Likörglas trinken.

Rp.: nervöse Herzbeschwerden
Flor. Sambuci nig.
Fol. Malvae   aa   45,0
Fol. Rosmarini   ad 100,0
M. f. spec.
D.S. 1 Esslöffel / 1 Tasse, Infus, 2 Tassen täglich.

R

Rosmarinus officinalis / Rosmarin

Rubia tinctorum / Krappwurzel

Volksnamen	Färberröte, Krapp, Röte, Färberwurz.
Botanisches	Krappgewächse (Rubiaceae); tiefwachsendes, gelbliches, stark verzweigtes Rhizom; Stängel: vierkantig, rauhaarig, teilweise rot, aufrecht gewunden, oben verzweigt, 60–90 cm hoch; Blätter: kurz gestielt, oval bis spitz, vier- bis sechsquirlig, matt hellgrün; Blüten: blattachselständig in Trugdolden; Früchte: erbsengroße, rotbraune, glatte Steinbeere.
Vorkommen	Mittelmeergebiet, Kleinasien; in Mitteleuropa verwildert.
Blütezeit	Juni bis August.

MONOGRAPHIE

verwendete Teile	getrocknete Wurzeln von Rubia tinctorum LINNE sowie deren Zubereitungen in wirksamer Dosierung.
Inhaltsstoffe	Hydroxyanthracenderivate wie Ruberythrinsäure.
Anwendungsart	zerkleinerte Droge für Abkochungen sowie andere galenische Zubereitungen zum Einnehmen.
Dosierung	mittlere Tagesdosis: entsprechend 30 mg Hydroxyanthracenderivate, berechnet als Ruberythrinsäure.
Gegenanzeigen	Schwangerschaft, Stillzeit.
Nebenwirkungen	keine bekannt.
Wechselwirkungen	keine bekannt.

WIRKPROFIL

Monographie	Hemmung der Kalziumphosphat- und Kalziumoxalatkristallisation durch Krappwurzel, Ruberythinsäure und Alizaringlukosid; Korrosion kalziumhaltiger Harnsteine.
Humoral- *pathologie*	warm 2. Grad und trocken 3. Grad; eröffnend, emmenagog, wundheilend.

R

Rubia tinctorum / Krappwurzel

INDIKATIONEN

Monographie
unterstützende Behandlung und Rezidivprophylaxe bei Erkrankungen durch kalziumhaltige Steine im Bereich der Harnwege.

Gegenwart

Steinleiden
Blasen- und Nierensteine
Phosphat-, Oxalatsteine
Phosphaturie, Bettnässen
Pyelozystitis
Knochen Tbc, Rachitis
Darmschwäche

Enteritis tuberculosa
Milzleiden
Chlorose
Anämie mit Amenorrhoe
Skrofulose
Husten, Heiserkeit
Verschleimung der Brust

Humoral-
pathologie

innerlich
Diuretikum
Emmenagogum
Gelbsucht
Wassersucht
führt dicken Harn aus
schwarzer Harn
innere Blutungen und Wunden
zerteilt geronnenes Blut
Menorrhagie
Hämorrhoiden
Rote Ruhr
Leber-, Milzreinigung
Bauchwürmer
Rachitis
Cave: Treibt die Frucht bei Schwangeren!

äußerlich
Haarfärbemittel
Gelbsucht
Hautleiden

R

REZEPTE

Rezepte
Rp.: Bleichsucht (nach *Madaus*)
Rad. Rubiae tinct. conc.   30,0
D.S. 1 Teelöffel mit 1 Glas Wasser 8 Stunden lang kalt ansetzen, Teerückstand mit 1 Glas heißem Wasser aufgießen und 10 Minuten ziehen lassen.

Rubus fructiosus / Brombeere

Volksnamen	Bramel, Feldschwarzbeere, Frombeere, Hirschbollen, Hundsbeere, Kroatzbeere, Moren, Rahmbeere, Schwarze Haubeere.
Botanisches	Rosengewächse (Rosaceae); sommergrüne, abändernde Staude mit bestachelten Sprossen, bis 2 m hoch; Blätter: drei- bis fünfzählig, gefiedert, eiförmig zugespitzt, an der Unterseite behaart; Blüten: weiß bis blassrosa; Früchte: blauschwarze Steinsammelfrüchte.
Vorkommen	Europa, Asien; sonnige, nicht zu trockene Standorte.
Blütezeit	Juni bis Juli (und erheblich später).

MONOGRAPHIE

verwendete Teile	**Brombeerblätter:** während der Blütezeit gesammelte und getrocknete, fermentierte oder nicht fermentierte Laubblätter von Rubus fruticosus LINNE sowie deren Zubereitungen in wirksamer Dosierung; **Brombeerwurzel:** unterirdische Teile von Rubus fruticosus LINNE sowie deren Zubereitungen.
Inhaltsstoffe	**Brombeerblätter:** enthalten Gerbstoffe; **Brombeerwurzel:** keine Angaben.
Anwendungsart	**Brombeerblätter:** zerkleinerte Droge für Teeaufgüsse sowie andere Zubereitungen zum Einnehmen sowie für Mundspülungen; **Brombeerwurzel:** keine Angaben.
Dosierung	**Brombeerblätter:** Tagesdosis: 4,5 g Droge; Zubereitungen entsprechend; Anwendungsdauer: Sollten die Durchfälle länger als 3–4 Tage anhalten, ist ein Arzt aufzusuchen; **Brombeerwurzel:** keine Angaben.
Gegenanzeigen	**Brombeerblätter:** keine bekannt; **Brombeerwurzel:** keine Angaben.
Nebenwirkungen	**Brombeerblätter:** keine bekannt; **Brombeerwurzel:** keine Angaben.
Wechselwirkungen	**Brombeerblätter:** keine bekannt; **Brombeerwurzel:** keine Angaben.

WIRKPROFIL

Monographie	**Brombeerblätter:** adstringierend; **Brombeerwurzel:** keine Angaben.
Humoralpathologie	trocknend, kühlend, zusammenziehend.

R

Rubus fructiosus / Brombeere

Monographie

Brombeerblätter
unspezifische akute Durchfallerkrankungen
leichte Entzündungen im Bereich der Mund- und Rachenschleimhaut
Brombeerwurzel
„Vorbeugungsmittel" gegen Wassersucht
Beurteilung: Da die Wirksamkeit von Brombeerwurzel bei dem beanspruchten Anwendungsgebiet nicht belegt ist, kann die therapeutische Anwendung nicht befürwortet werden.

Gegenwart

Antidiarrhoikum, Antidiabetikum

Enteritis	Menorrhagie
Magenblutung	Fluor albus
chronische Blinddarmreizung	
Bronchitis	Lungenkatarrh
Blutreinigung bei Hauter-	Bleichsucht
krankungen	Erkältungsfieber
Schlaflosigkeit und nächtliche	Nephrolithiasis
Erregtheit	

Humoral-
pathologie

innerlich	**äußerlich**
löscht alle Hitz	Hauptgrind
Bauchfluss	gegen Mundfäule
Blutspeien	macht die Zähne fest
Rote Ruhr	Halsgeschwer
Hypermenorrhoe	güldene Ader
Gonorrhoe	hitzige Blattern
Nasenbluten	stillt das Erbrechen

R

Rezepte

Rp.: Blutreinigung bei Hautauschlägen   (nach *M. Müller*)
Fol. Rubi fruct.
Fol. Urticae   aa 25,0
M. f. spec.
D.S. 2 Teelöffel / 1 Glas Wasser, Infus, 3 mal täglich 1 Tasse trinken.

Rp.: Erkältungskatarrhe (nach *Georg*)
Fol. Rubi fruct.
Fol. Fragariae vescae
Rad. Liquiritiae   aa 20,0
M. f. spec.
D.S. 2 Teelöffel / 1 Glas Wasser, Infus, 10 Minuten ziehen lassen, 3 mal täglich 1 Tasse trinken.

Rubus idaeus / Himbeere

Volksnamen	Ambas, Hohlbeere, Katzbeere, Madebeere, Mollbeere, Runtzelbeere, Waldhimmelbeere.
Botanisches	Rosengewächse (Rosaceae); bis 1,5 m hoher Strauch mit krautigen, schwach stacheligen Stängeln; Blätter: gefiedert, schmaleiförmig, scharfgesägt, auf der Unterseite weißfilzig behaart; Blüten: weiß, in traubigen Blütenständen stehend; Früchte: rot, sich als Ganzes von der Blütenachse lösend.
Vorkommen	auf der ganzen nördlichen Erdhalbkugel; Kulturpflanze; sonnige Waldlichtungen, Waldränder, Böschungen.
Blütezeit	Mai bis Juli.

MONOGRAPHIE

verwendete Teile	Laubblätter von Rubus idaeus LINNE sowie deren Zubereitungen.
Inhaltsstoffe	keine Angaben.
Anwendungsart	keine Angaben.
Dosierung	keine Angaben.
Gegenanzeigen	keine Angaben.
Nebenwirkungen	keine Angaben.
Wechselwirkungen	keine Angaben.

WIRKPROFIL

Monographie	keine Angaben.
Humoral-pathologie	kalt und trocken; zusammenziehend.

R

Rubus idaeus / Himbeere

Monographie

Himbeerblätter werden angewendet bei
- Erkrankungen und Beschwerden im Bereich des Magen-Darm-Traktes, der Atemwege, des Herz-Kreislauf-Systems sowie im Mund- und Rachenbereich
- Hautausschläge und -entzündungen, Grippe, Fieber, Menstruationsstörungen und -beschwerden, Zuckerkrankheit und Vitaminmangel
- als schweiß-, harn- und galletreibendes Mittel sowie zur „Blut- und Hautreinigung".

Risiken: keine bekannt;

Beurteilung: Da die Wirksamkeit bei den beanspruchten Anwendungsgebieten nicht belegt ist, kann eine therapeutische Anwendung nicht befürwortet werden.

Gegenwart

leichtes Adstringens
Schleimhautentzündungen von Mund und Rachen
Durchfall
Hautausschläge
Blutreinigung

Humoral-pathologie

löscht alle Hitz
vertreibt Hitz und Ohnmacht der Leber und des Magens
an Tugend und Wirkung der Brombeere gleich

Rezepte

Rp.: Hausteemischung
Fol. Rubi idaei   50,0
Fol. Fargariae   30,0
Fol. Rubi fruct.   20,0
M. f. spec.
D.S. 2 gehäufte Teelöffel / $^1/_4$ l Wasser, Infus, 5 Minuten ziehen lassen.

R

Ruscus aculeatus / Mäusedorn

Volksnamen	Myrtendorn, stechender Mäusedorn, Stechmyrte, Stechpalme.
Botanisches	Liliengewächse (Liliaceae); dorniger, immergrüner Halbstrauch mit dickem, fleischigem Wurzelstock; bis 80 cm hoch. Blätter: klein, schuppenförmig; außerdem blattähnliche, ledrige Flachsprossen (Phyllokladien), die in einer scharfen Spitze auslaufen; Blüten: grünweiß, blattachselständig; Früchte: rot, als Beere.
Vorkommen	Mittelmeergebiet, Westeuropa; sonnige, trockene Hänge.
Blütezeit	Februar bis April, September bis Oktober.

MONOGRAPHIE

verwendete Teile	getrockneter Wurzelstock mit Wurzeln von Ruscus aculeatus LINNE sowie dessen Zubereitungen in wirksamer Dosierung.
Inhaltsstoffe	Die Droge enthält die Steroid-Saponine Ruscin und Ruscosid.
Anwendungsart	Extrakte sowie deren Zubereitungen zum Einnehmen.
Dosierung	Tagesdosis: nativer Gesamtextrakt entsprechend 7–11 mg Gesamttruscogeninen (bestimmt als Summe von Neoruscogenin und Ruscogenin nach Ferment- oder Säure-Hydrolyse).
Gegenanzeigen	keine bekannt.
Nebenwirkungen	In seltenen Fällen können Magenbeschwerden und Übelkeit auftreten.
Wechselwirkungen	keine bekannt.

WIRKPROFIL

Monographie	Tierexperimentell: Erhöhung des Venentonus, kapillarabdichtend; antiphlogistisch; diuretisch.
Humoral-pathologie	von warmer und trockener Natur (Wurzel).

R

Ruscus aculeatus / Mäusedorn

Monographie

zur unterstützenden Therapie von Beschwerden bei chronisch venöser Insuffizienz wie Schmerzen und Schweregefühl in den Beinen, nächtliche Wadenkrämpfe, Juckreiz und Schwellungen
unterstützende Therapie von Beschwerden bei Hämorrhoiden wie Juckreiz und Brennen

Gegenwart

Antiphlogistikum
Hämostyptikum
Venentherapeutikum

entzündete Hämorrhoidalknoten
chronisch venöse Insuffizienz
Pruritus, Analfissuren

Humoral-
pathologie

innerlich
Schmerz in Haupt und Brust
gegen die Verstopfung von Leber und Nieren
treibt Harn und Sand aus
Gelbsucht
fördert die Weiberzeit

Rezepte

Rp.: Diuretikum
Rhiz. Asparagi
Rad. Petroselini
Rad. Rusci aculeati
Fruct. Foeniculi   aa 20,0
M. f. spec.
D.S. 2 Teelöffel / 1 Glas Wasser, kurzer Dekokt,
10 Minuten ziehen lassen.

R

Ruta graveolens / Raute

Volksnamen	Augenraute, Edelraute, Gartenraute, Kreuzraute, Weinkraut, Weinraute.
Botanisches	Rautengewächse (Rutaceae). kräftige, bis 50 cm hohe Staude mit aufrechtem Stängel und holziger Wurzel; Blätter: unpaarig gefiedert, derb und drüsig punktiert; Blüten: grünlich-gelb, drüsig punktiert, in doldigem Blütenstand angeordnet.
Vorkommen	Südeuropa; als Kulturpflanze weit verbreitet; wärmebedürftig und kalkliebend.
Blütezeit	Juni bis August.

verwendete Teile	Rautenblätter: getrocknete oberirdische Teile von Ruta graveolens LINNE ssp. vulgaris WILLKOMM sowie deren Zubereitungen; Rautenkraut: getrocknete oberirdische Teile von Ruta graveolens LINNE ssp. vulgaris WILLKOMM sowie deren Zubereitungen.
Inhaltsstoffe	keine Angaben.
Anwendungsart	keine Angaben.
Dosierung	keine Angaben.
Gegenanzeigen	keine Angaben.
Nebenwirkungen	keine Angaben.
Wechselwirkungen	keine Angaben.

Monographie	keine Angaben.
Humoral-pathologie	warm und trocken bis in den 3. Grad; erwärmend, trocknend, auflösend, durchdringend, digerierend.

R

Ruta graveolens / Raute

INDIKATIONEN

Monographie

Zubereitungen aus Rautenkraut und/oder -blättern werden angewendet bei

- Menstruationsstörungen und -beschwerden, als „uteruswirksames Mittel" und Abortivum
- Appetitlosigkeit und dyspeptischen Beschwerden, Kreislaufbeschwerden, Arteriosklerose, Durchblutungsstörungen, „Herzklopfen"
- Nervosität, Hysterie, Fieber, Seitenstechen, Kopfschmerz, neuralgischen Affektionen, Zahnschmerzen, Augenschwäche und Atmungsbeschwerden
- innerlich und äußerlich bei Erkrankungen und Beschwerden des rheumatischen Formenkreises, Verrenkungen, Verstauchungen, Knochenverletzungen
- Hauterkrankungen sowie als krampflösendes, harntreibendes und entzündungshemmendes Mittel.

Risiken: Rautenöl kann beim Menschen zu Kontaktdermatitis führen. Weiterhin sind phototoxische Reaktionen im Sinne der Entstehung von Lichtdermatosen beschrieben. Schwere Leber- und Nierenschäden durch Rautenöl sind ebenfalls dokumentiert. Die in der Droge enthaltenen Furanocumarine wirken phototoxisch und mutagen. Bei der Anwendung als Abortivum wird über Todesfälle bei Schwangeren berichtet. Bei therapeutischer Dosierung kann es zum Auftreten folgender unerwünschter Wirkungen kommen: Melancholische Stimmung, Schlafstörungen, Müdigkeit, Schwindelgefühl und Krampfzustände. Der Saft der frischen Blätter kann zu schmerzhaften Magen-Darm-Reizungen, Ohnmacht, Schläfrigkeit, Pulsschwäche, Abort, Schwellung der Zunge sowie kalter Haut führen.

Beurteilung: Eine therapeutische Anwendung von Rauten-Zubereitungen ist sowohl wegen der für die beanspruchten Anwendungsgebiete nicht belegten Wirksamkeit als auch wegen des ungünstigen Nutzen/Risiko-Verhältnisses abzulehnen.

R

Gegenwart

Mittel bei Sehschwäche	Atembeschwerden
Gliederstärkungsmittel	Hämorrhoiden
	Asthenie
Akkommodationskrampf	Hautausschläge
Konjunktivitis, Blepharitis	Verletzungen der Knochen und
Katarakt	der Knochenhaut
Dys-, Amenorrhoe	Verrenkungen, Verstauchungen
Kopfkongestionen	Rheuma, Gicht
Blutstauungen, Varizen	Lumbago, Ischias
nervöses Herzklopfen	Neuralgien
Herzkrampf	Gelenkschmerzen, Ganglien
Schwindel	Sehnenscheidenentzündungen

Ruta graveolens / Raute

Humoral-
pathologie

innerlich

gegen alle Krankheiten der Augen,
   die von Feuchte und Kälte
   kommen
Dunkelheit der Augen
macht ein scharf Gesicht
Hauptweh von Kälte
Fallendsucht
Brustschmerzen von Kälte
kurzer Atem
Entzündung der Lungen
Keuchen, alter Husten
Schwindsucht
treibt die giftigen Dämpf vom
   Herzen
reinigt den Magen
stärkt Magen und Verdauung
Erbrechen der Kinder
Magenweh
gegen Widerwillen zur Speise und
   Aufblähen des Leibes
Klux von Winden
Krimmen von kaltem Schleim
Darmgicht, Bauchfluss
Bauchwürmer, Tenesmus

treibt Harn, weibliche Monatsblum,
   Nachgeburt und tote Frucht
reinigt die Mutter
kalte Wassersucht
Seitenstechen
Leber- und Milzverstopfung
reinigt Nieren, Harngänge und
   Blase
Harnwinde
Lenden- und Nierenstein
Blasenschmerz
Harninkontinenz
Gonorrhoe
vertreibt die Unkeuschheit beim
   Mann
mehrt bei den Weibern die Lust
   zur Unkeuschheit
bewahrt vor Gift
wider die Pestilenz
treibt pestilenzisches und anderes
   Gift aus, Schlangenbiss
Fieber mit Schauder und Kälte
Hüftweh
die Raute schadet bei zu vielem
   innerlichen Gebrauch den Leib
   wegen ihrer Hitze

400

äußerlich
Hauptweh
Hauptweh von vielem Saufen
Fallendsucht
erweckt die Schlafsüchtigen
flüssiger Hauptgrind
Rotlaufen
Augenflecken, beginnender Star
Nachtblindheit (Andampfung)
raue, triefende Augen
Schmerzen und Geschwulst der
    Augen
Ohrenschmerz von Kälte
Klingeln und Sausen der Ohren
Schwerhörigkeit
Nasenbluten
verlorener Geruch
Zungengeschwulst von kalter
    Feuchtigkeit
verlorene Sprache
Zahnweh, Angina
Magenweh, Seitenschmerz
Krimmen

Milzschmerz und -geschwulst
unmäßiger Weiberfluss nach der
    Geburt
pestilenzische Blattern
Zinnblattern
giftiger Tierbiss
Krampf
Geschwulst und Schmerzen der
    Glieder und der Füße
kalte Geschwulst
um sich fressende Geschwer
erlahmte oder kontrakte Gelenke
    der Glieder
erfrorene Glieder
Verbrennungen
Wunden
zerquetschte Glieder
Zipperlein
Flechten
allerlei Grind und Räude
Wolf, Warzen
Läuse, Nissen

REZEPTE

Rezepte   als homöopathisches und spagyrisches Einzelmittel erhältlich.

R

Sabal serrulata / Sägepalme

Volksnamen	Zwergpalme.
Botanisches	Palmengewächse (Palmae); niedrigstämmige, buschige Palme mit kriechendem Rhizom; Blätter: fächerförmig, scharf gesägt mit stacheligen Blattstielen; Früchte: einsamige Beerenfrüchte, purpurfarbig, ölhaltig, etwa 3 cm groß.
Vorkommen	Nordamerika, Mittelmeergebiet.
Blütezeit	keine Angaben; Ernte der reifen Früchte, die entweder getrocknet oder in frischem Zustand zu Arzneimitteln verarbeitet werden.

MONOGRAPHIE

verwendete Teile	reife, getrocknete Früchte von Serenoa repens (BARTRAM) SMALL (Synonym: Sabal serrulata (MICHAUX) NUTALL ex SCHULTES) sowie deren Zubereitungen in wirksamer Dosierung.
Inhaltsstoffe	fettes Öl mit Phytosterinen und Polysacchariden.
Anwendungsart	zerkleinerte Droge sowie andere galenische Zubereitungen zum Einnehmen.
Dosierung	Tagesdosis: 1–2 g Droge oder 320 mg mit lipophilen Lösungsmitteln (z.B. Hexan oder Ethanol 90 Prozent (V/V)) extrahierbare Bestandteile; andere Zubereitungen entsprechend.
Gegenanzeigen	keine bekannt.
Nebenwirkungen	selten Magenbeschwerden.
Wechselwirkungen	keine bekannt.

WIRKPROFIL

Monographie	antiandrogen (Hexan-Extrakt) antiexsudativ (wässriger Auszug)
Humoral-pathologie	Wird in den alten Kräuterbüchern nicht aufgeführt.

S

Sabal serrulata / Sägepalme

Monographie Miktionsbeschwerden bei benigner Prostatahypertrophie, Stadium I – II
Hinweis: Dieses Medikament bessert nur die Beschwerden bei einer vergrößerten Prostata, ohne die Vergrößerung zu beheben. Daher in regelmäßigen Abständen einen Arzt aufsuchen.

Gegenwart **Prostatahypertrophie**
Prostatavergrößerung (auch mit begleitenden Blasenbeschwerden)
Dekongestionierung der Prostata
akute Zystitis mit Blasenhalsreizung bei beiden Geschlechtern
Dysurie, Enuresis
Orchitis, Epididymitis
chronische Gonorrhoe

seltener bei Bronchitis, Geschwülsten, Entzündungen und Schmerzen der Ovarien, Fluor albus, Ekzemen

Humoral- Wird in den alten Kräuterbüchern nicht aufgeführt.
pathologie In Amerika wurde Sabal serrulata bei Phthisis und Bronchitis verwendet.
Beruhigende Wirkung auf die Schleimhäute des Respirationstraktes
Linderung heftigen Hustens
Expektorans
Kräftigungsmittel
regt die Verdauung an
stimulierende Wirkung auf die Schleimhäute des Genitaltraktes
subakute Gonorrhoe
eitrige chronische Zystitis

REZEPTE

S

Rezepte auf Fertigpräparate zurückgreifen.

Salix / Weide

Volksnamen	Felbern, Katzenstrauch, Korbweide, Maiholz, Weidenkätzchen, Weihbuschen.
Botanisches	Weidengewächse (Salicaceae); verschiedene Salixarten von Strauch- bis Baumgröße; biegsame und rutenförmige Äste; Blätter: länglich, lanzettförmig, ganzrandig, oft seidenhaarig-filzig; Blüten: dachziegelartig in endständigen Kätzchen angeordnet, sehr honigreich; Früchte: zweiklappige Kapseln.
Vorkommen	Europa, Nordafrika, gemäßigte Zonen Asiens, in Amerika eingeführt; feuchte Standorte, Auwälder, Waldränder, Flussbegleiter.
Blütezeit	April bis Mai.

MONOGRAPHIE

verwendete Teile	zu Beginn des Frühjahrs von jungen, kräftigen zwei- bis drei-jährigen Zweigen gesammelte und getrocknete Rinden von Salix alba LINNE, Salix purpurea LINNE, Salix fragilis LINNE und anderen gleichwertigen Rinden anderer Salix-Arten sowie deren Zubereitungen in wirksamer Dosierung.
Inhaltsstoffe	Die Rinde enthält mindestens 1 % Gesamtsalicin, berechnet als Salicin ($C_{12} H_{18} O_7$; MG 286,3) und bezogen auf die wasserfreie Droge.
Anwendungsart	flüssige und feste Darreichungsformen zur innerlichen Anwendung; **Hinweis:** Kombinationen mit schweißtreibenden Drogen können sinnvoll sein.
Dosierung	mittlere Tagesdosis: entsprechend 60–120 mg Gesamtsalicin.
Gegenanzeigen	siehe Wechselwirkungen.
Nebenwirkungen	siehe Wechselwirkungen.
Wechselwirkungen	GA, NW und WW können aufgrund der wirksamkeitsbestimmenden Bestandteile wie bei Salicylaten auftreten. Bei der Aufbereitung des bisherigen wissenschaftlichen Erkenntnismaterials liegen jedoch keine gesicherten Hinweise dafür vor.

WIRKPROFIL

Monographie	antipyretisch, antiphlogistisch, analgetisch
Humoralpathologie	kalt und trocken; zusammenziehend, trocknend.

S

Salix / Weide

Monographie   fieberhafte Erkrankungen, rheumatische Beschwerden, Kopfschmerzen

Gegenwart

Antirheumatikum, Fiebermittel, Adstringens	Aphrodisiakum
Gelenkrheumatismus, Gicht	Schlaflosigkeit der Neurastheniker
Blutungen, Hämoptoe	Dysmenorrhoe
Diarrhoe	Gehörstörungen
akute und chronische Dyspepsie	leichte Diabetesformen
Magen-, Darmverschleimung	Pertussis
Wurmleiden	
Kopfschmerzen, Enzephalitis	**äußerlich**
Neuralgien, besonders Trigeminus-	Fußschweiß
neuralgie	entzündete Nervenknoten
Skrofel	Ulcus cruris, brandige Geschwüre
	Dermatopathie

Humoral-
pathologie

innerlich	**äußerlich**
Grimmen, Bauchschmerz	frische Wunden, Nasenbluten
Adstringens, Hämostyptikum	Hauptschuppen
vertreibt Lust zur Unkeuschheit	hitziges Fieber
Podagra	Bräune
hilft denen, welche Blut auswerfen	Podagra
	Warzen, Hühneraugen

Rezepte

Rp.: Antifebrinum, Antirheumatikum (nach *Madaus*)
Cort. Salicis conc.   50,0
D.S. 1 Teelöffel / 2 Glas Wasser,
8 Stunden Kaltauszug, tagsüber trinken.

Rp.: Rheumatismus, Gicht (nach *Madaus*)
Cort. Salicis   50,0
Fol. Betulae   40,0
Fol. Sennae   10,0
M. f. spec.
D.S. 1$^{1}/_{2}$ Teelöffel / 2 Glas Wasser, kombiniertes Verfahren,
täglich 3 Tassen.

S

Salvia officinalis / Salbei

Volksnamen   Edelsalbei, Kreuzsalbei, Küchlikraut, Müsliblätter, Salbine, Salver, Selwe.

Botanisches   Lippenblütler (Labiatae); bis 1 m hoher Halbstrauch, unten verholzt, oben krautig, mit vierkantigen, filzig behaarten Stängeln; Blätter: grünlich-grau, elliptisch bis eiförmig und gegenständig angeordnet; Blüten: hellblau bis hellviolett, als Trauben am Ende der Triebe.

Vorkommen   Südeuropa; im übrigen Europa kultiviert.

Blütezeit   Mai bis Juli.

verwendete Teile   frische oder getrocknete Laubblätter von Salvia officinalis LINNE sowie deren Zubereitung in wirksamer Dosierung.

Inhaltsstoffe   Die Blätter enthalten mindestens 1,5 % (V/G) thujonreiches ätherisches Öl, bezogen auf die getrocknete Droge. Hauptkomponenten des ätherischen Öls sind neben Thujon Cineol und Campher. Ferner sind in den Blättern Gerbstoffe, Diterpen-, Bitterstoffe, Triterpene, Steroide, Flavone und Flavonglykoside enthalten.

Anwendungsart   geschnittene Droge für Aufgüsse, alkoholische Auszüge und Destillate zum Gurgeln, Spülen und zu Pinselungen sowie zur inneren Anwendung und als Frischpflanzenpresssaft.

Dosierung   **Einnahme**
Tagesdosis: 4–6 g Droge, 0,1–0,3 g ätherisches Öl, 2,5–7,5 g Tinktur (entsprechend EB 6), 1,5–3 g Fluidextrakt (entsprechend EB 6);
Gurgeln und Spülen
2,5 g Droge bzw. 2–3 Tropfen des ätherischen Öls auf 100 ml Wasser als Aufguss bzw. 5 g alkoholischer Auszug auf 1 Glas Wasser;
Pinselung
unverdünnter alkoholischer Auszug.

Gegenanzeigen   Während der Schwangerschaft sollen das reine ätherische Öl und alkoholische Extrakte nicht eingenommen werden.

Nebenwirkungen   Bei länger andauernder Einnahme von alkoholischen Extrakten und des reinen ätherischen Öls können epileptiforme Krämpfe auftreten.

Wechselwirkungen   keine bekannt.

S

Salvia officinalis / Salbei

Monographie	antibakteriell, fungistatisch, virustatisch, adstringierend, sekretionsfördernd und schweißhemmend.
Humoral-pathologie	warm im 1.Grad, trocken im 2.Grad; wärmt und zieht ein wenig zusammen.

S

Salvia officinalis / Salbei

Monographie

äußere Anwendung
Entzündungen der Mund- und Rachenschleimhaut

innere Anwendung
dyspeptische Beschwerden
vermehrte Schweißsekretion

Gegenwart

Drüsenmittel für Haut und Schleimhaut
Karminativum, Wundmittel

hemmend bei Nachtschweißen
der Phthisiker, im Klimakte-
rium, in der Pubertät und
Rekonvaleszenz, bei vegetativer
Dystonie
Hemmung der Milchdrüsen-
sekretion
Entzündungen der Mundhöhle
Pharyngitis, Laryngitis
Angina tonsillaris
Zahnsteinbildung
Blutreinigungsmittel bei Ekzemen
und Eiterungen

Atemnot, Lungenkatarrh
Verschleimung, Husten
Appetitlosigkeit
Magenverschleimung, -geschwüre,
Blähungen
Enteritis
entzündliche Erkrankungen von
Leber, Galle und ableitenden
Harnwegen
Adipositas
Diabetes mellitus
Fluor albus
Kopfwaschmittel

Humoral-
pathologie

innerlich
treibt Harn, Monatszeit und
Leibesfrucht
gegen Frühgeburt
gegen Erregungen, Zittern,
Schmerzen und Lähmungen
stärkt Hirn und Nerven
Schwindel
Hauptfluss
Seitenstechen
Husten
Blutspeien
gegen Appetitlosigkeit
stärkt den Magen
Rote Ruhr
Kolik
erwärmt die Leber und die
Gebärmutter
blutreinigend

äußerlich
macht guten Atem
Zahnreinigung
Halsaffektionen
schwere Zunge
Ohrengeschwür
Kopfgrind
treibt die tote Frucht aus
Blutruhr
blutstillend
faulige, schwer heilende
Geschwüre
giftiger Tierbiss
Jucken des Gemächts
macht das Haar schwarz
vertreibt Milben

S

REZEPTE

Rp.: Hemmung der Milchsekretion (nach *Meyer*)
Fol. Salviae
Strob. Lupuli   aa   40,0
Fol. Juglandis   20,0
M. f. spec.
D.S. 4 Teelöffel / 2 Glas Wasser,
kombiniertes Verfahren.

Rp.: Stomachikum (nach *Seidel*)
Fol. Salviae
Hb. Absinthii
Hb. Centaurii   aa   25,0
M. f. spec.
D.S. 1$^{1}/_{2}$ Teelöffel / 1 Glas Wasser.

Rp.: Antidiaphoretikum
Fol. Salviae
Fol. Juglandis   aa   25.0
Hb. Equiseti   50.0
M. f. spec.
D.S. 1 Teelöffel / 1 Tasse, Infus.

Rp: Gurgelwasser (nach *Fischer*)
Fol. Salviae
Hb. Equiseti
Flor. Chamomillae   aa   25.0
M. f. spec.
D.S. 1 Esslöffel / 1 Glas Wasser, Infus.

Rp.: Blasenentzündung
Flor. Chamomillae
Fol. Salviae   aa ad 100.0
M. f. spec.
D.S. 2 Esslöffel / $^{1}/_{2}$ Liter Wasser, Infus, für Sitzbäder mit mindestens
15-minütiger Dauer.

S

Sambucus / Holunder

ALLGEMEINES

Volksnamen	Elderbaum, Flieder, Holder, Holler, Huskolder, Keilken, Kisscke, Schwarzholder, Schwitztee.
Botanisches	Geißblattgewächse (Caprifoliaceae); ästiger Strauch oder Baum, mit warziger, unangenehm riechender Rinde, 3–7 m hoch; Blätter: unpaarig gefiedert, giftig; Blüten: in flachen Trugdolden, gelblichweiß; schwarzviolett glänzende Beerenfrüchte.
Vorkommen	Europa, Westasien; Gärten, Gebüsche, Bachufern.
Blütezeit	Mai bis Juli.

MONOGRAPHIE

verwendete Teile	getrocknete, gesiebte Blütenstände von Sambucus nigra LINNE sowie deren Zubereitungen in wirksamer Dosierung.
Inhaltsstoffe	Flavonoide, Hydroxyphenylcarbonsäuren und Ester, Steroide und Triterpene.
Anwendungsart	unzerkleinerte Droge sowie andere galenische Zubereitungen für Teeaufgüsse; mehrmals täglich 1 bis 2 Tassen Teeaufguss möglichst heiß trinken.
Dosierung	mittlere Tagesdosis: 10–15 g Droge; Zubereitungen entsprechend.
Gegenanzeigen	keine bekannt.
Nebenwirkungen	keine bekannt.
Wechselwirkungen	keine bekannt.

WIRKPROFIL

Monographie	schweißtreibend; vermehrt die Bronchialsekretion.
Humoral-pathologie	warm und trocken; zieht das Wasser aus dem Leib.

S

Sambucus / Holunder

INDIKATIONEN

Monographie   zieht das Wasser aus dem Leib.

Gegenwart

Diaphoretikum
Erkältungskrankheiten
fieberhafte Affektionen
Schnupfen, Grippe
Laryngitis, Bronchitis
Keuchhusten
Asthma, Atemnot
Engbrüstigkeit

beginnende Pneumonie
Lungen-Tbc
Masern, Scharlach, Exantheme
Skrofulose
Entfettungsmittel

Saft:
Trigeminus- und Ischiasneuralgien Neuritiden, Ohr- und
Zahnschmerz, Alpdrücken, Herzbeschwerden
Aus den reifen Beeren lässt sich ein vitamin- und mineralstoffreicher
Saft herstellen (durch Kochen oder Dampfentsaftung).

Humoral-
pathologie

innerlich
Emolliens, Purgans
Diuretikum
Antifebrinum
schweißtreibend
Wassersucht
reinigt Leber und Milz
magenstärkend
geschwulstzerteilend

äußerlich
Hitze der Augen
Zittern der Hände

REZEPTE

Rezepte

Rp.: Species diaphoreticae (nach *Madaus*)
Flor. Sambuci
Flor. Tiliae
Flor. Verbasci   aa 20,0
M. f. spec.
D.S. 2 Teelöffel / 1 Glas Wasser, kombiniertes Verfahren,
täglich 3 Gläser trinken.

S

Sanicula europaea / Sanikel

Volksnamen	Bauchwehkraut, Bruchkraut, Heil aller Schäden, Heildolde, Schornigel, Waldklette, Wundsanikel.
Botanisches	Doldengewächse (Umbelliferae); ausdauernde, bis 50 cm hohe Pflanze mit kurzem, braunem Wurzelstock und oberem blattlosen Stängel; Blätter: langgestielt, grundständig, handförmig geteilt, am Rand gesägt; Blüten: weißlich bis rötlich, in köpfchenartigen Dolden angeordnet.
Vorkommen	Europa, Asien, Afrika; Laubwälder, Gebüsche; Die Pflanze bevorzugt Schatten und Feuchtigkeit.
Blütezeit	Mai bis Juli.

MONOGRAPHIE

verwendete Teile	getrocknete oberirdische Teile von Sanicula europaea LINNE sowie deren Zubereitungen in wirksamer Dosierung.
Inhaltsstoffe	Saponine.
Anwendungsart	zerkleinerte Droge für Abkochungen sowie andere galenische Zubereitungen zum Einnehmen.
Dosierung	mittlere Tagesdosis: 4–6 g Droge, Zubereitungen entsprechend.
Gegenanzeigen	keine bekannt.
Nebenwirkungen	keine bekannt.
Wechselwirkungen	keine bekannt.

WIRKPROFIL

Monographie	keine Angaben.
Humoral-pathologie	von warmer und trockener Natur; heilend, heftend, säubernd, reinigend.

S

Sanicula europaea / Sanikel

INDIKATIONEN

Monographie | leichte Katarrhe der Luftwege

Gegenwart

Wundheilmittel
Hämoptise

Quetschungen, Wunden	Schleimhautentzündungen
Mundfäule	Eiterungen
Nebenhöhlenkatarrh	Bronchitis
Halsgeschwüre	Schwindsucht
Polypen	Diuretikum bei Pyelitis
magenstärkend, appetitanregend	Syphilis
Magen-, Darmgeschwüre	Knochenleiden
Hämorrhagien, besonders des Magens	

*Humoral-
pathologie*

innerlich
gebräuchlichstes Kraut bei allen Wundärzten
frische Wunden und Stiche
gehauene, geschossene, gestochene Wunden
innerlicher Bruch
Blutfluss
Blutspeien
versehrte Lungen
erweicht den Bauch und führt Schleim aus Magen und Därmen aus
unmäßige Monatsblume der Weiber
äußerlich
Löcher und Geschwer im Mund und Hals
Mundfäule
Nasenbluten
blutende frische Wunden
Brüche
Muttergeschwer
Schrunden, Schwellung und Entzündung des Hintern
Löcher der heimlichen Orte

REZEPTE

Rezepte

Rp.: Magengeschwür (nach *Becker*)
Hb. Saniculae
Flor. Calendulae
Hb. Polygoni avic.
Sem. Foenugraeci   aa 25,0
M. f. spec.
D.S. 2 Teelöffel / 1 Glas Wasser, Infus.

S

413

Santalum album / Santalum rubrum

Volksnamen

keine weiteren Angaben. Der Name Santalum leitet sich über das persische *sandul* bzw. das arabische *sandal* von dem Sanskritwort *Chandan* ab.

Botanisches

Sandelholzgewächse (Santalaceae); bis 10 m hoher Baum mit einem Wuchsumfang bis 2 m, graubrauner, rissiger Rinde und verzweigter Krone; Blätter: immergrün, gegenständig, kurz gestielt, länglich-lanzettförmig bis elliptisch; Blüten: in verzweigten, teils end-, teils seitenständigen Rispen stehend; Der Sandelholzbaum ist eine halbschmarotzende Pflanze, die ihre Nahrungsstoffe aus den Wurzeln seiner Wirtspflanzen zieht, schließlich aber auch ohne sie leben kann.

Vorkommen

Ost- und Südasien.

Blütezeit

Mai bis Juli.

MONOGRAPHIE

verwendete Teile

weißes Sandelholz: von Rinde und Splint befreites Kernholz des Stammes und der Zweige von Santalum album LINNE sowie deren Zubereitungen in wirksamer Dosierung;
rotes Sandelholz: vom Splint befreites Kernholz des Stammes von Pterocarpus santalinus LINNE f. sowie dessen Zubereitungen.

Inhaltsstoffe

weißes Sandelholz: ätherisches Öl; **rotes Sandelholz:** keine Angaben.

Anwendungsart

weißes Sandelholz: zerkleinerte Droge für Abkochungen sowie andere galenische Zubereitungen zum Einnehmen;
rotes Sandelholz: keine Angaben; **Hinweis:** Isoliertes Sandelholzöl sollte in magensaftresistenter Umhüllung verabreicht werden.

S

Dosierung

weißes Sandelholz: Tagesdosis: 1,0–1,5 g ätherisches Öl; 10–20 g Droge; Zubereitungen entsprechend; Anwendungsdauer: ohne Rücksprache mit dem Arzt nicht länger als 6 Wochen;
rotes Sandelholz: keine Angaben;

Gegenanzeigen

weißes Sandelholz: Erkrankungen des Nierenparenchyms;
rotes Sandelholz: keine Angaben;

Nebenwirkungen

weißes Sandelholz: Übelkeit, gelegentlich Hautjucken;
rotes Sandelholz: keine Angaben;

Wechselwirkungen

weißes Sandelholz: keine bekannt; **rotes Sandelholz:** keine Angaben;

Weißes Sandelholz / Rotes Sandelholz

	WIRKPROFIL
Monographie	**weißes Sandelholz:** antibakteriell, spasmolytisch; **rotes Sandelholz:** keine Angaben;
Humoralpathologie	kalt im 3. Grad, trocken im 2. Grad.

INDIKATIONEN

Monographie
weißes Sandelholz: zur unterstützenden Therapie bei Infekten der ableitenden Harnwege
rotes Sandelholz: Wird bei Erkrankungen und Beschwerden des Magen-Darm-Traktes, als Diuretikum, Adstringens, „Blutreinigungsmittel" sowie bei Husten angewendet.
Risiken: keine bekannt;
Bewertung: Da die Wirksamkeit nicht belegt ist, ist eine therapeutische Anwendung von rotem Sandelholz nicht zu befürworten.

Gegenwart

Antigonorrhoikum	Pyelitis (cave bei Nierenreizung)
Harnröhrenfluss, Prostatitis	Fluor albus
Syphilis	Schleimhautkatarrhe des
Zystitis, Urethritis	Dickdarms, Dysenterie
	Bronchitis, Rhinitis

Humoral-pathologie

innerlich	**äußerlich**
hitzige Fieber	Hauptweh von Hitze, Migräne
hitzige, verstopfte Leber	hitzige Flüsse
stärkt den Magen	Rotlauf
Bauchflüsse	hitzige Geschwulst
gegen Flüsse, die sich in die	Podagra
Glieder ziehen	
Wassersucht	
stärkt das Herz und macht den	
Menschen fröhlich	
Herzklopfen, Ohnmacht	
blutreinigend	

REZEPTE

Rezepte
Rp.: Gonorrhoe, Zystitis, Urethritis

Fol. Uvae ursi	40,0
Ligni Santali albi	
Hb. Equiseti	
Sem. Foenugraeci	aa 20,0

M. f. spec.
D.S. 2 Teelöffel / 2 Glas Wasser, kombiniertes Verfahren.

Saponaria / Seifenkraut

Volksnamen	Hustenwurzel, Rote Seifenwurzel, Waschlaugenkraut.
Botanisches	Nelkengewächse (Caryophyllaceae); buschig wachsende Pflanze mit nach oben verzweigten, kantigen Stängeln, 30–70 cm hoch; Blätter: gekreuzt gegenständig, länglich, dunkelgrün; Blüten: in Rispen büschelig angeordnet, fleischfarben; Früchte: vierzähnige, aufspringende Kapselfrüchte; Wurzelstock: reich verzweigt, fingerdick, rotbraun, innen gelb.
Vorkommen	ursprünglich Mittelmeergebiet, Eurasien; Auwälder, sandige Ufer, Schutt- und Geröllhalden.
Blütezeit	Juni bis September.

MONOGRAPHIE

verwendete Teile	getrocknete Wurzeln, Wurzelstöcke und Ausläufer von Saponaria officinalis LINNE sowie deren Zubereitungen in wirksamer Dosierung.
Inhaltsstoffe	Saponine.
Anwendungsart	zerkleinerte Droge für Teeaufgüsse sowie andere galenische Zubereitungen zum Einnehmen.
Dosierung	Tagesdosis: 1,5 g Droge; Zubereitungen entsprechend.
Gegenanzeigen	keine bekannt.
Nebenwirkungen	in seltenen Fällen Magenreizungen.
Wechselwirkungen	keine bekannt.

WIRKPROFIL

Monographie	expektorierend durch eine Reizung der Magenschleimhaut; in höheren Dosen zelltoxisch.
Humoralpathologie	warm und trocken im 4. Grad; erwärmt, macht dünn; zertreibt, öffnet und fördert den Schweiß.

S

Saponaria / Seifenkraut

INDIKATIONEN

Monographie

Katarrhe der oberen Luftwege
Saponaria herba
Da die Wirksamkeit bei den beanspruchten Anwendungsgebieten nicht
ausreichend belegt ist, insbesondere Angaben zur Dosierung fehlen,
kann eine therapeutische Anwendung bei Erkrankungen der Atemwege
und der Haut nicht befürwortet werden. Die Anwendung bei den
folgenden Anwendungsgebieten ist nicht vertretbar:
- Husten und andere Erkrankungen im Bereich der Atemwege (als
  schleimlösendes und auswurfförderndes Mittel)
- Magen-, Darm-, Leber- und Nierenleiden; zur Stoffwechsel-
  beeinflussung
- als Brechmittel, Abführmittel, harntreibendes und schweißtreibendes
  Mittel

Äußerlich werden Seifenkrautzubereitungen in Umschlägen, Bädern
und zu Waschungen bei Flechten, Hautausschlägen und sonstigen
Hautleiden angewendet. Die Wirksamkeit bei den beanspruchten
Anwendungsgebieten ist nicht ausreichend belegt.
Risiken: Triterpensaponine aus Saponaria officinalis rufen in höherer
Dosierung Schleimhautreizungen hervor.
Bei der Anwendung bei Hauterkrankungen ist bei höherer Dosierung
ebenfalls mit Reizerscheinungen zu rechnen.

Gegenwart

expektorierend und schleimlösend
Blutreinigungsmittel

Erkrankungen der Atemwege mit zähem Schleim	Magen-, Darmblähsucht
	Übelkeit, Sodbrennen
Rhinitis, Nasen-Rachen-Katarrh	Galleleiden
Bronchitis, hartnäckiger Husten	Skrofulose
akute Erkältungserkrankungen	Syphilis
Angina	Rheumatismus, Gicht
Hautkrankheiten, Ekzeme	Arthritis deformans
schuppende Flechten	harnsaure Diathese
Furunkulose	treibt Harn, Stuhl, Schweiß

S

Humoral-
pathologie

innerlich	**äußerlich**
Blutreinigungsmittel	Geschwulst
Lebersucht, Gelbsucht	Beulen
Räude	Niespulver
harte Milz	Abtreibungsmittel (als Vaginal-
schwerer Atem	zäpfchen)
Husten, Verschleimung	
treibt Harn	
verstandene Weiberzeit	
Aphrodisiakum	

Saponaria / Seifenkraut

Rezepte

Rp.: festsitzender Schleim in Nase, Rachen und Bronchien
Rad. Saponariae conc.   30,0
D.S. 1 Teelöffel / 1 Glas Wasser, acht Stunden Kaltansatz,
tagsüber trinken.

Rp.: Hustentee - expektorierend und auswurffördernd
(nach *Dr. Ernst Meyer-Camberg*)
Fruct. Anisi
Hb. Veronicae
Rad. Saponariae   aa 20.0
Flor. Sambuci
Fol. Farfarae   aa 15.0
Rad. Violae   10.0
M. f. spec.
D.S. 1 Teelöffel / 1 Tasse Wasser als Abkochung, heiß trinken.

S

Sarsaparilla / Sarsaparille

Volksnamen	Honduras-Sarsaparille; Der Name Sarsaparilla stammt von salsa, der indianischen Bezeichnung der Wurzel. Die Franzosen machten daraus Salsapareille.
Botanisches	Liliengewächse (Liliaceae); rebenartiger Halbstrauch mit kräftigem, knolligem Rhizom und vierkantigen, gebogenen, armdicken, häufig stacheligen Stängeln; Blätter: gestielt, herzförmig, rankentragend; Blüten: gelblich-grün, zweihäusig, end- oder blattachselständig in doldigen Blütenständen stehend; Früchte: dreisamige, kugelige Beere.
Vorkommen	Zentralamerika.
Blütezeit	keine Angaben.

MONOGRAPHIE

verwendete Teile	getrocknete Wurzeln von Smilax-Arten wie Smilax aristolochiae folii MILLER, Smilax regelii KILL et C.V. MORTON und Smilax febrifuga KNUTH sowie deren Zubereitungen.
Inhaltsstoffe	keine Angaben.
Anwendungsart	keine Angaben.
Dosierung	keine Angaben.
Gegenanzeigen	keine Angaben.
Nebenwirkungen	keine Angaben.
Wechselwirkungen	keine Angaben.

WIRKPROFIL

Monographie	keine Angaben.
Humoral- pathologie	warm im 1. Grad und trocken im 2. Grad; von subtiler Substanz, zerteilend.

S

Sarsaparilla / Sarsaparille

Monographie

Zubereitungen aus Sarsaparillawurzeln werden bei Hauterkrankungen, Psoriasis und deren Folgeerscheinungen, rheumatischen Erkrankungen, Nierenerkrankungen sowie als Diuretikum und Diaphoretikum verwendet.
Risiken: Sarsaparilla-Zubereitungen führen nach Einnahme zu Magenreizung und temporären Nierenschäden. Die Resorption von gleichzeitig verabreichten Stoffen, zum Beispiel von Digitalisglykosiden oder von Wismut, wird erhöht. Die Elimination anderer Stoffe (z.B. Hypnotika) wird beschleunigt. Hierdurch kann es unkontrolliert zu Wirkungsverstärkung oder Wirkungsabschwächung gleichzeitig eingenommener Arzneistoffe kommen.
Beurteilung: Da die Wirksamkeit bei Psoriasis nicht belegt ist, kann eine therapeutische Anwendung angesichts der Risiken nicht vertreten werden.

Gegenwart

Blutreinigungsmittel mit abführenden, harn- und schweißtreibenden Eigenschaften

harnsaure Diathese	Grieß- und Steinbildung der
juckende Dermopathien	Harnorgane
Exantheme	Zystitis, Zysto-Pyelitis
Psoriasis	Hämaturie
Sykosis	Hydrops
Hitzepocken	Schrumpfniere
Lupus	Nierenkolik
Ulzera	
Crusta lactea	seltener bei
Skrofulose	Blähungskolik
veraltete Lues	spastisch-atonische Obstipation
Rheuma, Gicht besonders mit	Fluor albus
Kachexie	chronische Kopfschmerzen
Arthritis deformans	Herzmuskelschwäche

Humoral-pathologie

S

innerlich
gegen die Flüsse und andere Gebrechen des Hauptes, den Geschwülsten und anderen Schwachheiten, die von Kälte und phlegmatischer Feuchte stammen
treibt den Schweiß
gegen die Französenkrankheit
unkeusche Blattern

alte böse Schäden	Skorbut
Aussatz	Podagra
Krätze	schwache Leber

Rezepte

als homöopathisches und spagyrisches Einzelmittel erhältlich.

Scilla maritima / Meerzwiebel ☠

Volksnamen	Mäusezwiebel.
Botanisches	Liliengewächse (Liliaceae); ausdauernde Pflanze mit großer, zum Teil aus dem Boden herausragender Zwiebel, bis 100 cm hoch; Blätter: graugrün und breit-lanzettförmig, entwickeln sich erst nach der Blütezeit; Blüten: weißlich, als endständige, dichte und reichblütige Traube; Frucht: kugelige, dreifurchige Kapsel. **Cave: sehr giftig!**
Vorkommen	Mittelmeergebiet; kultiviert in Südafrika, Südasien und Amerika.
Blütezeit	Frühjahr.

MONOGRAPHIE

verwendete Teile	in Quer- oder Längsstreifen geschnittene, getrocknete, mittlere, fleischige Zwiebelschuppen der nach der Blütezeit gesammelten Zwiebel der weißzwiebeligen Rasse von Urginea maritima (LINNE) BAKER sowie deren Zubereitungen in wirksamer Dosierung.
Inhaltsstoffe	Glykoside vom Bufadienolidtyp; Hauptglykoside sind Scillaren A und Proscillaridin A, ferner Flavonoide und Anthocyane.
Anwendungsart	zerkleinerte Droge sowie andere galenische Zubereitungen zur inneren Anwendung.
Dosierung	mittlere Tagesdosis: 0,1–0,5 g eingestelltes Meerzwiebelpulver; Zubereitungen entsprechend.
Gegenanzeigen	Therapie mit Digitalisglykosiden; Kalium-Mangelzustände.
Nebenwirkungen	Übelkeit, Erbrechen, Magenbeschwerden, Durchfälle, unregelmäßiger Puls.
Wechselwirkungen	Wirkungs- und damit auch Nebenwirkungssteigerungen bei gleichzeitiger Gabe von Chinidin, Kalzium, Saluretika, Laxanzien und bei Langzeittherapie mit Glukokortikoiden.

WIRKPROFIL

Monographie	positiv inotrop, negativ chronotrop, „ökonomisiert" die Herzarbeit, senkt den gesteigerten, linksventrikulären enddiastolischen sowie den pathologisch erhöhten Venendruck.
Humoral-pathologie	hitzig, trocken; scharf und bitter; öffnend, säubernd, zerteilend, ausziehend, durchdringend, dünn machend.

S

Scilla maritima / Meerzwiebel

Monographie

leichtere Formen der Herzinsuffizienz, auch bei verminderter
Nierenleistung

Gegenwart

Kardiakum
Diuretikum

renaler und kardialer Hydrops mit erhöhtem Blutdruck	Inkontinentia urinae
Steigerung der Diurese bei Herz- insuffizienz	Anasarka
	Pleuritis exsudativa
Herzmuskelschwäche, -erweiterung und Herzklappenfehler	Expektorans bei chronischer Bronchitis
Aszites	Milztumore
entzündliche Blasen-, Nierenleiden	Diabetes insipidus
	Übelkeit mit Brechreiz
	Morgenschwindel

Humoral-
pathologie

innerlich	**äußerlich**
harntreibend	Schrunden an den Füßen
Wassersucht	fressender Grind
treibt Schleim und die schwarze Galle durch den Stuhl aus	Kopfmilben und -schuppen
Hauptweh	hangende Warzen
Fallsucht	aufgebrochene Ferse von der Kälte
Gelbsucht	wider die Zauberei
Grimmen	
treibt die weibliche Blum	
Leber- und Milzverstopfung	
erweicht den Bauch	
Husten	
Podagra	
Würmer	

S

Rezepte

Rp.: Diuretikum (nach *Rost-Klemperer*)
Rad. Ononidis
Lign. Sassafras   aa 25,0
Bulb. Scillae   5,0
Rhiz. Galangae   5,0
M. f. spec.
D.S. mit 1 Flasche Moselwein übergossen 3 Tage stehen lassen,
morgens $1/2$ Weinglas voll nehmen.

Secale cornutum / Mutterkorn ☠

Volksnamen	Afterkorn, Brandkorn, Giftkorn, Hungerkorn, Kindsmord, Kriebelkorn, Roggenmutter, Schwarzkorn, Vogelkorn, Wolfszahn, Zapfenkorn.
Botanisches	Schlauchpilze (Ascomycetae); Dauerform des auf Roggen und anderen Gräsern schmarotzenden Pilzes Claviceps purpurea. Bündel von Pilzfäden wachsen zu blassroten Köpfen heran. Daraus gehen nach der Befruchtung zahlreiche Sporen hervor, die vom Wind auf die Getreideblüte geweht werden. Das Pilzgeflecht überwuchert den Fruchtknoten, schnürt unter Absonderung des sogenannten Honigtaus ungeschlechtliche Sporen (Konidien) ab, die von Insekten auf andere Getreide- und Grasblüten übertragen werden. Zur Zeit der Getreidereife gehen die Sporen durch Aneinanderlegen seiner Fäden (Sklerotium) in die Dauerform des langgestreckten, oberflächlich schwarz gefärbten und aus der Roggenähre hervorragenden Mutterkorns über. **Cave: sehr giftig!**
Vorkommen	Europa.
Blütezeit	keine.

MONOGRAPHIE

verwendete Teile	vom Roggen gesammeltes Sklerotium von Claviceps purpurea (FRIES) TULASNE sowie desen Zubereitungen.
Inhaltsstoffe	keine Angaben.
Anwendungsart	keine Angaben.
Dosierung	keine Angaben.
Gegenanzeigen	keine Angaben.
Nebenwirkungen	keine Angaben.
Wechselwirkungen	keine Angaben.

WIRKPROFIL

Monographie	keine Angaben.
Humoralpathologie	keine Angaben.

S

Secale cornutum / Mutterkorn

Monographie

Mutterkorn und Mutterkornzubereitungen werden in gynäkologischen und geburtshilflichen Fällen, bei Blutungen, klimakterischen Blutungen, Menorrhagien und Metrorrhagien, vor und bei Aborten, nach Ausräumung von Aborten, bei der Ausstoßung der Plazenta, Nachblutungen und zur Verkürzung der Nachgeburtsperiode sowie bei Uterusatonie angewendet.

Risiken: Die in der Droge und ihren Zubereitungen enthaltenen Alkaloide weisen extrem unterschiedliche Wirkungsspektren auf. Eine kombinierte Anwendung zum Beispiel als Gesamtextrakt ist nicht sinnvoll. Partialsynthetisch abgewandelte Mutterkornalkaloide weisen zum Teil eine wesentlich geringere Toxizität bei gleicher oder höherer und spezifischer Wirksamkeit auf.

Bewertung: Aufgrund der Risiken ist die therapeutische Anwendung von Mutterkorn und Mutterkornzubereitungen nicht mehr vertretbar.

Gegenwart

Mittel der Gynäkologie
nervöse Störungen
Zellnekrosen

Spezifikum bei Uterusblutungen	Psychosen, Hysterie
Blutungen nach der Geburt,	Angina pectoris
während des Klimakteriums	Epilepsie, Eklampsie
Menorrhagien	Zellnekrosen
Myome	Gangraena sicca
habitueller Abort	Morbus Raynaud
Nervenstörungen	schlechte Durchblutung der
Tabes dorsalis	unteren Extremitäten
Migräne	Arteriosklerose
Neuralgien	beginnender Katarakt

Humoral-pathologie

Die Giftwirkung des Mutterkorns war bereits in der Antike bekannt. Es wurde als Emmenagogum verwendet, daneben aber vielfach auch als Abortivum.
Die Kräuterbücher des Mittelalters geben so gut wie keine Hinweise. *Matthiolus* erwähnt eine blutstillende und schrundenheilende Wirkung des Mutterkorns.
Durch seine außerordentliche Giftigkeit und die häufigen Epidemien von der Antike bis weit in die Neuzeit hinein hat sich das Mutterkorn nicht als Heilmittel empfohlen.

S

Rezepte

als homöopathisches und spagyrisches Einzelmittel erhältlich.

Selenicereus grandiflorus / Königin der Nacht

Volksnamen	keine weiteren Angaben.
Botanisches	Kaktusgewächse (Cactaceae); kriechende oder kletternde, bis 10 m lange Pflanze mit ästigen, vier- bis achtkantigen, stacheligen Stängeln, an denen zahlreiche Luftwurzeln entspringen; Blüten: groß und breit, außen elfenbeinfarben, innen schneeweiß, nach Vanille duftend; die Blüten öffnen sich nur einmal im Jahr während der Nacht und verwelken dann rasch; Früchte: orangefarbene, stachelige Beeren.
Vorkommen	Mittelamerika; trockene Zonen.
Blütezeit	Juni bis Juli.

verwendete Teile	frische oder getrocknete Blüten oder frische oder getrocknete oberirdische Teile von Selenicereus grandiflorus (LINNE) BRITTON et ROSE sowie deren Zubereitungen.
Inhaltsstoffe	keine Angaben.
Anwendungsart	keine Angaben.
Dosierung	keine Angaben.
Gegenanzeigen	keine Angaben.
Nebenwirkungen	keine Angaben.
Wechselwirkungen	keine Angaben.

S

Monographie	am isolierten Froschherzen rhythmusstabilisierend.
Humoral- *pathologie*	keine Angaben.

426

Selenicereus grandiflorus / Königin der Nacht

Monographie

Zubereitungen aus Selenicereus werden bei nervösen Herzbeschwerden, Angina pectoris, Stenokardie und Harnleiden angewendet.
Risiken: keine bekannt;
Beurteilung: Da die Wirksamkeit bei den beanspruchten Anwendungsgebieten nicht belegt ist, kann eine therapeutische Anwendung nicht befürwortet werden.

Gegenwart

Kardiakum

organische und funktionelle Herzleiden
Herzklappenfehler
Palpitationen
Herzneurosen mit Schlaflosigkeit
Herzbeschwerden bei Morbus Basedow
Herzkrämpfe durch Nikotinabusus
Myo-, Perikarditis
Roemheld'scher Symptomenkomplex
Hypertonie
Angina pectoris nervosa
Herzsensationen im Klimakterium
Gelenkrheumatismus mit Herzbeteiligung
Dysmenorrhoe mit Herzschwäche
Asthma nervosum

Humoral-
pathologie

Es finden sich keine Angaben in der alten Literatur.
Über die Wirkung der Droge wurde von *Rubini* im Jahr 1864 berichtet.

S

REZEPTE

Rezepte

als homöopathisches Einzelmittel erhältlich.

Senecio vulgaris / Fuchskreuzkraut

Volksnamen	Fuchskreuzkraut, Kreuzwurzel, Krötenkraut, Schwulstkraut.
Botanisches	Korbblütler (Compositae); ein- oder zweijährige Pflanze mit spindelförmiger Wurzel und ästigem Stängel, bis 40 cm hoch; Blätter: verkehrt-lanzettförmig, fiederbuchtig, oft spinnwebig-wollig behaart; Blüten: hellgelb, endständig.
Vorkommen	Europa, Westasien, Nordafrika, in Nordamerika eingebürgert; fruchtbare Böden, Wege, Dämme und Mauern.
Blütezeit	Fast das ganze Jahr, da die Pflanze jährlich drei Generationen bildet.

MONOGRAPHIE

verwendete Teile	oberirdische Teile von Senecio nemorensis ssp. fuchsii C.GMELIN sowie deren Zubereitungen.
Inhaltsstoffe	keine Angaben.
Anwendungsart	keine Angaben.
Dosierung	keine Angaben.
Gegenanzeigen	keine Angaben.
Nebenwirkungen	keine Angaben.
Wechselwirkungen	keine Angaben.

WIRKPROFIL

Monographie	Verkürzung der Blutungszeit.
Humoral-pathologie	von kalter und feuchter Natur; zerteilend, verzehrend.

S

Senecio vulgaris / Fuchskreuzkraut

Monographie

Fuchskreuzkraut wird bei Diabetes mellitus, Blutungen, hohem Blutdruck und bei Krämpfen sowie als „uteruswirksames Mittel" angewendet. Die Wirksamkeit bei diffusen Schleimhautblutungen ist nicht ausreichend belegt.

Risiken:

Fuchskreuzkraut enthält wechselnde Mengen toxischer Pyrrolizidinalkaloide (PA), von denen organotoxische, insbesondere hepatotoxische Wirkungen bekannt sind. Tierexperimentell wurden für PA kanzerogene Wirkungen mit einem genotoxischen Wirkungsmechanismus nachgewiesen. Die Anwendung eines unwirksamen Mittels bei Diabetes mellitus stellt darüber hinaus ein erhebliches gesundheitliches Risiko dar.

Beurteilung:

Die therapeutische Anwendung von Fuchskreuzkraut ist sowohl wegen der unzureichend bzw. nicht belegten Wirksamkeit als auch wegen des Gehaltes an toxischen Pyrrolizidinalkaloiden nicht vertretbar.

Gegenwart

Hämostyptikum
Amenorrhoe, Dysmenorrhoe

Wochenbett-, Abortnachblutungen	Anämie
Myomblutung, klimakterische Blutungen	anämische Kopfschmerzen
	Chlorose
Harndrang, -zwang	Diabetes mellitus
Zystitis	
Diarrhoe in der Gravidität	äußerlich bei Eiterungen

Humoral-pathologie

innerlich	**äußerlich**
hitzige Magenschmerzen	hitzige Schmerzen und Geschwulst
stärkt die Leber	Hauptgrind
hitzige Gelbsucht	Geschwulst des Angesichts
Lebersucht	Kropf
Würmer	Zahnweh
Blutspeien	Magenschmerz
roter Mutterfluss	Geschwulst und Schmerz der
Hüft-, Lendenweh	Weiberbrust
Die Blätter als Salat sind gut für	Harnwinde, Harntröpfeln
gelbsüchtige Menschen und	Schmerz des Zipperleins
machen Lust zum Essen	Geschwulst des Gemächts
	Fuß- und Nervenschmerzen
	Wunden
	Ulzera

S

Rezepte

als homöopathisches und spagyrisches Einzelmittel erhältlich.

Senna / Sennes

Volksnamen   Sämschblätter.

Botanisches   Hülsenfrüchtler (Leguminosae); 0,5–1,5 m hoher Strauch; Blätter und
                Früchte der Droge stammen von zwei verschiedenen Arten ab: Cassia
                angustifolia VAHL (= Tinnevelly-Senna) und Cassia senna L. (=
                Alexandriner-Senna); Blätter: vier- bis fünfpaarig gefiedert, oval bis
                länglich-lanzettförmig; Blüten: zwittrig, blattachselständig, in Trauben
                angeordnet, gelb; Frucht: ovale, flache, braune Schotenfrüchte, zwei bis
                vier Zentimeter lang.

Vorkommen   Cassia angustifolia: ursprünglich in Arabien, Kulturen in Südindien;
                Cassia senna: Sudan, Westafrika.

Blütezeit   keine Angaben.

verwendete Teile **1. Sennesblätter:** getrocknete Fiederblättchen von Cassia senna
                LINNE (Cassia acutifolia DEL.), bekannt als Alexandriner- oder
                Khartum-Senna, oder von Cassia angustifolia VAHL, bekannt als
                Tinnevelly-Senna, oder aus einer Mischung beider Arten sowie deren
                Zubereitungen in wirksamer Dosierung;
                2. Alexandriner-Sennesfrüchte: getrocknete Früchte von Cassia senna
                LINNE (Cassia acutifolia DEL) sowie deren Zubereitungen in wirksa-
                mer Dosierung;
                3. Tinnevelly-Sennesfrüchte: getrocknete Früchte von Cassia angusti-
                folia VAHL sowie deren Zubereitungen in wirksamer Dosierung.

Inhaltsstoffe 1. Die Blätter enthalten mindestens 2,5 % Hydroxyanthracen-
                Derivate, berechnet als Sennosid B.
                2. Die Früchte enthalten mindestens 3,3 % Hydroxyanthracen-
                Derivate, berechnet als Sennosid B.
                3. Die Früchte enthalten mindestens 2,2 % Hydroxyanthracen-
                Derivate, berechnet als Sennosid B.
                Aloe-Emodin-Derivate sind in geringerer Menge als in den Blättern
                enthalten.

Anwendungsart geschnittene Drogen, Drogenpulver oder Trockenextrakte für Aufgüsse,
                Abkochungen oder Kaltmazerate; flüssige und feste Darreichungs-
                formen ausschließlich zur oralen Anwendung. Anwendungsdauer:
                Anthrachinonhaltige Abführmittel dürfen nicht über einen längeren
                Zeitraum eingenommen werden.

Dosierung	mittlere Tagesdosis: 20–60 mg Hydroxyanthracen-Derivate.
Gegenanzeigen	Ileus jeder Genese, während der Schwangerschaft und Stillzeit nur nach Rücksprache mit einem Arzt anwenden.
Nebenwirkungen	keine bekannt. chronischer Gebrauch/Missbrauch: Elektrolytverluste, insbesondere Kaliumverluste, Albuminurie und Hämaturie, Pigmenteinlagerung in die Darmmukosa (Melanosis coli), Schädigung des Plexus myentericus.
Wechselwirkungen	chronischer Gebrauch/Missbrauch: durch Kalium-Mangel Verstärkung der Herzglykosidwirkung möglich.

WIRKPROFIL

Monographie	Die Substanzen induzieren eine aktive Sekretion von Elektrolyten und Wasser in das Darmlumen und hemmen die Resorption von Elektrolyten und Wasser aus dem Dickdarm. So wird über eine Volumenzunahme des Darminhalts der Füllungsdruck und die Darmperistaltik angeregt.
Humoral-pathologie	warm und trocken im 2. Grad.

S

Senna / Sennes

Monographie

alle Erkrankungen, bei denen eine leichte Defäkation mit weichem Stuhl erwünscht ist, z.b. Analfissuren, Hämorrhoiden, nach rektal-analen operativen Eingriffen Reinigung des Darmes vor Röntgenuntersuchungen sowie vor und nach operativen Eingriffen im Bauchraum Obstipation

Gegenwart

Laxans
chronische Obstipation
Krämpfe besonders im Kolon mit
    Flatulenz

Leberverstopfung
Hämorrhoiden
Emmenagogum
Oligomenorrhoe

Humoral-
pathologie

innerlich
Purgans für melancholisches,
    unreines Blut,
für Galle und zähen Schleim
böse Feuchte in Leber, Milz und
    Magen
benimmt Milzstiche
erfreut das Herz

hält den Leib offen
Franzosenkrankheit
Augenflüsse
Aussatz, Grind

äußerlich
stärkt Hirn, Gehör und Gesicht

Rezepte

Rp.: Purgans, Anthelminthikum (nach *Ulrich*)
Fol. Sennae
Cort. Frangulae conc.
Hb. Absinthii
Fol. Menthae pip.
Flor. Chamomillae   aa 10,0
M. f. spec.
D.S. 1 Esslöffel / 1 Tasse Wasser, 12 Stunden Kaltauszug, morgens nüchtern trinken.

Rp.: chronische und spastische Obstipation (nach *Modrakowski*)
Fol. Sennae
Cort. Frangulae
Fol. Menthae pip.
Flor. Chamomillae
Hb. Cardui benedicti
Hb. Violae tric.
Hb. Millefolii   aa 30,0
M. f. spec.
D.S. 1 Esslöffel / 1 Tasse Wasser, Infus, 10 Minuten ziehen lassen, abends 1 Tasse trinken.

S

Rp.: Skrofulose (nach *Rost-Klemperer*)
Hb. Violae tric.   40.0
Rad. Liquiritiae   20.0
Fol. Sennae   10.0
M. f. spec.
D.S. 1 Esslöffel mit 3 Tassen Wasser auf 1 Tasse einkochen;
oder 1 Teelöffel / 2 Glas Wasser, kombiniertes Verfahren.

S

Serpyllum / Quendel

	ALLGEMEINES
Volksnamen	Bergthymian, Feldpolle, Feldthymian, Geismajoran, Kudelkraut, Quandl, Rauschkraut, Wilde Meron, Wilder Zimt.
Botanisches	Lippenblütler (Labiatae); bis 50 cm hoher Halbstrauch mit schwach verholzenden Achsen und aufrechten bis liegenden, runden oder vierkantigen, verschieden behaarten Stängeln; Blätter: kurzgestielt, lineal bis eiförmig, oft behaart; Blüten: rosarot, in kugeligen Köpfchen oder kurzen Ähren endständig stehend.
Vorkommen	Europa, Asien, in Nordamerika eingebürgert; trockene, steinige Orte; trockene, sonnige Waldwiesen.
Blütezeit	Mai bis August.

	MONOGRAPHIE
verwendete Teile	zur Blütezeit gesammelte und getrocknete oberirdische Sprossen von Thymus serpyllum LINNE sowie deren Zubereitungen in wirksamer Dosierung.
Inhaltsstoffe	Die Droge enthält ätherisches Öl, das hauptsächlich aus Carvacrol und/oder Thymol besteht.
Anwendungsart	zerkleinerte Droge für Aufgüsse sowie andere Zubereitungen zum Einnehmen.
Dosierung	Tagesdosis: 4–6 g Droge, Zubereitungen entsprechend.
Gegenanzeigen	keine bekannt.
Nebenwirkungen	keine bekannt.
Wechselwirkungen	keine bekannt.

	WIRKPROFIL
Monographie	antimikrobiell; spasmolytisch.
Humoral-pathologie	warm und trocken bis in den 3. Grad; öffnend, dünn machend, durchdringend.

434

Serpyllum / Quendel

INDIKATIONEN

Monographie Katarrhe der oberen Luftwege

Gegenwart **Tonikum mit magenstärkenden, expektorierenden und nervenstärkenden Eigenschaften**

Lungenverschleimung
Bronchitis, Pertussis
Schlaflosigkeit
Epilepsie
Kopfschmerz, auch nach Alkohol-
   missbrauch
Schwindel
Asthma nervosum
allgemeine Nervenschwäche
Stomachikum
Magenkrämpfe, -kolik

Ulcus ventriculi
Appetitlosigkeit
Meteorismus
Blutarmut

äußerlich (Einreibung)
Gliederstärkung bei skrofulösen
   Kindern
Rheuma, Verstauchungen
Quetschungen
Geschwülste

Humoral-
pathologie

innerlich
gegen innere Schwachheiten
Bauchgrimmen
treibt den Harn und die Weiberzeit
Kaltseich
reinigt die Brust
zäher Husten, Schnupfen
gegen Lenden- und Blasenstein
hitzige Leber
Milzgebrechen

Wassersucht
Brüche
als Zutat zur Speise ein Theriak
   (Allheilmittel) wider alles Gift
äußerlich
Hauptschmerz
legt die Hitz, vertreibt die
   Unsinnigkeit und bringt Schlaf
Schwindel
zum Gurgeln bei Halsgeschwär

REZEPTE

Rezepte

Rp.: Keuchhusten
Hb. Serpylli   30,0
Hb. Droserae   20,0
Fol. Eucalypti
Hb. Plantaginis
Rad. Liquiritiae   aa 10,0
M. f. spec.
D.S. 2 Teelöffel / 1 Glas Wasser, Infus.

Rp.: Einreibung bei Gelenkrheumatismus
Hb. Serpylli conc.
Fol. Rosmarini
Hb. Violae   aa 30,0
M.D.S. mit $1/2$ l Franzbranntwein übergießen und in einer gut
verschlossenen Flasche 3 Tage stehen lassen; zum Einreiben.

S

Solanum Dulcamara / Bittersüß ☠

ALLGEMEINES

Volksnamen

Bittersüßer Nachtschatten, Glanzbeere, Günzkraut, Hirschkraut, Hühnerkraut, Jelängerjelieber, Mäuseholz, Rote Hundsbeere, Roteierle, Teufelsklatten.

Botanisches

Nachtschattengewächse (Solanaceae);
rankender Halbstrauch mit unten holzigen, oben krautigen, markgefüllten Stängeln, bis 2 m lang; Blätter: gestielt, eiförmig-lanzettförmig bis spitz; Blüten: violett, rispenartig in hängenden Wickeln; Frucht als einförmige, scharlachrote, hängende Beere. **Cave: Giftpflanze!**

Vorkommen

Europa, Nordafrika, Nordamerika, Westasien;
feuchte und schattige Stellen, Flussufer, Gebüsche und Hecken.

Blütezeit

Juni bis August.

MONOGRAPHIE

verwendete Teile

getrocknete, zwei- bis dreijährige, im Frühjahr vor dem Austreiben der Blätter oder im Spätherbst nach dem Abfallen der Blätter gesammelte Stängel von Solanum dulcamara LINNE sowie deren Zubereitungen in wirksamer Dosierung.

Inhaltsstoffe

Gerbstoffe, Steroidalkaloide und Steroidsaponine.

Anwendungsart

zerkleinerte Droge für Teeaufgüsse und andere galenische Zubereitungen zum Einnehmen sowie für Umschläge und Waschungen.

Dosierung

Einnahme: Tagesdosis: 1–3 g Droge; Zubereitungen entsprechend;
äußere Anwendung: Aufgüsse oder Abkochungen entsprechend 1–2 g Droge auf ca. 250 ml Wasser.

Gegenanzeigen

keine bekannt.

Nebenwirkungen

keine bekannt.

Wechselwirkungen

keine bekannt.

WIRKPROFIL

Monographie

adstringierend; antimikrobiell; schleimhautreizend; anticholinerg (Steroidalkaloide); antiphlogistisch (Solasodin).

Humoral-pathologie

warm und trocken im 3. Grad;
auflösend, zerteilend und eröffnend.

S

Solanum Dulcamara / Bittersüß

INDIKATIONEN

Monographie zur unterstützenden Therapie bei chronischem Ekzem

Gegenwart

Hautmittel

juckende Dermatopathien	Grippe
Urtikaria	Angina
skrofulöse Exantheme	Otitis media
Ekzeme	Blasenkatarrh, Blasenlähmung
Flechten mit Drüsenschwellungen	Blasenhalsreizung
chronische Katarrhe der Luftwege	Diarrhoe
Asthma	unterdrückte Menses
Keuchhusten	rheumatische Lähmung des
Erkältungskrankheiten mit	Facialisgebiets
neuralgischen	Skrofulose
und rheumatischen Beschwerden	

Humoral-
pathologie

innerlich	**äußerlich**
löscht die Entzündung des Leibs außen und innen	Flecken im Angesicht
faule Magenfieber mit Gelbsucht	Augenweh, Augenfistel
fördert Stuhlgang	Schuppen, Grind
geronnenes Blut im Leib	fressende Geschwüre
öffnet die verstopfte Leber	Wunden
Milzweh	Blattern
Würmer im Leib	harte Brüste
Gicht	weißer Frauenfluss
gegen Kaltseich und Stein	Schnupfen
Wassersucht	schweißtreibend
Jucken und Krätze	
Krampf	
Husten	
Mundfäule	

S

REZEPTE

Rezepte

Rp.: Rheuma
Stipit. Dulcamarae
Lign. Guajaci
Fol. Betulae   aa 30,0
M. f. spec.
D.S. 1$^1/_2$ Teelöffel / 2 Glas Wasser, kombiniertes Verfahren,
3 mal täglich 1 Tasse trinken.

437

Solidago / Goldrute

Volksnamen Goldwundkraut, Heidnisch Wundkraut, Heilwundkraut, Schoßkraut, Stockschwungkraut, St. Petristab, Waldkraut.

Botanisches Korbblütler (Compositae); bis 100 cm hohe Staude mit rundem, gestreiftem Stängel, mit rispigen Verzweigungen, an den unteren Teilen braun bis violett, an den oberen Teilen kurz behaart; Blätter: wechselständig, elliptisch, unten gestielt, oben fast sitzend; Blüten: gelb, schwach aromatisch riechend, in einfachen Trauben oder Rispentrauben stehend.

Vorkommen Europa, Nord- und Westasien, Nordafrika, Nordamerika; trockene Waldwiesen, Kahlschläge, Waldränder, lichte Strand- und Dünenwälder.

Blütezeit Juli bis September.

MONOGRAPHIE

verwendete Teile **Echtes Goldrutenkraut:** während der Blüte gesammelte und schonend getrocknete oberirdische Teile von Solidago virgaurea LINNE sowie deren Zubereitungen in wirksamer Dosierung; **Goldrutenkraut:** während der Blüte gesammelte und schonend getrocknete oberirdische Teile von Solidago serotina AITON (Synonym: S. gigantea WILLDE-NOW), Solidago canadensis LINNE und deren Hybriden sowie deren Zubereitungen in wirksamer Dosierung.

Inhaltsstoffe Flavonoide, Saponine, Phenolglykoside.

Anwendungsart zerkleinerte Droge für Aufgüsse sowie andere galenische Zubereitungen zum Einnehmen.

Dosierung Tagesdosis: 6–12 g Droge; Zubereitungen entsprechend.

Gegenanzeigen keine bekannt; **Hinweis:** Keine Durchspülungstherapie bei Ödemen infolge eingeschränkter Herz- und Nierentätigkeit.

Nebenwirkungen keine bekannt.

Wechselwirkungen keine bekannt.

WIRKPROFIL

Monographie diuretisch; schwach spasmolytisch; antiphlogistisch.

Humoralpathologie warm und trocken im 2. Grad; zusammenziehend.

Solidago / Goldrute

	INDIKATIONEN

Monographie

Durchspülung bei entzündlichen Erkrankungen der ableitenden Harnwege, Harnsteinen und Nierengrieß
vorbeugende Behandlung bei Harnsteinen und Nierengrieß

Gegenwart

organspezifisches Nierenmittel, besonders bei chronischen Erkrankungen

chronische Nephritis	urämisches Asthma
Anurie oder Oligurie während	Diabetes mellitus
einer akuten Nierenentzündung	Venenentzündung, Hämorrhoiden
Bright'sche Nierenkrankheit	
Schrumpfniere	seltener zur Blutreinigung bei
Blasensteine, Nierensteine, -grieß	chronischen Ekzemen,
Albuminurie	skrofulösen Ausschlägen
Diuretikum bei harnsaurer	Blutungen
Diathese	Entzündungen der Mund- und
Wassersucht	Rachenhöhle
Rheuma, Gicht, Arthritis	eiternde Wunden
Prostatahypertrophie	Leberschwellung, Tuberkulose

*Humoral-
pathologie*

innerlich	**äußerlich**
vorzügliches Wundkraut (Wund-	alle Wunden und Stiche
tränke und Wundsalben)	böse, veraltete Schäden
zum Blutstillen	Fisteln und fließende Schäden
stillt Bauchflüsse	wackelnde Zähne
treibt gewaltig den Harn und	Hals- und Mundversehrung
bricht den Stein	heilt Versehrung der „heimlichen
Harnverhaltung	Glieder" von Mann und Frau
Enuresis, Nierenweh	
Hämorrhoiden	

	REZEPTE

Rezepte

Rp.: Diuretikum und Harndesinfiziens
Hb. Solidaginis
Fol. Uvae ursi
Fol. Betulae   aa 30,0
M. f. spec.
D.S. 1 Esslöffel / 1 Glas Wasser, kurzer Dekokt.
Rp.: Nieren-, Blasensteine (nach *Wittlich*)
Hb. Solidaginis   60,0
Rad. Ononidis
Fol. Betulae   aa 20,0
M. f. spec.
D.S. 4 Teelöffel / 2 Glas Wasser, kombiniertes Verfahren.

Sorbus aucuparia / Eberesche

Volksnamen	Drosselbeeren, Eibschen, Kronawetterbeeren, Vogelbeeren.
Botanisches	Rosengewächse (Rosaceae); anspruchsloser Baum mit lockerer, rundlicher Krone, bis 16 m hoch; Blätter: unpaarig gefiedert, mit 11 bis 19 scharf gezähnten Fiedern, an der Unterseite behaart; Blüten: weiß, stark duftend, als vielblütige Doldentraube stehend; Früchte: rot, erbsengroß, kugelig.
Vorkommen	Europa, Kleinasien, Westsibirien, in Amerika kultiviert; einzelstehend, in Wäldern und Parkanlagen.
Blütezeit	April bis Mai.

MONOGRAPHIE

verwendete Teile	frische oder getrocknete oder gekochte und danach getrocknete Früchte von Sorbus aucuparia LINNE s.l. sowie deren Zubereitungen.
Inhaltsstoffe	keine Angaben.
Anwendungsart	keine Angaben.
Dosierung	keine Angaben.
Gegenanzeigen	keine Angaben.
Nebenwirkungen	keine Angaben.
Wechselwirkungen	keine Angaben.

S

WIRKPROFIL

Monographie	keine Angaben.
Humoral-pathologie	von kalter und trockener Natur; zusammenziehend.

Sorbus aucuparia / Eberesche

Monographie

Ebereschenbeeren und ihre Zubereitungen werden angewendet bei
- Erkrankungen der Niere, Störungen des Harnsäurestoffwechsels und der Harnsäureausscheidung, zur Auflösung von Harnsäureablagerungen
- Katarrhen, inneren Entzündungen, Vitamin-C-Mangel, Diabetes, Rheumatismus
- zur Alkalisierung des Blutes, Stoffwechselförderung und „Blutreinigung".

Risiken: keine bekannt;

Beurteilung: Da die Wirksamkeit von Ebereschenbeeren bei den beanspruchten Anwendungsgebieten nicht belegt ist, kann eine therapeutische Anwendung nicht befürwortet werden.

Gegenwart

mildes Purgans und Diuretikum
Rheumatismus
Nephrolithiasis
Tuberkulose
Lungen- und Rippenfellaffektionen mit Fieber

*Humoral-
pathologie*

innerlich
Hauptfluss
Magenerbrechen
Bauchfluss
Rote Ruhr
Grimmen
Mutterfluss
Blutspeien

äußerlich
Bauchruhr
Bluten der Wunden

S

Rezepte

als homöopathisches und spagyrisches Einzelmittel erhältlich.

Stramonium / Stechapfel ☠

Volksnamen	Asthmakraut, Donnerkugel, Dornkraut, Hexenkraut, Schlafkraut, Teufelskraut, Zigeunerapfel.
Botanisches	Nachtschattengewächse (Solanaceae); einjährige, bis 1 m hohe Pflanze mit spindelförmiger, weißer Wurzel und aufrechten, runden und kahlen Stängeln; Blätter: gestielt, eiförmig, ungleich gezähnt; Blüten: weiß, mit fünf Blütenzipfeln, gabel- und endständig; Früchte: eiförmige, gestielte, dornige Kapsel mit zahlreichen linsenförmigen, schwarzbraunen Samen. **Cave: Die Pflanze ist tödlich giftig!**
Vorkommen	ursprünglich Mexiko und östliches Nordamerika, Indien, Europa, Nordafrika; Kosmopolit; Schutt, Brachland, Wegränder und Gärten.
Blütezeit	Juli bis Oktober.

MONOGRAPHIE

verwendete Teile	**Stechapfelblätter:** getrocknete Laubblätter oder getrocknete Laubblätter und blühende Zweigspitzen von Datura stramonium LINNE sowie deren Zubereitungen; **Stechapfelsamen:** reifer Samen von Datura stramonium LINNE sowie dessen Zubereitungen.
Inhaltsstoffe	keine Angaben.
Anwendungsart	keine Angaben.
Dosierung	keine Angaben.
Gegenanzeigen	keine Angaben.
Nebenwirkungen	keine Angaben.
Wechselwirkungen	keine Angaben.

WIRKPROFIL

Monographie	keine Angaben.
Humoral-pathologie	kalt im 3. Grad; ganz und gar nicht zu gebrauchen.

S

442

Stramonium / Stechapfel

Monographie

Stramoniumzubereitungen werden angewandt bei
- Asthma, Krampfhusten, Pertussis
- Bronchitis und Grippe, hartnäckiger Verschleimung und als Expectorans
- zur Basistherapie innerer Erkrankungen mit vegetativen Dysregulationen.

Risiken: Stramoniumblätter und -samen enthalten 0,1–0,6 % Alkaloide.

Hauptalkaloide sind L-Hyoscyamin und L-Scopolamin.

Vergiftungsfälle mit tödlichem Ausgang sind beschrieben. Die Menge der applizierten Alkaloide bei der inhalativen Anwendung der Droge in Räucherpulvern und "Asthmazigaretten" ist unkalkulierbar.

Wegen der Rauschtauglichkeit der Droge ist die Gefahr eines Missbrauchs und der Abhängigkeit gegeben.

Beurteilung: Aufgrund der nicht ausreichend belegten Wirksamkeit ist angesichts der Risiken eine Anwendung von Stramoniumblättern oder -samen und deren Zubereitungen nicht zu vertreten.

Gegenwart

Antispasmodikum, Analgetikum, Sedativum

früher als Rauchmittel bei Asthma in Form der Asthmazigaretten eingesetzt (Blätter)	Delirium tremens; Halluzinationen
	sexuelle Erregungszustände
	spastische Sprech- und Schluck-
Epilepsie	störungen
Asthma bronchiale	Kopfkongestionen
Chorea	Hysterie
Dysmenorrhoe	Nymphomanie
Tetanus	Neurasthenie
Pertussis	Migräne
Psychosen	Unruhe und nächtliches
akute Manie	Angstgefühl
Delirien	Paralysen; Meningitis

Humoral-pathologie

Die alten Kräuterbücher enthalten wenig Angaben über Datura stramonium.

Jedermann soll sich solcher Äpfel enthalten.
Sie machen rasend und töten den Menschen.

Erst viel später wurde die Pflanze bei Geistesstörungen, Gehirnfieber, als schmerz- und krampfstillendes Mittel sowie gegen Asthma eingesetzt.

Rezepte

als homöopathisches und spagyrisches Einzelmittel erhältlich.

S

Strychnos nux vomica / Brechnuss ☠

ALLGEMEINES

Volksnamen	Brauntaler, Krähenaugenbaum.
Botanisches	Loganiaceae; stattlicher, bis 15 m hoher Baum; kreuzgegenständige, breit-eiförmige Blätter; weiße, langröhrige, doldenartig angeordnete Blüten; Früchte: rote Beeren mit 2–4 Samen, bis 6 cm im Durchmesser. **Cave: Tödlich giftig!**
Vorkommen	Indien, Sri Lanka, Nordaustralien, Afrika.
Blütezeit	keine Angaben.

MONOGRAPHIE

verwendete Teile	Samen von Strychnos nux vomica LINNE sowie deren Zubereitungen.
Inhaltsstoffe	keine Angaben.
Anwendungsart	keine Angaben.
Dosierung	keine Angaben.
Gegenanzeigen	keine Angaben.
Nebenwirkungen	keine Angaben.
Wechselwirkungen	keine Angaben.

WIRKPROFIL

Monographie	keine Angaben.
Humoral-pathologie	kalt im 4. Grad; vor Überdosierung wird wegen der Giftigkeit der Brechnuss, auch Nux metella genannt, gewarnt.

INDIKATIONEN

Monographie	in Kombinationspräparaten angewendet bei: • Erkrankungen und Beschwerden im Bereich des Gastrointestinaltraktes

Strychnos nux vomica / Brechnuss

- organische und funktionelle Herz-Kreislauf-Erkrankungen, Raynaud-Krankheit, sekundäre Anämie
- Augenerkrankungen, Nervosität, Depressionen, Migräne, klimakterische Beschwerden, Gesichtsneuralgien
- Erkrankungen und Beschwerden im Bereich der Atemwege
- in der Geriatrie, als Tonikum und appetitanregendes Mittel.

Risiken: Brechnuss-Alkaloide, insbesondere Strychnin, wirken am Zentralnervensystem als Krampfgift. Bei niedriger Dosis ist vorzugsweise das Rückenmark betroffen. Strychnin antagonisiert den inhibitorischen Transmitter Glycin, so dass die Krampfbereitschaft erhöht wird und äußere Reize oder Substanzen mit zentral erregender Wirkung Krampfanfälle auslösen können.

Eine therapeutisch nutzbare Wirkung ist in subkonvulsiver Dosierung nicht vorhanden. Bei längerer Anwendung kumuliert Strychnin; dies gilt besonders beim Vorliegen von Leberschäden.

Bewertung: Da die Wirksamkeit bei den meisten beanspruchten Anwendungsgebieten nicht belegt ist, ist angesichts der Risiken eine therapeutische Anwendung von Brechnusssamen und Brechnusssamen-Zubereitungen, auch als Bitterstoff und Tonikum nicht mehr vertretbar.

Gegenwart

Tonikum

Anregungsmittel bei Schwäche- zuständen, Verdauungsschwäche	Schreibkrampf
Lähmungen, bes. nach Apoplexie	Alkoholvergiftung, narkotische Vergiftung
Fazialislähmung, Stimmband- lähmung,	Neurosen
Blasenlähmung	Herzkrankheiten, Arrhythmie
Schwerhörigkeit	Lungentuberkulose
	Diabetes insipidus
in der Homöopathie bedeutendes Polychrest	

Humoral- pathologie

Überdosierung wirkt tödlich
führt phlegmatische und cholerische Feuchtigkeiten aus
„bewegt auch zimmlich zum Stulgang" gegen große Schmerzen

wirkt berauschend, erregt Erbrechen	Leberleiden, Gallenfieber, Ikterus
Wechselfieber	Hydrops
Typhus, Cholera, Dysenterie	chronischer Magenkatarrh mit Säurebildung
Rheumatismus, Gicht	
Nervenschwäche	Blasenlähmung
Schwäche nach schweren Krankheiten	Asthma, Pertussis

REZEPTE

Rezepte

als homöopathisches und spagyrisches Einzelmittel erhältlich.

Symphytum officinale / Beinwell

Volksnamen Beinwurz, Bienenkraut, Eselohrwurzel, Hasenlaub, Honigblume, Kuchenkraut, Schmalwurz, Scharwurz, Speckwurz, Wallwurz, Wottel, Zottle.

Botanisches Raublattgewächse (Boraginaceae); kräftige, ausdauernde Staude mit haarigem Stängel, bis 1,5 m hoch; Blätter: eiförmig-länglich bis lanzettförmig, rau-behaart; Blüten: als überhängende Trauben, gelblich-weiß; Wurzel: dick, saftreich, außen schwarz, innen weiß.

Vorkommen Europa; feuchte Stellen, Waldraine, Gräben, Bachufer, Äcker, Wiesen, Gebüsche.

Blütezeit Mai bis September.

MONOGRAPHIE

verwendete Teile **Beinwellkraut:** frische oder getrocknete oberirdische Teile von Symphytum officinale LINNE sowie deren Zubereitungen in wirksamer Dosierung; **Beinwellblätter:** frische oder getrocknete Laubblätter von Symphytum officinale LINNE sowie deren Zubereitungen in wirksamer Dosierung; **Beinwellwurzel:** frische oder getrocknete unterirdische Teile von Symphytum officinale LINNE sowie deren Zubereitungen in wirksamer Dosierung.

Inhaltsstoffe **Beinwellkraut** enthält Allantoin und Rosmarinsäure.
Beinwellblätter enthalten Allantoin und Rosmarinsäure.
Beinwellwurzel enthält Allantoin und Schleim-Polysaccharide. Sie enthält außerdem wechselnde Mengen von Pyrrolizidinalkaloiden mit 1,2-ungesättigtem Necin-Grundgerüst und deren N-Oxide.

Anwendungsart **Beinwellkraut:** zerkleinerte Droge sowie andere galenische Zubereitungen zur äußeren Anwendung;
Beinwellblätter: zerkleinerte Droge sowie andere galenische Zubereitungen zur äußeren Anwendung;
Beinwellwurzel: zerkleinerte Droge, Extrakte, Frischpflanzenpresssaft für halbfeste Zubereitungen und Kataplasmen zur äußeren Anwendung;
Anwendungsdauer nicht länger als 4–6 Wochen pro Jahr.

S

Symphytum officinale / Beinwell

Dosierung

Salben und Zubereitungen zur äußeren Anwendung mit 5–20 % getrockneter Droge, Zubereitungen entsprechend. Die pro Tag applizierte Dosis darf nicht mehr als 100 μg Pyrrolizidinalkaloide mit 1,2 ungesättigtem Necin-Gerüst einschließlich Ihrer N-Oxide enthalten.

Gegenanzeigen

keine bekannt;
Hinweis: Die Anwendung darf nur auf intakter Haut erfolgen. Die Anwendung in der Schwangerschaft sollte nur nach Rücksprache mit dem Arzt erfolgen.

Nebenwirkungen

keine bekannt.

Wechselwirkungen

keine bekannt.

WIRKPROFIL

Monographie

Beinwellkraut: entzündungshemmend;
Beinwellblätter: entzündungshemmend;
Beinwellwurzel: entzündungshemmend, Förderung der Kallusbildung, antimitotisch.

*Humoral-
pathologie*

warm und trocken im 2. Grad;
mit großer Kraft zusammenheftend.

S

Symphytum officinale / Beinwell

INDIKATIONEN

Monographie **äußere Anwendung:** Prellungen, Zerrungen, Verstauchungen

Gegenwart **Regenerationsmittel**
Parodontose, Pyrrhoea alveolaris (Mundspülung)
Knochenfrakturen, -schmerzen, -eiterungen
Ostitis, Periostitis
Knochenerweichung
Überbein
Quetschungen, Verrenkungen, Verstauchungen
schlecht granulierende tiefe Wunden
Wundfieber
skorbutische Geschwüre, Geschwülste
Ulcus cruris
Ischias
Phlebitiden mit Schwellung
Phlegmone
schmerzende Amputationsstümpfe
Nervenschmerzen nach Verletzungen
Narbenschmerzen bei Witterungswechsel
Augenverletzungen
Epistaxis, Hämoptoe, Blutergüsse, Schlaganfall
Diarrhoe, Dysenterie, chronische Enteritis, Magen-Darm-Geschwüre
chronische Katarrhe der Atmungsorgane mit starker Verschleimung

Cave: Leberschäden bei Dauergebrauch möglich.

Humoral- **innerlich** **äußerlich**
pathologie Brüche, Wunden, Risse Knochenbrüche, Nabelbruch
Versehrung im Leib frische Wunden
versehrte Lunge zerknitschte Glieder
Lungensucht Geschwulst des Afters
Bauchflüsse Hämorrhoiden
unmäßiger Weiberfluss Gonorrhoe
Blutharnen Weiberfluss
Schlaf-, Taubsucht Pestblattern

S

Symphytum officinale / Beinwell

Rezepte

Rp.: Blutungen, Diarrhoe, Knochenverletzungen (nach *Madaus*)
Rad. Symphyti conc.   30,0
D.S. 2 Teelöffel / 1^1/$_2$ Glas Wasser, 8 Stunden Kaltansatz,
Teerückstand mit 1^1/$_2$ Glas Wasser übergießen, Infus 10 Minuten,
mischen und schluckweise trinken.

S

Syzygium Jambolanum / Jambulbaum

ALLGEMEINES

Volksnamen	keine weiteren bekannt.
Botanisches	Myrtengewächse (Myrtaceae); bis 15 m hoher Baum mit weißer, rissiger Borke; Blätter: gegenständig, kurz gestielt, eiförmig; Blüten: in seitenständigen Blütenständen angeordnet; Früchte: purpurrot, olivenförmig.
Vorkommen	Ostindien, Malaysia.
Blütezeit	keine Angaben.

MONOGRAPHIE

verwendete Teile	**Syzygiumrinde:** getrocknete Rinde der Stämme von Syzygium cumini (L.) SKEELS (Synonym: Syzygium jambolana (LAM.) DE CANDOLLE) sowie deren Zubereitungen in wirksamer Dosierung; **Syzygiumsamen:** getrocknete Samen von Syzygium cumini (L.) SKEELS (Synonym: Syzygium jambolana (LAM.) DE CANDOLLE) sowie deren Zubereitungen.
Inhaltsstoffe	**Syzygiumrinde:** Gerbstoffe; **Syzygiumsamen:** keine Angaben.
Anwendungsart	**Syzygiumrinde:** zerkleinerte Droge für Abkochungen sowie andere galenische Zubereitungen zur inneren und äußeren Anwendung; **Syzygiumsamen:** keine Angaben.
Dosierung	**Syzygiumrinde:** mittlere Tagesdosis 3–6 g Droge; Zubereitungen entsprechend; **Syzygiumsamen:** keine Angaben.
Gegenanzeigen	**Syzygiumrinde:** keine bekannt; **Syzygiumsamen:** keine Angaben.
Nebenwirkungen	**Syzygiumrinde:** keine bekannt; **Syzygiumsamen:** keine Angaben.
Wechselwirkungen	**Syzygiumrinde:** keine bekannt; **Syzygiumsamen:** keine Angaben.

WIRKPROFIL

Monographie	**Syzygiumrinde:** adstringierend; **Syzygiumsamen:** Die blutzuckersenkende Wirkung von Syzygiumsamen ist unsicher und konnte von verschiedenen Untersuchern nicht bestätigt werden.
Humoralpathologie	keine Angaben.

Syzygium Jambolanum / Jambulbaum

Monographie

Syzygiumrinde
innere Anwendung: unspezifische akute Durchfallerkrankungen, lokale
Therapie leichter Entzündungen der Mund- und Rachenschleimhaut
äußere Anwendung: leichte oberflächliche Entzündungen der Haut
Syzygiumsamen
werden bei Zuckerkrankheit sowie in Kombinationspräparaten zusätzlich bei atonischer und spastischer Obstipation, Erkrankungen der
Bauchspeicheldrüse, Magen- und Pankreasbeschwerden,
Nervenkrankheiten, Depressionen und Erschöpfungszuständen,
ferner als Karminativum, Spasmolyticum, Stomachicum, Roborans
und Aphrodisiakum angewendet
Risiken: Die therapeutische Anwendung von Syzygiumsamen bei verschiedenen Formen der Zuckerkrankheit ist unter Berücksichtigung
anderer, sicherer Therapiemöglichkeiten unvertretbar.

Gegenwart

Adstringens
Antidiabeticum

Diarrhoe
mangelnde Libido

Humoral-
pathologie

Die Pflanze ist in den alten Kräuterbüchern nicht vertreten.

Die Samen kamen erst gegen Ende des 19. Jahrhunderts in Europa als
Antidiabetikum in Gebrauch.

Die Eingeborenen in den Herkunftsländern der Pflanze verwendeten
Blätter, Rinde und Samen als Adstringens bei Diarrhoe, Magen-Darm-
Krankheiten und Diabetes.

S

Rezepte

als homöopathisches und spagyrisches Einzelmittel erhältlich.

Taraxacum officinale / Löwenzahn

Volksnamen	Bettseicherkraut, Milchstöckel, Maienzahn, Sonnenwirbelkraut, Pfaffenkraut, Pusteblume.
Botanisches	Korbblütler (Compositae); ausdauernde, Milchsaft führende Pflanze mit bis zu 30 cm langer Pfahlwurzel; Blätter: rosettenartig, tief gesägt, lanzettförmig; Blüten: gelbe Blütenköpfe, an aufrecht stehenden Stängeln; Früchte: braun mit weißem Pappus.
Vorkommen	Kosmopolit; Fettwiesen, Weiden, Ackerränder, Schuttplätze bis in die Gebirgsregion.
Blütezeit	Frühjahr bis Herbst.

MONOGRAPHIE

verwendete Teile	zur Blütezeit gesammelte gesamte Pflanze von Taraxacum off. G.H.Weber ex Wigger s.l.
Inhaltsstoffe	Bitterstoffe: Lactucopikrin (Taraxacin), Triterpenoide, Phytosterine.
Anwendungsart	flüssige und feste Darreichungsformen zur oralen Anwendung.
Dosierung	Aufguss: 1 Esslöffel / 1 Tasse; Abkochung: 3–4 Gramm / 1 Tasse; Tinktur: 3 mal täglich 10–15 Tropfen.
Gegenanzeigen	Verschluss der Gallenwege, Gallenblasenempyem, Ileus; bei Gallensteinleiden nur nach Rücksprache mit einem Arzt anzuwenden.
Nebenwirkungen	superazide Magenbeschwerden möglich.
Wechselwirkungen	keine bekannt.

WIRKPROFIL

Monographie	choleretisch und diuretisch; appetitanregende Eigenschaften.
Humoral-pathologie	kalt und trocken im 1.–2. Grad; zusammenziehend, kühlend und trocknend, reinigend und öffnend.

T

Taraxacum officinale / Löwenzahn

INDIKATIONEN

Monographie   Störungen des Gallenflusses; Anregung der Diurese
Appetitlosigkeit und dyspeptische Beschwerden

Gegenwart

Tonikum amarum	chronischer Rheumatismus
Diuretikum	Arthrose
Choleretikum, Cholagogum	Gastritis
Pfortaderstau	Magen-, Darmverschleimung
Ikterus	Appetitlosigkeit
Cholelithiasis	chronische Obstipation
Milzträgheit	Diabetes mellitus
Hämorrhoiden	Hautkrankheiten
hepatogener Hydrops	Augenentzündung
Diuresesteigerung	Bettnässen
Blasen- und Nierensteine	Blutarmut
Harnsäureausscheidung	Blutreinigung im Frühjahr

Humoral-
pathologie

innerlich	hitziges Hauptweh
Leberverstopfung; Gelbsucht	Rote Ruhr; Blutspeien
Wassersucht	schlaffördernd
Blasenleiden, Harnverhaltung	menstruationsfördernd
Harntröpfeln	Samenfluss
hitzige Podagra	**äußerlich**
magenstärkend	Wundmittel
hitzige Magenerkrankungen	hitzige Augengeschwulst
Fiebermittel	Hautentzündungen

REZEPTE

Rezepte   Rp.: Leber-Galle-Tee
Hb. Cardui bened.
Hb. Absinthii
Fol. Menthae pip.
Fruct. Cardui mariae
Rad. c. Hb. Taraxaci   aa ad 100,0
M. f. spec.
D.S. 1 Teelöffel / 1 Tasse als Infus,
20 Minuten ziehen lassen, 3 Tassen täglich, 3–4 Wochen lang.
Rp.: Anregung der Leberfunktion (nach *Fischer*)
Rad. c. Hb. Taraxaci   50,0
Hb. Fumariae
Hb. Centaurii   aa   25,0
M. f. spec.
D.S. 2 Teelöffel / 2 Glas Wasser, kombiniertes Verfahren.

Terebinthinae aetheroleum rectificatum

Volksnamen (aus dem Balsam oder Harzsaft von) Föhre, Kiefer.

Botanisches Kieferngewächse (Klasse Coniferae, Familie Pinaceae); kegelförmiger bis unregelmäßig gewölbter Baum mit rötlicher Borke, bis 40 m hoch; Nadeln: bläulich-grün mit halbkreisförmigem Querschnitt; männliche Blüten: gelb, als spiralig stehende Kätzchen; weibliche Zapfen: tiefrot, gestielt, zur Zeit der Bestäubung eiförmig; Früchte: spatelförmige Samenschuppen mit zentralem, hellbraunem Nabel.

Vorkommen Mittel- und Nordeuropa, Asien; trockene sandige bis moorige Böden.

Blütezeit Mai bis Juni.

MONOGRAPHIE

verwendete Teile Gereinigtes Terpentinöl ist ätherisches Öl aus dem Terpentin von Pinus-Arten, besonders Pinus palustris MILLER (Synonym: Pinus australis MICHAUX filius), Pinus pinaster AITON.

Inhaltsstoffe keine Angaben.

Anwendungsart Einreibungen in Form von Salben, Gelen, Emulsionen, Ölen; als Pflaster und Inhalat.

Dosierung **Inhalation:** Einige Tropfen in heißes Wasser geben und die Dämpfe einatmen. **Äußere Anwendung:** Einige Tropfen an den betroffenen Bezirken einreiben. In flüssigen und halbfesten Zubereitungen 10–50 %ig.

Gegenanzeigen Überempfindlichkeit gegenüber ätherische Öle; Inhalationen: akute Entzündungen der Atmungsorgane.

Nebenwirkungen Bei äußerer, großflächiger Anwendung können Vergiftungserscheinungen auftreten, z.B. Nieren- und ZNS-Schäden.

Wechselwirkungen keine bekannt.

WIRKPROFIL

Monographie hyperämisierend, antiseptisch, vermindert die Bronchialsekretion.

Humoral-
pathologie warm und trocken; erwärmend, erweichend, zerteilend, reinigend.

T

Gereinigtes Terpentinöl

Monographie

äußere und innere Anwendung
chronische Erkrankungen der Bronchien mit starker Sekretion
äußere Anwendung
rheumatische und neuralgische Beschwerden

Gegenwart

chronische Bronchitis (Inhalation)
Rheuma, Neuralgie
Gicht   Skorbut
Rachitis   Gallensteine
Skrofulose   Furunkulose

Humoral-
pathologie

Terpentin (Terebinthina) ist, nach Madaus, der Balsam oder Harzsaft
verschiedener Coniferen, besonders von Pinusarten.
Terpentinöl (Oleum Terbinthinae) wird durch Destillation von
Terpentin mit Wasser gewonnen.
Nach Lonicerus gibt es zwei Arten von Fichtenharz:
1. Harz, das aus den Früchten ausgeschwitzt wird (Strobilana)
2. Harz, das aus dem Stamm ausgeschwitzt wird (Pinea Resina)

innerlich (Früchte)   **äußerlich** (Rinde, Nadeln)
Husten   Wolf
Schwindsucht   Zahnschmerz
hitziger, versehrter Magen   hitzige Geschwulst
Nieren-, Blasenschmerz
Harntröpfeln
scharfer Harn

REZEPTE

Rezepte

Rp.: Einreibung bei chronischen Brustaffektionen
(nach *Klemperer-Rost*)
Olei Terebinthinae   40,0
Liqu. Ammonii caustici
Spir. Camphorati   aa 10,0
M. f. liniment.
D.S. zum Einreiben

T

Terebinthina Laricina / Lärchenterpentin

Volksnamen	(aus dem Balsam oder Harzsaft von) Lärche, Lorchbaum, Lortanne, Schönholz.
Botanisches	Kieferngewächse (Coniferae); stattlicher, einhäusiger Baum mit aufrechtem, tannenartigem Wuchs; Nadeln: weich, auf kurzen Zweigansätzen büschelig stehend, fallen im Spätherbst ab; Blüten: rot und wohlriechend; Früchte: aufrecht stehende Zäpfchen.
Vorkommen	Europa; in Forstkulturen angepflanzt.
Blütezeit	April bis Mai.

MONOGRAPHIE

verwendete Teile	durch Anbohren der Stämme von Larix decidua MILLER gewonnener Balsam.
Inhaltsstoffe	bis zu 20 % ätherisches Öl.
Anwendungsart	Einreibungen in Form von Salben, Gelen, Emulsionen, Ölen; als Pflaster, Inhalat und Badezusatz.
Dosierung	individuell nach Art und Schwere des Krankheitsbildes, entsprechend der besonderen Anwendungsgebiete sowie nach Angaben der Hersteller.
Gegenanzeigen	Überempfindlichkeit gegenüber ätherischen Ölen; Inhalationen: akute Entzündungen der Atmungsorgane.
Nebenwirkungen	Bei topischer Applikation können, wie bei allen Balsamen, allergische Hautreaktionen auftreten.
Wechselwirkungen	keine bekannt.

WIRKPROFIL

Monographie	hyperämisierend, antiseptisch.
Humoral- pathologie	warm und trocken; erweichend, wärmend, säubernd, zerteilend.

T

Terebinthina Laricina / Lärchenterpentin

Monographie

rheumatische und neuralgische Beschwerden
katarrhalische Erkrankungen der Luftwege
Furunkel

Gegenwart

Husten
Nervenschmerz
Nierenentzündung, -kolik
Blasenleiden
vermehrt die Harnabsonderung
Rheuma
Gicht
Bandwurm
Verstopfung und Kolik
Darmschleimflüsse
Gallensteinkolik
Schleimflüsse der Geschlechtsteile
Beförderung der monatlichen Blutung
innere und äußere Geschwüre

Humoral-
pathologie

innerlich (Harz)
gegen Gift in Speis und Trank
purgiert die versehrte Brust
reinigt Lunge und Leber
gegen Keuchen, alten Husten, eitriges Blutspeien
Schwindsucht
vertreibt bösen Atem
macht das Zahnfleisch steif

äußerlich (Harz)
reinigt und erweicht alte und neue Wunden
erweicht harte Geschwüre
heilt bösen Grind

T

REZEPTE

Rezepte

auf Fertigpräparate zurückgreifen;
als homöopathisches Einzelmittel erhältlich.

Thymus vulgaris / Gartenthymian

Volksnamen

Demut, Gartenthymian, Immenkraut, Römischer Quendel, Welscher Quendel, Zimis. Thymian war schon zu Zeiten des Hippokrates eine altbekannte Heilpflanze. Der Name stammt vom ägyptischen *tham.*

Botanisches

Lippenblütler (Labiatae); bis 40 cm hoher Halbstrauch mit aufrechtem, vierkantigem, kurzbehaartem Stängel; Blätter: kurz gestielt, elliptisch, auf der Unterseite graufilzig behaart, auf der Oberseite glatt und am Rand leicht eingerollt; Blüten: ährenförmig und blassrosa.

Vorkommen

Mittelmeerländer, Nordamerika, nördlich der Alpen nur einjährig; Kulturpflanze (Gewürzpflanze); Felsheide und immergrüne Buschwälder.

Blütezeit

Mai/Juni bis August/September.

MONOGRAPHIE

verwendete Teile

abgestreifte und getrocknete Laubblätter und Blüten von Thymus vulgaris LINNE, Thymus zygis LINNE oder von beiden Arten sowie deren Zubereitungen in wirksamer Dosierung.

Inhaltsstoffe

Das Kraut enthält mindestens 1,2 % (V/G) ätherisches Öl und mindestens 0,5 % Phenole, berechnet als Thymol ($C_{10}H_{14}O$; MG 150,2) und bezogen auf die wasserfreie Droge.

Anwendungsart

geschnittene Droge, Drogenpulver, Flüssig-Extrakt oder Trocken-Extrakt für Aufgüsse und andere galenische Zubereitungen; flüssige und feste Darreichungsformen zur innerlichen und äußerlichen Anwendung.

Dosierung

1–2 g Droge auf eine Tasse als Aufguss mehrmals täglich nach Bedarf; Fluidextrakt: 1–2 g; für Umschläge 5 % Aufguss.

Gegenanzeigen

keine bekannt.

Nebenwirkungen

keine bekannt.

Wechselwirkungen

keine bekannt.

WIRKPROFIL

Monographie

bronchospasmolytisch, expektorierend, antibakteriell.

Humoralpathologie

warm und trocken im 3. Grad;
zerteilt und verdünnt grobe, zähe Feuchte im Leib.

Thymus vulgaris / Gartenthymian

	INDIKATIONEN
Monographie	Symptome der Bronchitis und des Keuchhustens Katarrhe der oberen Luftwege

Gegenwart

Pertussis und Bronchitiden
Stomachikum
innerlich

Bronchialkatarrh
Krampf-, Reizhusten
Asthma bronchiale
Lungenverschleimung, Krupp
Stomachikum, chronische Gastritis
Magenkrämpfe, -kolik
Pyrosis, Magendruck
Magenerweiterung, Dyspepsie

Ulcus ventriculi
Gastropathien auf nervöser Basis
Blähungen
Magenkopfschmerz
rezidivierende Blinddarm-
    reizungen
Fieber
Dysmenorrhoe

äußerlich
Thymianbäder bei rachitischen Kindern, Skrofulose, Neurasthenie
Einreibungen oder Umschläge mit Thymianöl bei Rheuma,
Lähmungen, Kontusionen, Schwellungen und Verrenkungen

Humoral-
pathologie

innerlich
schwerer Atem, Husten
Brustsucht, reinigt die Brust
führt groben feuchten Schleim aus
stärkt den erkalteten Magen
treibt den Harn
Bauchwürmer
geschwollener Leib
treibt Monatszeit und Leibesfrucht
Geschwulst des männlichen
    Gliedes
Gliedsucht, Podagra
Lenden-, Hüftschmerz
Seitenstechen

macht Lust zum Essen
stärkt Mutter, Haupt und Hirn
gut für traurige, unsinnige,
    melancholische Menschen

äußerlich
frische Geschwulst von kalten
    Flüssen
Geschwüre, Warzen
verteilt Leibwinde
geschwollenes Gemächt
Hüftsucht
Fallendsucht

T

	REZEPTE

Rezepte

Rp.: Keuchhusten (nach *Ripperger*)
Hb. Thymi
Flor. Primulae   aa 20,0
Hb. Droserae   10,0
M. f. spec.
D.S. 1 Esslöffel / 2 Tassen Wasser, Infus.

Tilia / Linde

ALLGEMEINES

Volksnamen	Bastbaum, Linn, Leng.
Botanisches	Lindengewächse (Tiliaceae); stattlicher Baum mit ausgebreiteten Ästen; Blätter: unsymmetrisch, wechselständig, gestielt, herzförmig, spitz und gesägt; Blüten: hängende Trugdolden mit fünfblättrigem Kelch, fünf Kronenblättern und zahlreichen Staubgefäßen; Früchte: als Nüsschen ausgebildet.
Vorkommen	größter Teil von Europa; Laubwälder, als Straßen-, Dorf- und Solitärbaum.
Blütezeit	Blütezeit der Sommerlinde (Tilia platyphyllos SCOPOLI) von Mitte bis Ende Juni, der Winterlinde (Tilia cordata MILLER) ca. 14 Tage später.

MONOGRAPHIE

verwendete Teile	getrocknete Blütenstände von Tilia cordata MILLER und/oder Tilia platyphyllos SCOPOLI sowie deren Zubereitungen in wirksamer Dosierung.
Inhaltsstoffe	Flavonoide, Gerb- und Schleimstoffe.
Anwendungsart	zerkleinerte Droge für Teeaufgüsse sowie andere galenische Zubereitungen zum Einnehmen.
Dosierung	Tagesdosis: 2–4 g Droge; Zubereitungen entsprechend.
Gegenanzeigen	keine bekannt.
Nebenwirkungen	keine bekannt.
Wechselwirkungen	keine bekannt.

WIRKPROFIL

Monographie	diaphoretisch.
Humoral-pathologie	warm und trocken; von subtiler Substanz.

T

460

Tilia / Linde

Monographie

Erkältungskrankheiten und damit verbundener Husten
Anmerkung
Tiliae carbo (Lindenholzkohle) und **Tiliae lignum** (Lindenholz): Da die Wirksamkeit bei den beanspruchten Anwendungsgebieten nicht belegt ist, kann eine therapeutische Anwendung nicht empfohlen werden.
Tiliae folium (Lindenblätter): Da die Wirksamkeit bei den beanspruchten Anwendungsgebieten nicht belegt ist, kann eine therapeutische Anwendung nicht empfohlen werden.
Gegen die Verwendung als Fülldroge in Teemischungen bestehen keine Bedenken.
Tiliae tomentosae flos (Silberlindenblüten): Da die Wirksamkeit bei den beanspruchten Anwendungsgebieten nicht belegt ist, kann eine therapeutische Anwendung nicht empfohlen werden.
Gegen die Anwendung als Geruchs- oder Geschmackskorrigens bestehen keine Bedenken.

Gegenwart

Haut-Ableitungsmittel, Diaphoretikum
schwache Schweißsekretion
schweißtreibend bei fieberhaften Affektionen
Grippe, Erkältungskrankheiten
Schnupfen, Husten
Verschleimung der Atemwege
Halsentzündung
rheumatische Neuritis, Ischias, rheumatische Schmerzen
Diuretikum bei Affektion der Harnorgane, Nierengrieß
Stomachikum, Krämpfe, Neurasthenie, Chlorose

Humoral-pathologie

innerlich
gegen Fallsucht, Schlaganfall, Schwindel und andere Krankheiten des Hauptes, die von Kälte herrühren
Rote Ruhr, Grimmen

äußerlich
Mundfäule, Flecken des Gesichts, Geschwüre der Füße

T

Rezepte

Rp.: Diaphoretikum (nach *Madaus*)
Flor. Tiliae   20,0
D.S. $^1/_2$ Teelöffel / 1 Glas Wasser, Infus, 10 Minuten ziehen lassen, täglich 2–3 Gläser.

461

Tormentilla / Blutwurz

Volksnamen	Dilledapp, Heidecker, Rotwurz, Rotheilwurzel, Ruhrwurz, Siebenfinger.
Botanisches	Rosengewächse (Rosaceae); 10–50 cm hohe Rhizomstaude mit aufrechtem oder niederliegendem beblättertem Stängel und verholzendem Wurzelstock, unregelmäßig knollig, außen dunkelbraun, innen blutrot; Blätter: dreizählig und schwach behaart; Blüten: gelb und vierzählig.
Vorkommen	Europa, Asien; nasse und trockene Wiesen vom Tiefland bis in alpine Regionen.
Blütezeit	Juni bis August.

MONOGRAPHIE

verwendete Teile	von Wurzeln befreites und getrocknetes Rhizom von Potentilla erecta (LINNE) RAEUSCHEL (Synonym: Potentilla tormentilla NECKER) sowie dessen Zubereitungen in wirksamer Dosierung.
Inhaltsstoffe	Die Droge hat einen hohen Gerbstoffgehalt.
Anwendungsart	zerkleinerte Droge für Abkochungen und Aufgüsse sowie andere galenische Zubereitungen zum Einnehmen und zur lokalen Anwendung.
Dosierung	mittlere Tagesdosis: 4,5 g Droge; Zubereitungen entsprechend; Tormentilltinktur: 10–20 Tropfen auf 1 Glas Wasser mehrmals täglich zum Spülen der Mund- und Rachenschleimhaut; Anwendungsdauer: Sollten die Durchfälle länger als 3–4 Tage anhalten, ist ein Arzt aufzusuchen.
Gegenanzeigen	keine bekannt.
Nebenwirkungen	bei empfindlichen Patienten Magenbeschwerden.
Wechselwirkungen	keine bekannt.

WIRKPROFIL

Monographie	adstringierend.
Humoral- pathologie	trocken im 3. Grad; trocknende Eigenschaft ohne spürbare Hitze, zusammenziehend.

T

Tormentilla / Blutwurz

INDIKATIONEN

Monographie   unspezifische akute Durchfallerkrankungen

Gegenwart

Antidiarrhoikum
innerlich
hartnäckige Diarrhoen (mit Blut)
Enteritis, Darmblutungen
Brechdurchfall, Dysenterie
Sommerdiarrhoe bei Kindern
Bluterbrechen
Ulcus ventriculi
Magenschwäche
Appetitlosigkeit anämischer
   Kinder
Prolapsus ani der Kinder
Menorrhagie
Leberleiden, Ikterus

Diabetes mellitus
Gicht
Nebenhöhleneiterung

äußerlich
zum Gurgeln bei Entzündungen
   der Mund- und Rachenhöhle
Angina
Skorbut
Wunden, Quetschungen,
   Blutergüsse
wildes Fleisch
nässende Ekzeme
aufgesprungene Hände und Lippen

Humoral-
pathologie

innerlich
Hauptflüsse
Hauptweh von kalten Flüssen
Fallsucht, Schwindel
Lungengeschwür, Lungensucht
stärkt das Herz
Zipperlein
Gicht der Kinder und Alten
pestilenzische Vergiftung
treibt Gift aus
rote und weiße Bauchflüsse
Rote Ruhr
Gelbsucht
Erbrechen bei Cholera
Spulwürmer
Fluor albus

Franzosenkrankheit
erhöht Empfängnisbereitschaft
verhütet Missgeburt
verstandener Harn
3-Tages-Fieber
heilt Hau- und Stichwunden

äußerlich
Nasenbluten
wackelnde Zähne, Gestank der
   Zähne, Mundfäule
Zahnfleisch-, Zungengeschwür
Erbrechen, Bauchfluss
Zipperlein
Kropf, Knollen, Geschwulst
Unfruchtbarkeit

REZEPTE

Rezepte   Rp.: Diarrhoe, Enteritis (nach *Madaus*)
Rhiz. Tormentillae conc.   30,0
D.S. 1 Teelöffel / Glas, 8 Stunden
Kaltauszug, Teerückstand mit 1 Glas
Wasser aufkochen, 10 Minuten ziehen lassen.

T

Triticum repens / Quecke

ALLGEMEINES

Volksnamen	Flechtgras, Graswurzel, Hundsgras, Rechgras, Ruchgras, Schließgraswurzel, Zwecke, Wurmgras.
Botanisches	Echte Gräser (Gramineae); ausdauernde Graspflanze mit kriechenden Wurzelstöcken, die viele Ausläufer bilden; aufrechte, glatte, kahle, bis 100 cm hohe Stängel; schmale blaugrüne Blätter; Früchte: als Ähre ausgebildet.
Vorkommen	Europa, Sibirien, Nordamerika, Nordafrika; Acker- und Gartenunkraut; Wegränder, Schuttplätze und Brachland.
Blütezeit	Juni bis August; geerntet werden die Wurzelstöcke im zeitigen Frühjahr, bevor die frischen Halme sprießen; trocknen bei künstlicher Wärme (bis 55 °C).

MONOGRAPHIE

verwendete Teile	Rhizome mit Wurzeln und kurzen Stängelabschnitten von Agropyron repens (LINNE) P. de BEAUVOIS sowie deren Zubereitungen in wirksamer Dosierung.
Inhaltsstoffe	ätherisches Öl und Saponine.
Anwendungsart	zerkleinerte Droge für Abkochungen sowie andere galenische Zubereitungen zum Einnehmen; **Hinweis:** Bei Durchspülungstherapie auf reichliche Flüssigkeitszufuhr achten.
Dosierung	Tagesdosis: 6–9 g Droge; Zubereitungen entsprechend.
Gegenanzeigen	keine bekannt; **Hinweis:** keine Durchspülungstherapie bei Ödemen infolge eingeschränkter Herz- und Nierenfunktion.
Nebenwirkungen	keine bekannt.
Wechselwirkungen	keine bekannt.

WIRKPROFIL

Monographie	Das ätherische Öl wirkt antimikrobiell.
Humoral-pathologie	kalt im 1. Grad, zwischen trockener und feuchter Qualität; zieht zusammen, ist von subtiler Substanz und ein wenig scharf.

Triticum repens / Quecke

INDIKATIONEN

Monographie

zur Durchspülung bei entzündlichen Erkrankungen der ableitenden Harnwege und als Vorbeugung bei Nierengries

Gegenwart

Blutreinigungsmittel, Diuretikum

unterstützend bei rheumatisch-gichtischen Affektionen	Drüsenstockungen, -schwellungen
	Skrofulose
Diuretikum	Brustverschleimung
Hydrops	Husten
Zystitis	Magen-, Darmkatarrh
Harnverhaltung	Fieber
Steinleiden der Harnorgane	Rachitis
Galle-, Milz-, Leberleiden	trockene/feuchte Ekzeme
	Akne vulgaris
	Syphilis

Humoral-pathologie

innerlich	**äußerlich**
Blutspeien	Hauptweh
Verstopfung der Leber	hitziges Augenweh
Gelbsucht, Lebersucht, Leber-geschwür	Nasenbluten
	eiternde Ohren
Nierenschmerz	Fäulnis des Zahnfleisches, Zahnweh
treibt den Harn	
Grieß-, Steinleiden	treibt Würmer (Bauchpflaster)
Blasenversehrung	Milzschmerz
Blutruhr	Harnwinde, -tröpfeln
hitzige Bauchflüsse	Geschwulst des Podagra
Grimmen	frische Wunden
Spulwürmer	Schlangenbiss, giftiger Tierbiss
pestilenzische Fieber	hitzige Geschwulst
fördert die Regel	Geschwür und Versehrung der „heimlichen Orten"
giftiger Tierbiss	

REZEPTE

Rezepte

Rp.: Ausscheidung bei Gicht und Rheuma (nach *Lindemann*)
Rhiz. Graminis
Rad. Ononidis
Rad. Urticae   aa ad 100,0
M. f. spec.
D.S. 1 Esslöffel / 1 Tasse Wasser, als Abkochung,
mehrere Tassen täglich.

Turnera diffusa / Damiana

Volksnamen	Der Name *Damiana* ist in Amerika gebräuchlich. Der Gattungsname Turnera bezieht sich auf den englischen Arzt *William Turner,* der im 16. Jahrhundert eine Pflanzenkunde seines Heimatlandes schrieb.
Botanisches	Turneraceae; einjährige Pflanze mit hellgrünen, gezähnten, dicht behaarten und wechselständigen Blättern; Blüten: zwittrig, blattachselständig oder in gipfelständigen Trauben stehend; Früchte als einfächrige, vielsamige Kapsel.
Vorkommen	nördliches Südamerika, Zentralamerika, südliches Nordamerika; in lichten Schattenlagen wachsend.
Blütezeit	keine Angaben.

MONOGRAPHIE

verwendete Teile	**Damianablätter:** Laubblätter von Turnera diffusa WILLDENOW und ihren Varietäten sowie Zubereitungen aus Damianablättern; **Damianakraut:** Laubblätter und Zweige von Turnera diffusa WILLDENOW und ihren Varietäten sowie Zubereitungen aus Damianakraut.
Inhaltsstoffe	keine Angaben.
Anwendungsart	keine Angaben.
Dosierung	keine Angaben.
Gegenanzeigen	keine Angaben.
Nebenwirkungen	keine Angaben.
Wechselwirkungen	keine Angaben.

WIRKPROFIL

Monographie	keine Angaben.
Humoral-pathologie	keine Angaben.

Turnera diffusa / Damiana

Monographie

Damianazubereitungen werden als Aphrodisiakum, zur Vorbeugung und Behandlung von Sexualstörungen, zur Kräftigung und Anregung bei Überarbeitung, geistiger Überforderung, nervöser Schwäche sowie zur Steigerung und Erhaltung der geistigen und körperlichen Leistungsfähigkeit angewendet.
Risiken: keine bekannt;
Beurteilung: Da die Wirksamkeit von Damianazubereitungen bei den beanspruchten Anwendungsgebieten nicht belegt ist, kann eine therapeutische Anwendung nicht befürwortet werden.

Gegenwart

Aphrodisiakum
Impotenz
Sterilität infolge mangelnder Libido
Spermatorrhoe
Prostataleiden
Amenorrhoe, Dysmenorrhoe
Neurasthenie
Schlaflosigkeit
Migräne

Humoral-
pathologie

Die Pflanze ist in den alten Kräuterbüchern nicht vertreten.

Die mexikanischen Indianer verwendeten Damiana als Nervenstärkungsmittel und Aphrodisiakum.

REZEPTE

Rezepte

als homöopathisches und spagyrisches Einzelmittel erhältlich.

T

467

Tussilago Farfara / Huflattich

ALLGEMEINES	
Volksnamen	Brandlattich, Chappeler, Eselschrut, Fohlenfuß, Hitzeblätter, Lehmblümel, Männerblume, Märzblume, Sandblume, Tabakkraut, Ohmblätter, Zytröseli.
Botanisches	Korbblütler (Compositae); frühblühende Pflanze mit filzigen, schuppigen Blütenschäften, bis 15 cm hoch; Blätter: grundständig, langgestielt, rundlich bis herzförmig, handgroß und grob gezähnt, an der Unterseite weiß-filzig; Blüten: scheibenförmig, leuchtend gelb, nach Honig duftend; Früchte mit weißem Haarschopf.
Vorkommen	Europa, Nordafrika, Asien, in Nordamerika eingeschleppt; Lehm- und Kalkböden, Ödland, Weg- und Ackerränder.
Blütezeit	Februar bis März.
MONOGRAPHIE	
verwendete Teile	frische oder getrocknete Laubblätter von Tussilago farfara LINNE.
Inhaltsstoffe	Die Droge enthält Schleim- und Gerbstoffe. Huflattichblätter enthalten außerdem wechselnde Mengen von Pyrrolizidinalkaloiden mit einem 1,2 ungesättigten Necingerüst und deren N-Oxide.
Anwendungsart	zerkleinerte Droge für Aufgüsse; Frischpflanzenpresssaft oder andere galenische Zubereitungen zum Einnehmen; Anwendungsdauer: nicht länger als 4–6 Wochen pro Jahr.
Dosierung	Tagesdosis: 4,5–6 g Droge, Zubereitungen entsprechend; Anmerkung: Die Tagesdosis von Huflattichtee (Droge) und von Teemischungen darf nicht mehr als 10 µg, die Tagesdosis von Extrakten und Frisch-pflanzenpresssaft nicht mehr als 1 µg Pyrrolizidinalkaloide mit 1,2 ungesättigtem Necingerüst einschließlich ihrer N-Oxide enthalten.
Gegenanzeigen	Schwangerschaft, Stillzeit.
Nebenwirkungen	keine bekannt.
Wechselwirkungen	keine bekannt.
WIRKPROFIL	
Monographie	keine Angaben.
Humoralpathologie	kühl und trocken als Frischpflanze, warm als getrocknete Pflanze.

T

Tussilago Farfara / Huflattich

Monographie

akute Katarrhe der Luftwege mit Husten und Heiserkeit; akute leichte Entzündungen der Mund- und Rachenschleimhaut; **Anmerkung zu Farfarae flos, Huflattichblüten; Farfarae herba, Huflattichkraut; Farfarae radix, Huflattichwurzel:** Angesichts des Risikos und der für die beanspruchten Anwendungsgebiete nicht belegten Wirksamkeit ist die therapeutische Anwendung von Huflattichblüten, -kraut und -wurzeln nicht vertretbar.

Gegenwart

entzündungswidrig und schleimlösend bei Erkrankungen der Respirationsorgane
Tonikum (Bitterstoffe)

Husten, Bronchitis mit festsitzendem Schleim	Skrofulose mit Hautgeschwüren und Drüsenschwellungen
krampfartige laryngo-tracheale Reizzustände	Magenmittel bei leichter Gastritis Enteritis
Keuchhusten	Appetitlosigkeit
Raucherhusten mit starker Verschleimung	**äußerlich** Ischias
Heiserkeit	Venenentzündungen, Ulcus cruris
beginnende Lungentuberkulose	Schwellungen, Entzündungen
Engbrüstigkeit	Erysipel, Brandwunden
Asthma bronchiale	Kosmetikum für Hautwaschungen,
Pleuritis	Haarwäschen und Haarpackungen

Humoral-pathologie

gegen alle Gebrechen der Brust	Wassersucht
	heiße Geschwüre
trockener Husten, Keuchen, Engbrüstigkeit, Asthma	Rotlauf
Tuberkulose	Ulcus
Lungenabszess	Entzündungen
Luftröhrenschwindsucht	Feigwarzen
Katarrhe mit Schleim	Fallsucht der Kinder
	kühlend bei Fieber (Umschlag)

Rezepte

Rp.: Expektorans (nach *Madaus*)
Fol. Farfarae conc.   50,0
D.S. 4 Teelöffel / 2 Glas, Infus, tagsüber trinken.
Rp.: Asthma bronchiale (nach *Meyer*)
Hb. Millefolii
Fol. Farfarae
Flor. Malvae silv.
Flor. Lavandulae   aa ad 100,0
M. f. spec.
D.S. 1 Esslöffel / 1 Tasse, Dekokt, mehrmals 1 Tasse täglich trinken.

T

Urtica urens et Urtica dioica / Kleine und große Brennessel

Volksnamen   Donnernessel, Hanfnessel, Nessel, Saunessel.

Botanisches   Brennesselgewächse (Urticaceae);
Urtica dioica: aufrechte, unverzweigte, vierkantige Stängel mit Brennhaaren, 50–150 cm hoch; Blätter: gestielt, herzförmig, zugespitzt, mit grobgesägtem Rand, beidseitig behaart; Blütenrispen: grünlich, in den Blattachseln aufrecht, überhängend, bei der weiblichen Pflanze länger; **Urtica urens:** aufrechter, oft verzweigter Stängel, mit Brennhaaren, 30–60 cm hoch; Blätter: kreuzweise gegenständig, ei- bis lanzettförmig, eingeschnitten gesägt; zwei Blütenrispen an jeder Blattachsel mit weiblichen und männlichen Blüten.

Vorkommen   Kosmopolit, besonders auf Wiesen, Schuttplätzen, an Waldrändern und Mauern.

Blütezeit   Juni bis September.

MONOGRAPHIE

verwendete Teile   **Brennesselkraut:** während der Blüte gesammelte frische oder getrocknete oberirdische Teile von Urtica dioica LINNE, Urtica urens LINNE und/oder Hybriden sowie deren Zubereitungen in wirksamer Dosierung;
Brennesselblätter: während der Blüte gesammelte frische oder getrocknete Blätter von Urtica dioica LINNE, Urtica urens LINNE und/oder Hybriden sowie Zubereitungen aus Brennesselblättern in wirksamer Dosierung;
Brennesselwurzel: unterirdische Teile von Urtica dioica LINNE, Urtica urens LINNE und/oder deren Hybriden sowie Zubereitungen aus Brennesselwurzel in wirksamer Dosierung.

Inhaltsstoffe   Brennesselblätter und -kraut enthalten Mineralsalze, darunter vor allem Kalzium- und Kaliumsalze sowie Kieselsäure.
Brennesselwurzel enthält 3-B-Sitosterin in freier und glykosidisch gebundener Form sowie Scopoletin.

Anwendungsart   zerkleinerte Droge für Aufgüsse sowie andere galenische Zubereitungen zum Einnehmen; als Brennesselspiritus zur äußeren Anwendung. Durchspültherapie: Auf reichliche Flüssigkeitszufuhr achten!

U

Urtica urens et Urtica dioica / Kleine und große Brennessel

Dosierung	**Brennesselkraut und Brennesselblätter** mittlere Tagesdosis: 8–12 g Droge, Zubereitungen entsprechend; **Brennesselwurzel** mittlere Tagesdosis: 4–6 g Droge, Zubereitungen entsprechend.
Gegenanzeigen	keine bekannt; **Hinweis:** Keine Durchspültherapie bei Ödemen infolge eingeschränkter Herz- oder Nierentätigkeit.
Nebenwirkungen	**Brennesselkraut:** keine bekannt; **Brennesselblätter:** gelegentlich leichte Magen-Darm-Beschwerden.
Wechselwirkungen	keine bekannt.

WIRKPROFIL

Monographie	**Brennesselkraut und -blätter** Durchspülungstherapie; **Brennesselwurzel** Erhöhung des Miktionsvolumens und des maximalen Harnflusses; Erniedrigung der Restharnmenge.
Humoral-pathologie	warm und trocken, nicht überaus hitzig; von subtiler Substanz; erwärmend, resolvierend, zerteilend.

U

Urtica urens et Urtica dioica / Kleine und große Brennessel

Monographie

Brennesselkraut und -blätter
Einnahme und äußere Anwendung:
unterstützenden Behandlung rheumatischer Beschwerden
Einnahme:
Durchspülung bei entzündlichen Erkrankungen der ableitenden
Harnwege
Durchspülung zur Vorbeugung und Behandlung von Nierengries
Brennesselwurzel
Miktionsbeschwerden bei Prostataadenom Stadium 1–2

Gegenwart

Blutreinigungsmittel
Antidyskratikum
Diuretikum, Wassersucht
Blutharnen
Nieren-, Harngries
Harnverhaltung
Entzündungen der Harnorgane
chronische Hautleiden
juckende Dermopathien
Ekzeme, Exantheme
Nesselausschlag
chronischer Bronchialkatarrh
reinigt Magen und Darm
Magen-, Darmgeschwüre
Magenkrämpfe, -verschleimung
Diarrhoe bei Grippe
Diarrhoe der Phthisiker
Obstipation bei Gichtkrämpfen
Hämorrhoidalblutungen

Metrorrhagie, Fluor albus
Galaktagogum (hohe Dosis)
Galaktorrhoe (niedrige Dosis)
Lungenschwindsucht, Blutspeien
Nachtschweiße der Phthisiker
Bleichsucht, Blutarmut (als Saft)
harnsaure Diathese mit Symptomen an Haut, Muskeln und
Gelenken
Muskel-, Gelenkrheumatismus
Arthritis urica und deformans
(Wechsel-)Fieber
Haarerhaltungsmittel
Achseldrüsenentzündungen
Lippen-, Mundgeschwüre
Verbrennungen
Beeinflussung des Zuckerstoffwechsels
Neuralgien

Die Samen als Tonikum und Stimulans bei Schwächezuständen, in der
Rekonvaleszenz und als Geriatrikum

U

Urtica urens et Urtica dioica / Kleine und große Brennessel

Humoral-
pathologie

innerlich
eröffnet die verstopfte Niere
löst Steine auf und treibt sie aus
harnfördernd
gegen kalten Husten, schweren
    Atem und Keuchen, auswurf-
    fördernd
reinigt die Brust
erweicht den harten Bauch
zerteilt die Winde
stillt das Grimmen
stuhlgangfördernd
Seitenstechen

langwierige Gelbsucht
reinigt die Gebärmutter
menstruationsfördernd

äußerlich
faulende Geschwüre
harte Geschwülste, Krebs
kalte, erlahmte Glieder
Podagra, Hüftweh
Milzsucht, schweißtreibend
dreitägiges Fieber
heilt den Grind, Nasenbluten
Hundsbiss

Der Samen mit süßem Wein „reytzt zu den ehlichen Wercken"

REZEPTE

Rezepte

Rp.: Nierengries (nach *Tschirner*)
Hb. Urticae
Hb. Equiseti
Hb. Millefolii   aa 30,0
M. f. spec.
D.S. 4 Teelöffel / 2 Glas Wasser,
kombiniertes Verfahren.

Rp.: Ausscheidungstee bei Gicht und Rheuma
Fol. Betulae   40,0
Hb. Urticae   30,0
Rad. Urticae   30,0
M. f. spec.
D.S. 1 Esslöffel / 1 Tasse, Infus, 15 Minuten ziehen lassen.

U

Usnea species / Bartflechten

Volksnamen	keine weiteren Angaben.
Botanisches	Strauchflechten (Usneaceae); Als Flechten werden pflanzliche Lebewesen bezeichnet, an dessen Aufbau zwei verschiedene Organismen beteiligt sind. Zum einen sind dies Algen (Blau- oder Grünalgen), zum anderen Pilze, meist aus der Gruppe der Askomyzeten (Schlauchpilze). Beide Organismen bilden eine so enge Lebensgemeinschaft, dass aus ihrer Verbindung der Pflanzentyp der Flechten entstanden ist. Der Thallus gliedert sich in mehr oder weniger stark verästelte Achsen, stielrund oder bandförmig abgeflacht, mit hängendem Wuchs.
Vorkommen	keine Angaben.
Blütezeit	keine Angaben.

MONOGRAPHIE

verwendete Teile	getrockneter Thallus von Usnea-Arten, speziell von Usnea barbata (LINNE) WIGGERS emend. MOT., Usnea floride (LINNE) FRIES, Usnea hirta (LINNE) HOFFMANN und Usnea plicata (LINNE) FRIES sowie Zubereitungen aus Bartflechten in wirksamer Dosierung.
Inhaltsstoffe	Flechtensäuren.
Anwendungsart	Drogenzubereitungen für Lutschtabletten sowie vergleichbare feste Darreichungsformen.
Dosierung	Lutschtabletten mit Zubereitungen entsprechend 100 mg Droge; 3–6 mal täglich 1 Lutschtablette.
Gegenanzeigen	keine bekannt.
Nebenwirkungen	keine bekannt.
Wechselwirkungen	keine bekannt.

WIRKPROFIL

Monographie	antimikrobiell.
Humoralpathologie	keine Angaben.

Usnea species / Bartflechten

	INDIKATIONEN
Monographie	leichte Schleimhautentzündungen im Mund- und Rachenbereich
Gegenwart	Angina akute Infekte der oberen Luftwege
Humoral- pathologie	Usnea barbata ist in der alten Literatur nicht vertreten.

	REZEPTE
Rezepte	als homöopathisches Einzelmittel erhältlich.

U

Uva ursi / Bärentraube

Volksnamen	Achelkraut, Bärentee, Garlen, Granten, Harnkraut, Sandbeere, Wilder Buchs, Wolfsbeere.
Botanisches	Heidekrautgewächse (Ericaceae); niedriger Halbstrauch mit kriechenden Ästen und aufwärts gebogenen Zweigen; Blätter: immergrün, dick, lederartig und verkehrt eiförmig; Blüten: rötlich-weiß, glockenförmig in endständigen Trauben; Früchte: rot, kugelrund mit fünf Kernen und säuerlich herbem Geschmack.
Vorkommen	Nordeuropa, Nordamerika, Nordasien.
Blütezeit	April bis Juni.

MONOGRAPHIE

verwendete Teile	frische oder getrocknete Laubblätter von Arctostaphylos uva ursi (LINNE) SPRENGEL sowie deren Zubereitungen in wirksamer Dosierung.
Inhaltsstoffe	Die getrockneten Blätter enthalten mindestens 6,0 % Hydrochinonderivate, berechnet als wasserfreies Arbutin und bezogen auf die wasserfreie Droge. Neben den phenolischen Heterosiden sind Flavonoide, Gerbstoffe, organische Säuren und Monotropein in den Bärentraubenblättern enthalten.
Anwendungsart	klein geschnittene Drogen, Drogenpulver oder Trockenextrakte für Aufgüsse; Kaltmazerate und feste Darreichungsformen; ausschließlich zur oralen Anwendung.
Dosierung	mittlere Tagesdosis: 10 g geschnittene oder pulverisierte Droge, entsprechend 400–700 mg Arbutin, auf 150 ml Wasser als Aufguss oder Kaltmazerat.
Gegenanzeigen	keine bekannt.
Nebenwirkungen	Bei magenempfindlichen Patienten und Kindern können Übelkeit und Erbrechen auftreten.
Wechselwirkungen	Bärentraubenblätter-Zubereitungen sollen nicht zusammen mit Mitteln gegeben werden, die zur Bildung eines sauren Harns führen.

U

Uva ursi / Bärentraube

Monographie

bakteriostatische Wirkung in alkalisch (pH 8) reagierenden Harnproben durch die im Organismus aus Arbutin entstehenden Hydrochinon-Glukuronide und Hydrochinon-Schwefelsäureester. Das Maximum an antibakterieller Wirkung liegt etwa 3–4 Stunden nach Gabe der Droge.

Humoralpathologie

Die Pflanze wird in den alten Kräuterbüchern nicht aufgeführt.

INDIKATIONEN

Monographie

entzündliche Erkrankungen der ableitenden Harnwege

Gegenwart

Harndesinfiziens (bei alkalischem Harn)
chronische Zystitis mit Eiter-
    bildung und Harnverhaltung
Colizystitis, Nephritis, Pyelitis
Enuresis nocturna
Incontinentia urinae
Blasen-, Nierenschwäche
Harngries, -sand
Nephro-, Zystolithiasis

Strangurie
Urether-Affektionen
Hämaturie
Pollutionen, Gonorrhoe
Hodentuberkulose
Diabetes mellitus
klimakterische Erscheinungen
Nackensteifheit mit Kopfschmerz
Typhus

*Humoral-
pathologie*

Uva ursi war den griechischen und römischen Ärzten unbekannt. Sie wird in den englischen Kräuterbüchern des 13. Jahrhunderts erwähnt. *De Haen* (1756) empfiehlt die Droge als erster als steinlösendes, schleim- und eiterhemmendes Mittel bei Erkrankungen der Harnorgane.
chronische Entzündungen des Harntraktes, kontraindiziert bei akuten Entzündungen (nach *Hecker*); gegen Harnsteine und Pollutionen (nach *Hufeland*); chronische Harnröhren-, Scheiden-, Blasenkatarrhe; atonische Blutungen, Blennorrhoen (nach *Clarus*)
Ansonsten entsprechen die Indikationen den Anwendungen der Gegenwart.

U

REZEPTE

Rezepte

Rp.: chronische Zystitis, Nephritis, Pyelitis (nach *Madaus*)
Fol. Uvae ursi   50,0
D.S. 2 Teelöffel / 2 Glas Wasser, 8 Stunden Kaltauszug.
Anmerkung: Der Harn kann sich zunächst braun färben. Die Verordnung bei klarem oder klar gewordenem Urin beenden.

Uzara / Uzara

Volksnamen   keine Angaben.

Botanisches   Schwalbenwurzgewächse (Asclepiadaceae);
                  strauchartige Pflanze mit grauschwarzer, gefurchter oder glatter Wurzel
                  und kreuz-gegenständigen Blättern; Blüten mit zugespitzten
                  Kelchblättern.

Vorkommen   Südafrika, Ostafrika.

Blütezeit   keine Angaben.

MONOGRAPHIE

verwendete Teile   getrocknete unterirdische Teile zwei bis dreijähriger Pflanzen von
                     Xysmalobium undulatum (LINNE) R. Brown sowie deren
                     Zubereitungen in wirksamer Dosierung.

Inhaltsstoffe   Glykoside mit Cardenolidgrundgerüst.

Anwendungsart   Drogenauszüge mit Ethanol/Wasser-Gemischen oder Trockenextrakte,
                     hergestellt mit Methanol/Wasser-Gemischen, zum Einnehmen.

Dosierung   initiale Einzeldosis: Zubereitungen entsprechend 1g Droge bzw. 74 mg
                     Gesamtglykoside (Erwachsene);
                     Tagesdosis: entsprechend 45–90 mg Gesamtglykoside, berechnet als
                     Uzarin;
                     Anwendungsdauer: Sollten Durchfälle länger als 3–4 Tage andauern,
                     ist ein Arzt aufzusuchen.

Gegenanzeigen   Therapie mit herzwirksamen Glykosiden.

Nebenwirkungen   keine bekannt.

Wechselwirkungen   keine bekannt.

WIRKPROFIL

Monographie   motilitätshemmend;
                     in hoher Dosierung digitalisartige Wirkung am Herzen.

*Humoral-   keine Angaben.
pathologie*

INDIKATIONEN

Monographie	unspezifische akute Durchfallerkrankungen
Gegenwart	**Antidiarrhoikum** Durchfälle verschiedener Genese Dysenterie Darmkolik Fleischvergiftung Amöbenruhr spastische Dysmenorrhoe Enuresis
Humoral- *pathologie*	Uzara ist in den alten Kräuterbüchern nicht vertreten. Von den Eingeborenen wurde die Pflanze gegen schmerzhafte Durchfälle verwendet. Die Droge ist etwa 1910 in den europäischen Arzneimittelschatz auf- genommen worden.

REZEPTE

Rezepte	auf Fertigpräparate zurückgreifen.

U

Valeriana officinalis / Großer Baldrian

Volksnamen	Dammarg, Dreifuß, Katzenkraut, Menten, Mondwurzel, Stinkwurz, Waldsplik.
Botanisches	Baldriangewächse (Valerianaceae); ausdauernde, bis 1 m hohe Pflanze mit kantigem Stängel und walzenförmiger Wurzel mit fingerlangen, innen weißlichen Wurzelfasern; Blätter: unpaarig gefiedert und gegenständig; Blüten: rötlich-weiß, doldenartig angeordnet.
Vorkommen	Europa, Asien; sowohl trockene und sonnige als auch feuchte und schattige Standorte, bis in die Bergregionen.
Blütezeit	Juni bis August.

MONOGRAPHIE

verwendete Teile	unterirdische, frische oder unterhalb 40° C sorgfältig getrocknete Pflanzenteile der Sammelart Valeriana officinalis LINNE sowie deren Zubereitungen in wirksamer Dosierung.
Inhaltsstoffe	ätherisches Öl mit Mono- und Sesquiterpenen (Valerensäuren).
Anwendungsart	**innerlich:** Pflanzenpresssaft, Tinktur, Extrakte und andere galenische Zubereitungen; **äußerlich:** Badezusatz.
Dosierung	Infus: 2–3 g Droge pro Tasse ein- bis mehrmals täglich. Tinktur: $1/2$–1 Teelöffel voll (1–3 ml) ein- bis mehrmals täglich. Extrakte: entsprechend 2–3 g Droge ein- bis mehrmals täglich.
Gegenanzeigen	keine bekannt.
Nebenwirkungen	keine bekannt.
Wechselwirkungen	keine bekannt.

WIRKPROFIL

Monographie	beruhigend, die Schlafbereitschaft fördernd.
Humoral- pathologie	warm und trocken im 2. Grad; erwärmend, trocknend, auflösend.

V

Valeriana officinalis / Großer Baldrian

Monographie Unruhezustände, nervös bedingte Einschlafstörungen

Gegenwart

Sedativum
Schlaflosigkeit infolge nervöser
  Erschöpfung und geistiger
  Überanstrengung
vaskuläre Erregung
spasmophile Diathese
Neurasthenie, Kopfschmerz
Hysterie, Epilepsie
nervöse Herzleiden
Ohnmacht, Vertigo

Kongestionen
Erregungszustände während
  Menses, Gravidität und
  Klimakterium
Uterusspasmen
Amenorrhoe durch Nervenspasmen
nervöse Gastroenteropathien
Koliken
Arteriosklerose
Bettnässen
Askaridiasis (Kinder)

Humoral-
pathologie

innerlich
dunkles Gesicht
Augenschärfung
Husten, Keuchen, Engbrüstigkeit
Seitenweh
Leibwinde
harntreibend
Harnwinde, Harntröpfeln
reinigt Harngänge, Blase und Niere
menstruationsfördernd
Wassersucht
Verstopfung der Leber und Milz
Gelbsucht
Steinleiden

treibt den Schweiß
vergiftete Tierbisse
Brüche
äußerlich
Augenstärkung, Lichtempfind-
  lichkeit, Kopfschmerz
schwache, erlahmte Glieder
treibt Schweiß und führt böse
  kalte Feuchtigkeit aus
gegen vergiftete pestilenzische
  Luft (im Riechfläschchen in
  Essig gebeizt), Kleidermotten
Wundmittel, Erfrierungen
Feigwarzen

Rezepte

Rp.: nervöse Herzbeschwerden (nach *Meyer*)
Rad. Valerianae
Flor. Lavandulae
Hb. Leonuri card.
Fruct. Carvi
Fruct. Foeniculi   aa 20,0
M. f. spec.
D.S. 3 Teelöffel / 2 Glas Wasser,
kombiniertes Verfahren, oder 1 Esslöffel / 1 Glas Infus.

Rp.: Klistier bei Würmern und Unterleibskrämpfen (nach *Dinand*)
Rad. Valerianae conc.   10,0–12,0
D.S. Absud mit 1/4 l Wasser zum Klistier.

V

Verbascum / Wollblume

Volksnamen	Brennkraut, Fackelkraut, Goldblume, Königskerze, Marienkerze, Wollkraut.
Botanisches	Rachenblütler (Scrophulariaceae); zweijährige Staude mit bis zu 2 m hohem aufrechtem Stängel; Blätter: länglich, elliptisch und filzig behaart; Blüten: gelb, ährenähnlich angeordnet.
Vorkommen	Europa und Asien; Sand oder sandiger Lehmboden, Wegränder, Hänge und Waldlichtungen.
Blütezeit	Juli bis September.

MONOGRAPHIE

verwendete Teile	getrocknete Blumenkronen von Verbascum densiflorum BERTOLONI und/oder von Verbascum phlomoides LINNE sowie deren Zubereitungen in wirksamer Dosierung.
Inhaltsstoffe	Saponine und Schleimpolysaccharide.
Anwendungsart	zerkleinerte Droge für Aufgüsse sowie andere galenische Zubereitungen zum Einnehmen.
Dosierung	Tagesdosis: 3–4 g Droge; Zubereitungen entsprechend.
Gegenanzeigen	keine bekannt.
Nebenwirkungen	keine bekannt.
Wechselwirkungen	keine bekannt.

WIRKPROFIL

V

Monographie	reizlindernd; expektorierend.
Humoral-pathologie	von trockener Natur und ein wenig warm; zerteilend.

482

Verbascum / Wollblume

Monographie Katarrhe der Luftwege

Gegenwart **Expektorans bei allen Erkrankungen der Atmungsorgane**

innerlich	**äußerlich**
Husten, Pertussis, Bronchitis	Ohrenschmerzen, beginnende
Lungenkatarrh	Otitis media
Brust-, Lungenverschleimung	Schwerhörigkeit
Laryngitis, Pharyngitis	Tinnitus
Heiserkeit	verhärteter Ohrschmalzpfropfen
Schnupfen mit Tränenfluss	Gesichtsneuralgien (Tinktur)
Atemnot, Asthma	Trigeminusneuralgie
Lungen-Tbc, Hämoptoe	

Humoral-
pathologie

innerlich	**äußerlich**
alle Gebrechen der Brust	hitzige Augen
Husten	Zahnschmerz
Blutspeien	hitzige Geschwüre des Afters
Brustschmerz	und der heimlichen Glieder
Bauchflüsse, -krämpfe	Podagra
Grimmen	Rote Ruhr
Nachwehen	Feigwarzenfluss
Viertagesfieber	Brand
Herzmittel	Wunden
Fiebermittel	macht das Haar gelb

Rezepte Rp.: Reiz-, Kitzelhusten (nach *Ulrich*)
Flor. Verbasci
Fol. Althaeae
Rad. Liquiritiae   aa 25,0
M. f. spec.
D.S. 3 Teelöffel / 2 Glas Wasser, kombiniertes Verfahren.

Rp.: Husten und Verschleimung der Atemwege (nach *Klöpfer*)
Flor. Verbasci
Flor. Malvae   aa 30,0
M. f. spec.
D.S. 1$^1/_2$ Teelöffel / 2 Glas Wasser,
kombiniertes Verfahren.

V

Verbena officinalis / Eisenkraut

Volksnamen	Druidenkraut, Eisenhart, Eiserner Heinrich, Richardskraut, Sagenkraut, Stahlkraut, Taubenkraut, Wundkraut.
Botanisches	Eisenkrautgewächse (Verbenaceae); ein- bis mehrjährige Pflanze mit spindelförmiger, ästiger Wurzel und rauem, vierkantigem, oben sparrig verästeltem Stängel, bis 70 cm hoch; Blätter: gegenständig, unten gestielt und fast ungeteilt, oben sitzend, dreispaltig oder fiederlappig; Blüten: rötlich bis blassblau, am Ende der Stängelverästelungen ährenförmig angeordnet.
Vorkommen	Kosmopolit; magere Weiden, Schuttplätze und Ödland.
Blütezeit	Juni bis September.

MONOGRAPHIE

verwendete Teile	oberirdische Teile von Verbena officinalis LINNE sowie deren Zubereitungen.
Inhaltsstoffe	keine Angaben.
Anwendungsart	keine Angaben.
Dosierung	keine Angaben.
Gegenanzeigen	keine Angaben.
Nebenwirkungen	keine Angaben.
Wechselwirkungen	keine Angaben.

WIRKPROFIL

Monographie	sekretolytisch.
Humoral-pathologie	von warmer und trockener Natur; zusammenziehend.

Verbena officinalis / Eisenkraut

Monographie

Zubereitungen aus Eisenkraut werden angewendet bei
- Erkrankungen und Beschwerden im Bereich der Mund- und Rachenschleimhaut wie Angina und Halsschmerzen
- Erkrankungen der Atemwege wie Husten, Asthma, Keuchhusten
- Schmerzen, Krämpfen, Erschöpfungszuständen, nervösen Störungen
- Verdauungsstörungen, Leber- und Gallenerkrankungen, Gelbsucht
- Erkrankungen und Beschwerden im Bereich der Niere und ableitenden Harnwege
- Beschwerden im Klimakterium, unregelmäßiger Periode, zur Förderung der Milchsekretion bei Stillenden
- rheumatischen Erkrankungen, Gicht, Stoffwechselstörungen, „Bleichsucht", „Wassersucht"
- äußerlich bei schlecht heilenden Wunden, Geschwüren und Brandwunden.

Risiken: keine bekannt;

Beurteilung: Da die Wirksamkeit bei den beanspruchten Anwendungsgebieten nicht belegt ist, kann eine therapeutische Anwendung nicht befürwortet werden. Aufgrund der sekretolytischen Wirkung ist ein positiver Beitrag zur Wirksamkeit von fixen Kombinationen bei Katarrhen der oberen Luftwege denkbar. Dieser Beitrag muss präparatespezifisch begründet werden.

Gegenwart

Tonikum amarum

Erschöpfungszustände (auch in Zusammenhang mit dem menstruellen Zyklus)
Müdigkeit
Schlaflosigkeit
nervöse Depression
Migräne, Kopfschmerz
Anämie, Chlorose
ovariell bedingte Sterilität
Amenorrhoe

Vermehrung der Muttermilch
Stauungszustände der Leber und Nieren
Hydrops
Zystitis mit Hämaturie
Keuchhusten
Asthma
fieberhafte Zustände

äußerlich
Hals- und Kehlkopfleiden
Flechten, Exantheme und Ulzera

Verbena officinalis / Eisenkraut

INDIKATIONEN

Humoral-
pathologie

innerlich
Hauptschmerzen
Augengebrechen
beginnende Lungenschwindsucht
langwieriger Husten
Keuchen
gegen Erstickungsanfälle
Herzschmerzen
Leber- und Milzverstopfung
(hitzige) Gelbsucht
Nierenstein, Blasenstein
verstandener Harn, Kaltseich
Bauch- und Darmschmerzen
Dysenterie
beginnender Aussatz
Milz
Fallsucht
Samenfluss im Schlaf
gegen unersättliche Begierde zur
  Unkeuschheit
Monatsblum bei schwangeren
  Weibern
verhaltene Monatsblum
zur Geburtserleichterung
Zipperlein, Hüftweh
Dreitages-, Viertagesfieber
gegen Schlangengift
treibt Gift aus
Franzosenkrankheit
Wunden

äußerlich
Hauptweh von Kälte
Haarausfall
Augenfluss, Augenflecken
dunkles Gesicht
grindige, hitzige Augen
flüssige Flechten des Angesichts
Nasenbluten
Ohrenschmerzen
Zahnweh, unreine Zähne,
  Mundfäule
Geschwür des Zahnfleisches
Halsgeschwür
Heiserkeit
vertreibt den Kropf
Milzschmerz, Verhärtung der
Nierenstein
Zipperlein, Hüftweh
Podagra
heftet die Wunden, entzündete
  Wunden
Fisteln
giftiger Tierbiss
Rotlauf
Geschwulst heimlicher Orte
Feigwarzen

REZEPTE

Rezepte

als homöopathisches und spagyrisches Einzelmittel erhältlich.

V

Veronica officinalis / Ehrenpreis

Volksnamen	Allerweltsheil, Bunger, Grindheil, Hühnerraute, Männertreu, Veronika, Viehkraut, Zittli.
Botanisches	Rachenblütler (Scrophulariaceae); ausdauernde, bis 30 cm hohe Pflanze mit kriechendem Wurzelstock und am Boden liegendem Stängel, von dem sich rauhaarige Äste erheben; Blätter: gegenständig, kurzgestielt, verkehrt eiförmig oder elliptisch, weichhaarig und am Rand gesägt; Blüten: hellblau, blattachselständig, traubenförmig angeordnet.
Vorkommen	Europa, Vorderasien, Nordamerika; Heideland, Kahlschläge, trockene, lichte Wälder und Waldränder.
Blütezeit	Mai bis August.

MONOGRAPHIE

verwendete Teile	oberirdische Teile von Veronica officinalis LINNE sowie deren Zubereitungen.
Inhaltsstoffe	keine Angaben.
Anwendungsart	keine Angaben.
Dosierung	keine Angaben.
Gegenanzeigen	keine Angaben.
Nebenwirkungen	keine Angaben.
Wechselwirkungen	keine Angaben.

WIRKPROFIL

Monographie	keine Angaben.
Humoral-pathologie	von warmer und trockener Natur; zusammenziehend; gegen schleimige Blutentmischungen.

V

Veronica officinalis / Ehrenpreis

	INDIKATIONEN

Monographie

Ehrenpreiskraut-Zubereitungen werden angewendet bei
- Erkrankungen und Beschwerden im Bereich der Atemwege, des Magen-Darm-Traktes, der Leber sowie der Niere und ableitenden Harnwege
- Gicht, Rheuma und rheumatischen Beschwerden, Milzerkrankungen, Skrofulose, nervöser Überreiztheit, zur „Blutreinigung", Stoffwechselförderung, als appetitanregendes und Stärkungsmittel sowie als schweißtreibendes Mittel
- äußerlich bei Fußschweiß, Wunden, zur Förderung der Wundheilung, chronischen Hautleiden und Hautjucken.

Risiken: keine bekannt;
Beurteilung: Da die Wirksamkeit bei den beanspruchten Anwendungsgebieten nicht belegt ist, kann eine therapeutische Verwendung nicht befürwortet werden.

Gegenwart

Erkrankungen der Respirations-organe mit Verschleimung
chronische Bronchitis
Asthma bronchiale
Lungentuberkulose
Hämoptoe
Adjuvans bei Zystitis, Nephritis, Harngrieß und Hämaturie
Erkrankungen der Nebennieren

seltener bei
Gicht, Rheuma
Cholelithiasis
Dermopathien
Altersjucken

äußerlich
Wunden und Verbrennungen

Humoral-pathologie

innerlich
   macht freudig, kühn, gütig und ruhigen Sinnes
versehrte Lunge
Husten, Keuchen
schützt gegen Schwindsucht und Gicht
Lungensucht, eitriges Lungen-geschwür
vertreibt den Schwindel
verteilt den Schleim und erwärmt den Magen
Milzsucht, harte Milz
verstopfte Leber und Milz

hilft der verfaulten Leber
Gelbsucht
Harngrieß
giftige Verunreinigung der Haut
Aussatz
frische Wunden und alte Schäden

äußerlich
Wunden
Unreinigkeit der Haut
Grind, Flechten, Aussatz
faule stinkende Wunden
giftiger Tierbiss
Knollen am Hals

V

	REZEPTE

Rezepte

als homöopathisches und spagyrisches Einzelmittel erhältlich.

Vinca minor / Immergrün

Volksnamen	Dauergrün, Judenmyrte, Mädepalme, Sinngrün, Totenblätter.
Botanisches	Hundsgiftgewächse (Apocynaceae); ausdauernder, immergrüner Halbstrauch mit niederliegender Grundachse und aufrecht stehenden, blühenden Sprossen, bis 20 cm hoch; Blätter: gegenständig, kurzgestielt, ei- bis lanzettförmig, ledrig und glänzend; Blüten: hellblau, lang gestielt, blattachselständig.
Vorkommen	Mittel-, Südeuropa, Kleinasien; Buchenbegleiter.
Blütezeit	Mai bis in den Spätsommer.

MONOGRAPHIE

verwendete Teile	oberirdische Teile von Vinca minor LINNE sowie deren Zubereitungen.
Inhaltsstoffe	keine Angaben.
Anwendungsart	keine Angaben.
Dosierung	keine Angaben.
Gegenanzeigen	keine Angaben.
Nebenwirkungen	keine Angaben.
Wechselwirkungen	keine Angaben.

WIRKPROFIL

Monographie	keine Angaben.
Humoral-pathologie	von warmer und trockener Natur (bis in den 3. Grad nach Lonicerus); zusammenziehend.

V

INDIKATIONEN

Monographie	Immergrünkraut wird angewendet bei • Durchblutungsstörungen, zerebralen Durchblutungsstörungen, zur Unterstützung des Hirnstoffwechsels sowie zur Verbesserung der Sauerstoffversorgung des Gehirns

Vinca minor / Immergrün

• zur Verhütung von Gedächtnis- und Konzentrationsschwäche, Verbesserung des Merk- und Denkvermögens sowie der geistigen Leistungskraft, zur Verhütung eines vorzeitigen Alterns der Gehirnzellen, als Geriatrikum, Sedativum sowie als blutdrucksenkendes Mittel
• Katarrhen, Schwächezuständen, zur Stärkung der Widerstandskraft, bei Durchfall, Weißfluss, Halsleiden, Mandelentzündungen und Angina, Halsschmerzen, Darmentzündung, Zahnschmerzen, Wassersucht, als wassertreibendes und blutreinigendes Mittel, zur Förderung der Wundheilung, zur Blutstillung sowie als Bittermittel.

Risiken: Im Tierversuch führt die Verabreichung von Immergrünkraut zu Blutbildveränderungen wie Leukozytopenie, Lymphozytopenie, Erniedrigung des α1-, α2- und γ-Globulin-Spiegels, vermutlich infolge einer immunsuppressiven Wirkung. Der Vincamingehalt der Droge ist gering und starken Schwankungen unterworfen. Für die Therapie steht Vincamin als Reinsubstanz zur Verfügung.

Bewertung: Da die Wirksamkeit von Immergrünkraut und Immergrünkrautzubereitungen nicht ausreichend belegt ist, ausreichende Plasmaspiegel an Vincamin mit der Droge und Drogenzubereitungen nicht erreicht werden und der Verdacht einer Blutbildveränderung durch Untersuchungen am Menschen nicht ausgeräumt wurde, ist die therapeutische Anwendung der Droge und ihrer Zubereitungen nicht vertretbar.

Gegenwart	Steigerung der Hirndurchblutung	Morbus Menière
	Gedächtnis- und Konzentrationsstörungen	Durchblutungsstörungen der Netzhaut
	Reizbarkeit, Unruhe	Hämorrhagien aus Nase u. Uterus
	Verstimmungen und Gefühlstörungen	Diarrhoe
	zerebrale Sklerose	Lungen- und Darmverschleimung
	Folgen von Apoplexie, Hirntraumen	nässende Ekzeme besonders des Kopfes
	Altersschwerhörigkeit	nässende, juckende, brennende Ausschläge
Humoralpathologie	**innerlich**	Güldenader, Erkältung
	Ohrenschmerz	Schlangenbiss
	Bauchfluss, Rote Ruhr	**äußerlich**
	Blutspeien	Nasenbluten
	Wassersucht	Zahnweh
	gegen übermäßige Weiberzeit	Mutterschmerz

V

REZEPTE

Rezepte als homöopathisches und spagyrisches Einzelmittel erhältlich.

Viola tricolor / Feldstiefmütterchen

Volksnamen	Ackerstiefmütterchen, Feldstiefmütterchen, Freisamkraut, Dreifaltigkeitsblümchen, Jesusli, Sammetblümli.
Botanisches	Veilchengewächse (Violaceae); einjährige Pflanze mit aufrechtem, kahlem Stängel, bis 30 cm hoch; Blätter: an den Stängeln ansetzend, herzförmig bis lanzettförmig von fiederspaltigen, gekerbten Nebenblättern begleitet; Blüten: rein gelb, blau und violett oder gemischtfarbig; Früchte: dreikantige, vielsamige Kapsel, die mit drei weitspreizenden Klappen aufspringt.
Vorkommen	Europa, Asien, Nord- und Südamerika; wächst auf Äckern, Wasser- und Fettwiesen, von der Ebene bis in 2700 m Höhe; typische Begleiterin des Roggens.
Blütezeit	Mai bis August.

MONOGRAPHIE

verwendete Teile	zur Blütezeit gesammelte, getrocknete oberirdische Teile von Viola tricoloris LINNE, hauptsächlich von den Unterarten subsp. arvensis (MURRAY) GAUDIN sowie Zubereitungen aus Stiefmütterchenkraut in wirksamer Dosierung.
Inhaltsstoffe	Flavonoide.
Anwendungsart	zerkleinerte Droge für Aufgüsse oder Abkochungen sowie andere galenische Zubereitungen zur äußeren Anwendung.
Dosierung	1,5 g Droge auf 1 Tasse Wasser als Teeaufguss, 3 mal täglich anzuwenden; Zubereitungen entsprechend.
Gegenanzeigen	keine bekannt.
Nebenwirkungen	keine bekannt.
Wechselwirkungen	keine bekannt.

WIRKPROFIL

Monographie	keine Angaben.
Humoral-pathologie	warm und trocken bis in den 3. Grad; im Geschmack etwas bitter und scharf; reinigt und zerteilt zähen Schleim.

Viola tricolor / Feldstiefmütterchen

Monographie

äußere Anwendung:
leichte seborrhoische Hauterkrankungen
Milchschorf der Kinder

Gegenwart

Hautheilmittel
Expektorans

Milchschorf, nässende und trockene Ekzeme der Kleinkinder (besonders skrofulöser Natur)	Syphilis, Gonorrhoe
	Diuretikum
	Erkrankungen der Harnorgane
	Harndrang, Enuresis
Akne	Harngrieß
Impetigo	Nierenschwäche
Pruritus vulvae	Erkältungskrankheiten
Hauterkrankungen infolge von Roggennahrung	Katarrhe der Luftwege
	trockener Husten
Blutreinigungsmittel	Erschöpfungszustände
schweißtreibend	nervöse Herzbeschwerden
Rheuma, Gicht	nervöse Überreizung
Arteriosklerose	Schlaflosigkeit
Obstipation, Diarrhoe	Hysterie, Krämpfe
	Augenleiden

Humoral-
pathologie

innerlich

böse Feuchte im Leib
Räudigkeit, Jucken
Antiskrofulosum
grober Schleim um die Brust
schwerer Atem
treibt den Schweiß
Fieber und Bauchschmerz bei Kindern
verschlossene Mutter
verstandene Monatszeit
Franzosenkrankheit

äußerlich

Räude, Jucken, Krätze, Milchschorf und Tinea capitis (Badezusatz)
Rhagaden
chronische Gesichtsekzeme
Keuchen
verstopfte Mutter
Wunden
heilt Brüche und Schäden

V

Rezepte

Rp.: Hautleiden (nach *Czerwinsky*)
Hb. Violae tric.   90,0
Fol. Juglandis   10,0
M. f. spec.
D.S. 2 Teelöffel / 2 Glas Wasser, kombiniertes Verfahren.

Viscum album / Mistel

Volksnamen	Bocksfutter, Donarbesen, Hexenest, Mispel, Vogelkraut, Vogelmistel, Wintergrün, Wintersamen.
Botanisches	Mistelgewächse (Loranthaceae); auf Laubbäumen und Kiefern schmarotzender Strauch, bis 1 m Durchmesser; Blätter: gelbgrün, lederartig, zungenförmig; Blüten: eingeschlechtlich, zweihäusig, in Trugdolden angeordnet; weiße Beerenfrüchte, deren klebrige Samen durch Vögel verbreitet werden.
Vorkommen	Europa, Asien, Nordafrika.
Blütezeit	März bis April.

MONOGRAPHIE

verwendete Teile	frische oder getrocknete jüngere Zweige mit Blätter, Blüten und Früchten von Viscum album LINNE sowie deren Zubereitungen in wirksamer Dosierung.
Inhaltsstoffe	keine Angaben.
Anwendungsart	Frischpflanze, Schnitt- oder Pulverdroge zur Herstellung von Injektionslösungen.
Dosierung	nach Angaben des Herstellers.
Gegenanzeigen	Eiweiß-Überempfindlichkeit, chronisch progrediente Infektionen (z.B. Tbc).
Nebenwirkungen	Schüttelfrost, hohes Fieber, Kopfschmerzen, pektanginöse Beschwerden, orthostatische Kreislaufstörungen und allergische Reaktionen.
Wechselwirkungen	keine bekannt.

WIRKPROFIL

Monographie	Bei intrakutaner Injektion entstehen lokale Entzündungen, die bis zur Nekrose fortschreiten können. Im Tierversuch zytostatisch, unspezifisch immunstimulierend.
Humoralpathologie	von mittelmäßiger Natur, nicht zu warm und nicht zu kalt, mehr feucht als trocken; zerteilt und erweicht.

V

Viscum album / Mistel

Monographie

Segmenttherapie bei degenerativ entzündlichen Gelenkerkrankungen durch Auslösung kuti-viszeraler Reflexe nach Setzen lokaler Entzündungen durch intrakutane Injektionen; Palliativtherapie im Sinne einer unspezifischen Reiztherapie bei malignen Tumoren
Hinweis: Die blutdrucksenkenden Wirkungen und die therapeutische Wirksamkeit bei milden Formen der Hypertonie (Grenzwerthypertonie) bedürfen einer Überprüfung.

Gegenwart

Antihypertonikum
Krebstherapeutikum
blutdrucksenkendes Mittel
Arteriosklerose, Hypertonie,
    Schwindel
Geriatrikum
Stärkung des Herzmuskels
Nervenmittel bei Epilepsie,
    Neuralgie, Ischias
Antispasmodikum, Asthma
Hämorrhagien, Meno- und
    Metrorrhagie, Lungenblutung

Dysmenorrhoe, Fluor albus,
    Endometritis, Myome
Ohrensausen, -schmerzen
Schwerhörigkeit nach Erkältung
Varizen, Ulcus cruris
Erkrankung der Bauchspeichel-
    drüse
chronische Gastritis
Enuresis
Perniones
Heuschnupfen
Epistaxis

Humoral-
pathologie

innerlich
Fallsucht
Schwindel, Migräne
Lungen-, Leber-, Milzsucht
Blutspeien
Aussatz
zur Geburtshilfe
Gicht
Spulwürmer

äußerlich
Geschwulst hinter den Ohren,
    Ohrenschmerzen
Gebärmutterschmerz
Gelbsucht
lahme Glieder
raue Nägel

Rezepte

Rp.: Hypertonie (nach *Lindemann*)
Flor. Crataegi
Hb. Equiseti   aa 25,0
Hb. Visci albi   50,0
M. f. spec.
D.S. 1 Esslöffel / 1 Tasse, Dekokt, morgens und abends 1 Tasse.

V

Vitex agnus castus / Mönchspfeffer

Volksnamen	Keuschlamm, Keuschstrauch, Abrahamsstrauch.
Botanisches	Eisenkrautgewächse (Verbenaceae); dicht verästelter, bis 5 m hoher Strauch; Blätter: groß, gegenständig, fünf- bis neunfach gefingert; violette oder weiße Blüten, am Stängelende als 30 cm lange Blütenrispe; Früchte: viersamige, pfefferkorngroße, dunkelbraune bis schwarze Steinbeeren; Kulturpflanze.
Vorkommen	Mittelmeergebiet, Zentralasien; Bachbetten, Flussufern und Küstenstreifen.
Blütezeit	Juni bis September.

MONOGRAPHIE

verwendete Teile	reife, getrocknete Früchte von Vitex agnus castus LINNE.
Inhaltsstoffe	Iridoide, Acubin und Agnusid; außerdem Flavonoide, ätherisches Öl, Bitterstoff Castin und fettes Öl.
Anwendungsart	alkoholische Auszüge aus zerkleinerten Früchten.
Dosierung	mittlere Tagesdosis: 20 mg Droge.
Gegenanzeigen	keine bekannt.
Nebenwirkungen	in seltenen Fällen zu frühe Wiederkehr der Periode nach der Geburt (Hypophysenaktivierung); gelegentliches Auftreten von juckenden, urtikariellen Exanthemen.
Wechselwirkungen	keine bekannt.

WIRKPROFIL

Monographie	tierexperimentell nachgewiesene, schwache Corpus-luteum-ähnliche Wirkung.
Humoral-pathologie	erwärmend und zusammenziehend.

V

Vitex agnus castus / Mönchspfeffer

V

	INDIKATIONEN
Monographie	Menstruationsstörungen infolge primärer und sekundärer Gelbkörperinsuffizienz Prämenstruelles Syndrom Mastodynie klimakterische Beschwerden mangelhafte Stillleistung
Gegenwart	Anregung der Gelbkörperhormonproduktion Impotenz (schwache Dosierung), Sterilität sexuelle Neurasthenie, Pollutionen mangelhafte Stillleistung Prämenstruelles Syndrom Amenorrhoe mit Uteruskongestion Schwellung und Reizung der Ovarien entzündliche Prostataschwellung Milzschwellung thyreotoxische Zustände Die scharf schmeckenden Früchte dienen als Pfefferersatz.
Humoral- pathologie	**Aphrodisiakum** **Emmenagogum; Galaktagogum** **Carminativum** Gonorrhoe Entzündungen der Genitalien Leber- und Milzsucht reinigt Leber und Milz Wassersucht Mund- und Zahngeschwüre Rhagaden Gebärmutterkrankheiten und Entzündungen (Sitzbad)

REZEPTE

Rezepte

Rp.: Lymphstauungen der weiblichen Brust, auch postoperativ
Agnus castus Ø
Melilotus Ø
Calendula Ø   aa ad 30,0
M.D.S. 2–3 mal 20 Tropfen vor dem Essen auf 1 Tasse
Frauenmanteltee.

Yohimbe / Yohimbe

	ALLGEMEINES
Volksnamen	Liebesbaum, Potenzrinde.
Botanisches	Krappgewächse (Rubiaceae); stattlicher, bis 30 m hoher Baum mit heller bis graubrauner Rinde mit Längs- und Querrissen; Blätter: kurzgestielt, eiförmig, im oberen Baumdrittel am breitesten, in dreigliedrigen Wirteln stehend; Blüten: erst weiß, dann gelb, schließlich rosa, sitzend oder kurz gestielt, in reichblütigen Rispen stehend.
Vorkommen	Westafrika.
Blütezeit	keine Angaben.

	MONOGRAPHIE
verwendete Teile	getrocknete Stamm- und/oder Zweigrinde von Pausinystalia johimbe (K.SCHUMANN) PIERRE ex BEILLE sowie deren Zubereitungen.
Inhaltsstoffe	Die Droge enthält Alkaloide, Hauptalkaloid ist Yohimbin.
Anwendungsart	keine Angaben.
Dosierung	keine Angaben.
Gegenanzeigen	keine Angaben.
Nebenwirkungen	keine Angaben.
Wechselwirkungen	keine Angaben.

	WIRKPROFIL
Monographie	keine Angaben.
Humoral-pathologie	keine Angaben.

498

Yohimbe / Yohimbe

INDIKATIONEN

Monographie

Yohimberinde wird bei Sexualstörungen, als Aphrodisiakum sowie bei Schwäche und Erschöpfungszuständen angewendet.
Risiken: Bei therapeutischer Anwendung von Yohimbin können Erregungszustände, Tremor, Schlaflosigkeit, Angst, Blutdruckerhöhung, Tachykardie sowie Übelkeit und Erbrechen auftreten. Bei vorhandenen Leber- und Nierenerkrankungen sollen Yohimberinden-Zubereitungen nicht angewendet werden.
Wechselwirkungen mit Psychopharmaka sind beschrieben. Entsprechende Beobachtungen sind für Drogenzubereitungen nicht dokumentiert.
Beurteilung: Die therapeutische Anwendung von Yohimberinde und deren Zubereitungen ist sowohl wegen der unzureichend belegten Wirksamkeit als auch wegen des für die beanspruchten Anwendungsgebiete nicht abschätzbaren Nutzen-Risiko-Verhältnisses abzulehnen.

Gegenwart

Aphrodisiakum
neurasthenische Impotenz
Steigerung der Libido
Ejaculatio praecox
Harninkontinenz
Kreislaufregulierung bei Arteriosklerose

Humoral-
pathologie

Yohimbe ist in den alten Kräuterbüchern nicht vertreten.

Die Droge wurde Ende des 19. Jahrhunderts in die europäische Heilkunde eingeführt.

Bei den Eingeborenen Westafrikas ist die Rinde seit langem als starkes Aphrodisiakum in Gebrauch.

REZEPTE

Rezepte

als homöopathisches und spagyrisches Einzelmittel erhältlich.

Zingiber officinale / Ingwer

Volksnamen	keine Angaben.
Botanisches	Ingwergewächse (Zingiberaceae); Gewürzpflanze mit reich beblättertem, schilfartigem Spross; bis 1 m hoch; Laubblätter lanzettförmig; Blütenähre bis zu 24 cm lang mit großen, grünen Deckblättern; Röhrenblüten mit drei lanzettförmigen Zipfeln, grünlich-gelb bis braunviolett; der Wurzelstock kriecht horizontal unter der Erde und verzweigt sich geweihartig.
Vorkommen	Südasien und andere Tropengebiete; Ingwer wird ausschließlich in Kulturen angebaut.
Blütezeit	keine Angaben.

MONOGRAPHIE

verwendete Teile	geschälter, fingerlanger, frischer oder getrockneter Wurzelstock von Zingiber officinale ROSCOE sowie dessen Zubereitungen in wirksamer Dosierung.
Inhaltsstoffe	ätherisches Öl und Scharfstoffe.
Anwendungsart	zerkleinerte Droge und Trockenextrakte für Aufgüsse; andere galenische Zubereitungen zum Einnehmen.
Dosierung	Tagesdosis: 2–4 g Droge; Zubereitungen entsprechend.
Gegenanzeigen	Bei Gallensteinleiden nur nach Rücksprache mit einem Arzt anzuwenden. **Cave:** Keine Anwendung bei Schwangerschaftserbrechen.
Nebenwirkungen	keine bekannt.
Wechselwirkungen	keine bekannt.

WIRKPROFIL

Monographie	antiemetisch, positiv inotrop, Förderung der Speichel- und Magensaftsekretion, cholagog. beim Tier: spasmolytisch. beim Menschen: Steigerung von Tonus und Peristaltik des Darms.
Humoral-pathologie	warm im 3. Grad und feucht im 1. Grad; gut für alle, die innerlich erkaltet sind.

Z

Zingiber officinale / Ingwer

INDIKATIONEN

Monographie	dyspeptische Beschwerden; Verhütung der Symptome der Reisekrankheit

Gegenwart	**Stomachikum** Magenschwäche, -erkältung, -druck Magengeschwüre Vomitus Pyrosis Verdauungsstörungen, -schwäche mit Flatulenz Appetitlosigkeit chronische Enteritis Nausea Asthma gastrischen Ursprungs Halsentzündung Harnverhaltung Unterleibsleiden Rheuma Pollutionen Neurasthenie

Humoral-
pathologie

innerlich	kalte Mutter
Magenerkältung	Sterilität
Magen-Darm-Schmerz	Aphrodisiakum
Blähungskoliken	Vergiftung
Verdauungsanregung	Febris intermittens
übler Mundgeruch	atonische Gicht
schweißtreibendes Mittel bei	
böser Feuchte	**äußerlich**
Purgans	ableitendes Hautreizmittel
Emmenagogum	

REZEPTE

Rezepte

Rp.: Stomachicum (nach *Rost-Klemperer*)
Rhiz. Zingiberis
Natrii bicarbonici   aa 0,5
M. f. pulv.
D. tal. Dos. Nr. X
S. täglich 2–3 Pulver

4. Lexikon der Humoralpathologie

Viele Generationen von Ärzten haben in Theorie und Praxis mit der Säftelehre Patienten behandelt.
Viele der damaligen Fachbegriffe, ja die ganze medizinische Fachsprache, basieren auf dem theoretischen Unterbau der Humoralpathologie.
Es sollen deshalb die wichtigsten und vielleicht unverständlich gewordenen traditionellen Begriffe, die in diesem Buch erwähnt werden, in nachstehender Tabelle erklärt werden.

Traditioneller Begriff der humoralen Medizin	Übertragung und kurze Erklärung
Abdominalplethora	wörtlich „Blutfülle"; Überfüllung der venösen Schenkel im Bauchraum mit Stauungserscheinungen; dabei wirken Gefäßwanderschlaffungen fördernd.
ablösend	Löst Ablagerungen und Verhärtungen ab und führt sie dem Säftestrom zu.
Anschoppung	arterieller Blutzudrang in die Endstrombahnen, zum Beispiel im ersten Entzündungsstadium.
Asthenie	schnelle Ermüdbarkeit, Kraftlosigkeit, Schwäche (auch psychisch).
Atonie	Spannungsarmut, Schlaffheit, Erschlaffung in Folge fehlender Gewebespannung.
auflösend	Löst pathologische Stoffe auf und führt sie dem Säftestrom zu.
Augen-, Bauch-, Brust-Fluss	vermehrt fließende Sekretionen von Schleimhäuten und serösen Häuten; sie können nach außen abfließen in Form von Schnupfen, Durchfall usw.
austreibend	bewegt pathologische Stoffe nachdrücklich in Richtung Ausscheidung.
bitter	Geschmacksrichtung mit der Wirkung trocknend und zusammenziehend, d.h. erwärmend und tonussteigernd.
Bläste	Blähung.
Blattern	Pocken, Windpocken.
Blödigkeit	Menstruation.
Blutentmischung	unphysiologische Veränderung der qualitativen Blutzusammensetzung, die mit dem Leben unvereinbar ist.
Bräune	Halsentzündung, Angina, Diphtherie.
Brustsucht	im Sinne von saugen, ansaugen; eine krankhaft übersteigerte Anziehung von Flüssigkeiten in den Brustraum.

Chlorose	• Blutverwässerung bei relativem Mangel an festen Blutbestandteilen; • Missverhältnis zwischen rotem und weißem Blutbild zugunsten des weißen.
Choleriker	Temperament, bei dem das Prinzip der Gelbgalle bestimmend ist.
Dämpfe	gasförmige Zustandsformen von pathologischen Flüssigkeiten im Organismus, mit der Tendenz kopfwärts zu steigen.
digerierend	zerteilend, um zur Verdauung vorzubereiten.
Drüsenstockung	relative oder absolute Nichtdurchgängigkeit einer Drüse.
durchdringend	Wirkweise einer Arznei; bewirkt erhöhte Gewebsdurchgängigkeit.
Dyskrasie	unphysiologische Veränderung der qualitativen Säftezusammensetzung.
eröffnend	ermöglicht besseren Säftezufluss- und -abfluss.
erweichend	macht Hartes weich und elastisch.
Fallsucht	Epilepsie.
faules Fleisch	Gewebsuntergang.
Faulfieber	Entzündungsfieber, das zu Gewebsuntergang führt, zum Beispiel septisches Fieber.
Feigblattern	Feigwarzen.
Franzosenkrankheit	Syphilis.
Fräseln	unkoordinierte Muskelbewegungen im Gesicht, besonders bei Kleinkindern.
Geelsucht	Gelbsucht.
Gemächt	männliches Geschlechtsteil.
Geschwär	Geschwür.
Gilb	gelbe Verfärbung.
Gliedsucht	im Sinne von saugen, ansaugen; eine krankhaft übersteigerte Anziehung von Flüssigkeiten in Glieder.
Grimmen	Bauchschmerzen.
Gülden Ader	Hämorrhoide.

Harnwinde	reflektorische Blähungen bei Erkrankungen der ableitenden Harnwege.
Hüftsucht	im Sinne von saugen, ansaugen; eine krankhaft übersteigerte Anziehung von Flüssigkeiten in das Hüftgelenk; „Schnupfen" der Serosa des Hüftgelenks mit Gelenkserguss.
Kaltseich	kalter Urin, wegen Energiemangel der ableitenden Harnorgane.
Kindbetterin	Wöchnerin.
Kindsnöte	Wehenschmerzen.
Klucks	Schluckauf.
Kongestion	lokale Blutfülle im Sinne der arteriellen Hyperämie; physiologisch wie pathologisch (Entzündung) möglich.
Lähme	subjektives Schweregefühl in den Gliedmaßen aufgrund einer Nervenschwäche.
Lebersucht	im Sinne von saugen, ansaugen; eine krankhaft übersteigerte Anziehung von Flüssigkeiten in die Leber.
Löcher	Öffnung, an der sowohl physiologische als auch pathologische Ausscheidungen ablaufen (mit der Möglichkeit der Gewebsschädigung am Ausscheidungsort, z.B. Ulcus cruris).
lösend	Löst pathologische Stoffe auf und führt sie dem Säftestrom zu.
Lungensucht	im Sinne von saugen, ansaugen; eine krankhaft übersteigerte Anziehung von Flüssigkeiten in die Lungen.
Lungenversehrung	struktive Veränderung des Lungengewebes.
Magenfieber	Gastritis.
Melancholiker	Temperament, bei dem das Prinzip der Schwarzgalle bestimmend ist.
Milzsucht	im Sinne von saugen, ansaugen; eine krankhaft übersteigerte Anziehung von Flüssigkeiten in die Milz.
Mutter	Gebärmutter.
Mutterfluss	Wochenfluss.
Nervenverstopfung	Hemmung der physiologischen Nervenfunktion durch Säftestillstand.
Phlegma	Schleim.

Phlegmatiker	Temperament, bei dem das Prinzip des Schleimes im Vordergrund steht.
Räude	Krätze.
Rotlauf	Erysipeloid (Schweinerotlauf).
Sanguiniker	Temperament, bei dem das Prinzip des Blutes im Vordergrund steht.
scharf	Geschmacksrichtung mit der Wirkung verdünnend, zerteilend, d.h. erwärmend und tonussteigernd.
Schärfe	pathologisch reizende Stoffwechselprodukte, z.B. Harnsäure.
Schleim verzehrend	schleimaufbrauchend; d.h. trocknend und erwärmend.
schleimig	umhüllend und kühlend.
Skrofulose	Folgeerscheinungen einer Insuffizienz im chylopoetischen System der Bauchlymphe mit deutlich gestörter Zusammensetzung, z.b. kindliche Verdauungsstörungen, Rachitis, adenoide Vegetation, Hauterkrankungen im Sinne der exsudativen Diathese.
stopfend	vermindert Ausflüsse und Flüsse; schließt Öffnungen.
subtil	zart und dünn machend; fördert die Durchlässigkeit der Transitstrecke zwischen Kapillaren und Zellen.
Sucht	im Sinne von saugen, ansaugen; eine krankhaft übersteigerte Anziehung von Flüssigkeiten in die betroffenen Organe und Gewebe.
temperiert	ausgeglichen im Sinne der Qualitätenlehre.
treibend	ein Vorwärtsbewegen von Stoffen in Richtung Elimination.
verdünnend	macht zähe kalte Flüssigkeiten dünn.
Verschleimung	Ansammlung von zuviel zäher kalter Flüssigkeit.
Verstopfung	Hemmung der physiologischen Funktionen durch zähe Säfte oder Säftestillstand.
verzehrend	aufbrauchend.
zäh	Zustandsform von Körpersäften.
zeitig machen	Bereitmachen zur Ausscheidung. Der Ausdruck bezieht sich in der Regel auf das pünktliche Erscheinen der Menses.
zerteilend	Wirkweise einer Arznei; bewirkt eine Zerteilung von Säfteansammlungen.

| Zipperlein | Gicht der kleinen Gelenke. |
| zusammenziehend | Wirkweise einer Arznei; Tonussteigerung kontraktiler Gewebselemente. |

5. Literaturnachweis

Bingen v., H.; Causae et Curae; Pattloch V.; Augsburg; 1997

Elsholtz, J.S.; Diaeteticon; Dr. Richter V.; München; 1984

Fink-Henseler, R. (Hrsg.); Naturrezepte aus der Hausapotheke; Gondrom V.; Bindlach; 1996

Fuchs, L.; Kreutterbuch; Kölbl V.; München ; 1975

Furlenmeier, M.; Kraft der Heilpflanzen; Ex Libris V.; Zürich; 1978

Jäger, H.; Der Apothekergarten; Reprint V.; Leipzig; Leipzig; o.J.

Karl, J.; Phytotherapie; Tibor Marczell; München; 1983

Kronenberger, B.; Der Kräuterhannes; -; -; -

Leibold, G.; Heiltees und Kräuter für die Gesundheit; Falken V.; Niedernhausen / Ts.; 1982

Lindemann, G.; Teerezepte; Marczell V.; München ; 1979

Lonicerus, A.; Kreuterbuch; Kölbl V.; München; 1962

Losch, Fr.; Kräuterbuch; Bechtermünz V.; Augsburg; 1997

Madaus, G.; Lehrbuch der biologischen Heilmittel; Mediamed Verlag; Ravensburg; 1987

Mességué, M.; Heilpflanzen; Nymphenburger V.; München; 1988

Mességué, M.; Die Natur hat immer recht; Ullstein V.; Darmstadt; 1988

Mössinger, P.; Das persönliche Rezept; Haug V.; Ulm / Donau; 1962

Müller, E.; Sauer, H.; Volksmedizinisches Hausbuch; Edisana V.; Wiesbaden; 1985

Osiander J.F.; Volksarzneymittel; Haug V.; Heidelberg; o.J.

Pahlow, M.; Das große Buch der Heilpflanzen; Gräfe und Unzer V.; München; 1979

Podlech, D.; Heilpflanzen; Gräfe und Unzer V.; München; 1987

Schmeil-Fitschen; Flora von Deutschland; Quelle & Meyer; Leipzig; 1934

Simonis W.; Heilpflanzen; Novalis V.; Schaffhausen; 1981

Surya, G.W.; Pflanzenheilkunde auf okkulter Grundlage; J. Baum V.; Pfullingen / Württ.; o.J.

Tabernaemontanus, J.Th.; Kräuterbuch; C. Behre; Hamburg; o.J.

Tänzel von, A.; Kräuter, Pilze, Beeren; J. Habbel V.; Regensburg; 1945

Thomson, W. (Hrsg.); Heilpflanzen und ihre Kräfte; Lingen V.; Köln; 1978

Weiss, R.F.; Lehrbuch der Phytotherapie; Hippokrates; V.; Stuttgart; 1985

Winkler, E.; Sämtliche Giftgewächse Deutschlands; Zentralantiquariat der DDR; Leipzig; 1987

Ziegler, H.; Handlexikon der Heilpflanzen; Germa-Press; Hamburg; 1989

6. Register

Register

6.1 Deutsche Namen

Register

INDIKATION	MONOGRAPHIE	GEGENWART	HUMORALPATHOLOGIE
Abführmittel	65, 93, 123, 193, 209, 239, 267, 417, 432	193, 206, 279, 341, 357, 383, 421, 432	40, 113, 115
Ableitungsmittel		107, 113, 195, 251, 263, 373, 461	501
Abmagerung		217	265
Abort	399, 425	155, 229, 425	417, 425
Abortnachblutung		429	
Abszess		99, 178	
Abwehrsteigerung	25	178	
Achseldrüsenentzündung		472	
Achylie		115, 125	
Ader, gülden			23, 35, 125, 127, 282, 393, 491
Adipositas	65, 213	27, 33, 115, 213, 215, 217, 231, 311, 373, 375, 408	
Adnexitis		301	
Adstringens	163, 359, 415	187, 211, 353, 364, 369, 395, 405, 451	40, 369, 451
Afterfissur		29	
Aftergeburt			66
Afterjucken		364	
AIDS		245	
Akne	191	81, 191, 249, 259, 305, 465, 493	105
Albuminurie		187, 251, 315, 364, 383, 439	
Alkoholmissbrauch		435	
Alkoholvergiftung		445	
Allergie	25, 317	185	
Altersherz	149, 153		
Amenorrhoe		55, 65, 95, 110, 117, 127, 141, 155, 217, 247, 253, 313, 387, 391, 399, 429, 467, 481, 485, 497	99, 223, 263
Amöbenruhr		479	
Amputationsneurom		448	
Analfissur	40, 206, 211, 317, 373, 375, 378, 432	60, 229, 253, 317, 397	
Anämie	445	65, 135, 141, 201, 217, 219, 225, 245, 275, 287, 373, 391, 429, 463, 485	
Anasarka		87, 147, 423	
Anazidität		115	
Ancyclostome	115		
Angina	427, 485, 491	25, 27, 29, 47, 60, 153, 170, 178, 183, 201, 227, 261, 265, 273, 287, 301, 303, 307, 335, 337, 353, 364, 369, 408, 417, 425, 427, 437, 461, 463, 475, 501	105, 127, 203, 263, 401

Register

INDIKATION	MONOGRAPHIE	GEGENWART	HUMORALPATHOLOGIE
Angina pectoris	427	27, 47, 60, 153, 170, 183, 261, 287, 307, 353, 425, 427	105
Angst	65, 241, 245, 337, 371	221, 261, 271, 337, 443	261, 371
Anorexie		51, 247	
Anregung	55, 65, 123, 303, 453, 467	79, 145, 170, 223, 279, 445, 497	
Anurie		251, 439	
Aphrodisiakum	295, 451, 467, 499	49, 241, 263, 295, 405, 467, 499	53, 145, 417, 467, 499, 501
Aphten		301	
Apoplexie		60, 187, 257, 345, 364, 445, 448, 491	105, 149, 155, 245, 255, 461
Apoplexie, Prophylaxe			355
Appendizitis		93, 178, 201	
Appetitlosigkeit	23, 25, 35, 51, 55, 63, 75, 125, 129, 131, 135, 137, 141, 151, 173, 191, 201, 217, 223, 231, 239, 265, 275, 277, 293, 313, 345, 399, 445, 453, 489	23, 31, 44, 51, 53, 63, 65, 75, 77, 89, 107, 123, 125, 129, 131, 135, 181, 189, 198, 201, 217, 241, 249, 265, 275, 277, 293, 295, 313, 337, 408, 435, 453, 463, 469, 501	23, 35, 51, 63, 115, 117, 129, 131, 155, 198, 327, 408
Arrhythmie		27, 275, 445	
Arteriosklerose	213, 399	33, 37, 60, 87, 95, 101, 187, 213, 249, 251, 287, 315, 319, 425, 481, 493, 495, 499	231
Arthralgie		85	
Arthritis		60, 69, 81, 85, 87, 101, 113, 147, 170, 189, 209, 223, 227, 235, 259, 293, 311, 317, 319, 337, 353, 355, 381, 417, 421, 439, 472	133, 293
Arthrose	381	231, 453	
Askariasis	115	129, 481	
Asthenie		183, 399	135
Asthenopie		135	
Asthma	155, 443, 485	37, 44, 47, 57, 60, 72, 110, 115, 127, 141, 147, 153, 175, 185, 187, 189, 198, 213, 219, 225, 233, 247, 251, 255, 259, 265, 267, 285, 287, 290, 298, 313, 319, 323, 335, 339, 347, 355, 364, 411, 427, 435, 437, 439, 443, 459, 469, 483, 485, 489, 495, 501	53, 79, 105, 133, 135, 225, 273, 337, 443, 445, 469
Asthmazigaretten		443	
Aszites		27, 87, 110, 195, 311, 423	
Atemnot		213, 261, 408, 411, 483	

INDIKATION	MONOGRAPHIE	GEGENWART	HUMORALPATHOLOGIE
Atemwegserkrankungen	25, 85, 93, 101, 121, 178, 185, 221, 237, 247, 303, 313, 317, 359, 395, 417, 445, 489	263, 417, 448, 461, 483	
Atonie	451	23, 40, 63, 75, 141, 378	135, 265, 501
Aufstoßen		137, 253	117, 151, 181, 217, 290, 335
Augenentzündung	101	40, 44, 49, 249, 331, 453	105
Augenerkrankung	445		
Augenfistel			339, 437
Augenflecken			117, 199, 401, 486
Augenfluss			40, 155, 357, 361, 432, 486
Augengebrechen			69, 127, 139, 327, 486
Augengeschwulst			151, 453
Augengeschwür			31
Augenhitze			223
Augenliderschmerz			287
Augenrinnen			341
Augenschmerz			63, 123, 127, 131, 151, 282, 285, 437, 465
Augenschwäche	399	127, 135, 198, 287	99, 287, 481
Augenverletzung		448	31
Augenwinkelgeschwür			173
Aussatz			81, 290, 339, 421, 432, 486, 489, 495
Ausschlag	203	259, 439, 491	
Ausschwemmung		279	
Bandwurm		157, 457	
Basedow		153, 213, 271, 427	
Bauchfellentzündung	91		
Bauchfluss			29, 44, 69, 85, 95, 110, 117, 131, 151, 153, 185, 187, 203, 293, 301, 303, 313, 339, 341, 349, 353, 364, 378, 383, 393, 400, 415, 439, 441, 448, 463, 465, 483, 491
Bauchgrimmen			119, 137, 193, 251, 287, 290, 325, 353, 435
Bauchhärte			129, 282
Bauchkongestion		343	
Bauchschmerzen			251, 405, 493
Bauchspeicheldrüsen-entzündung		343	
Bauchspeicheldrüsen-erkrankung	451	110, 495	
Beri-Beri			115

Register

INDIKATION	MONOGRAPHIE	GEGENWART	HUMORALPATHOLOGIE
Bettnässen		23, 72, 77, 187, 241, 245, 327, 339, 347, 351, 364, 391, 403, 453, 477, 479, 481, 493, 495	31, 135, 364, 439
Beulen			35, 55, 93, 131, 155, 193, 201, 267, 309, 417
Bienenstich		40	69, 273
Bindegewebsschwäche	381		
Bindehautentzündung		35, 85	
Blähungen	51, 117, 129, 135, 137, 198, 223, 255, 275, 298, 313	23, 35, 37, 40, 49, 51, 53, 55, 65, 110, 113, 117, 129, 137, 141, 143, 151, 155, 165, 175, 178, 181, 198, 223, 231, 251, 255, 261, 263, 281, 287, 290, 293, 298, 307, 327, 333, 343, 353, 357, 387, 408, 432, 435, 459, 501	63, 117, 198, 219, 255
Blähungskolik		217, 335, 421	501
Blasenatonie		303	
Blasenblutung		298	
Blasengeschwür			187, 339
Blasengrieß		69, 83	
Blasenhalsreizung		87, 403, 437	
Blasenlähmung		437, 445	445
Blasenleiden	209	57, 69, 77, 101, 170, 227, 235, 259, 269, 311, 327, 349, 351, 383, 391, 403, 423, 453, 457, 477	175, 337, 453
Blasenreizung		187	
Blasenschmerz			44, 129, 155, 159, 161, 173, 231, 269, 298, 317, 335, 400, 455
Blasenschwäche		23, 173, 311, 339, 351	
Blasenstein		47, 335, 439, 477	87, 241, 435, 486
Blasenversehrung			465
Blasenverstopfung			355
Bläste			137, 282, 290, 298
Blattern			123, 209, 327, 393, 401, 437
Bleichsucht	485	125, 141, 261, 305, 393, 472	
Blennorrhoe			477
Blepharitis		173, 347, 399	
Blödigkeit (Menstruation)			119, 199, 273, 367
Blutandrang		255	
Blutarmut	203	33, 125, 223, 253, 261, 287, 305, 435, 453, 472	
Bluterguss	285	99, 448, 463	
Blutfluss			93, 237, 413
Blutharnen		472	23, 69, 95, 173, 339, 448

Register

INDIKATION	MONOGRAPHIE	GEGENWART	HUMORALPATHOLOGIE
Diarrhoe	31, 33, 65, 101, 143, 167, 203, 298, 303, 353, 364, 393, 451, 463, 479, 491	29, 33, 40, 44, 77, 85, 95, 127, 135, 137, 141, 173, 187, 198, 203, 235, 247, 249, 251, 253, 265, 271, 275, 281, 290, 303, 307, 339, 343, 349, 353, 364, 369, 393, 395, 405, 429, 437, 448, 451, 463, 472, 479, 491, 493	95, 135, 143, 217, 265, 319, 351, 451, 479
Dickdarmblutung		267	
Dickdarmerschlaffung		206	
Dilatatio cordis		153	
Diphtherie		178	115
Distorsion	60		
Diurese	83, 93, 101, 239, 259, 415, 421, 453	27, 35, 47, 55, 63, 69, 87, 89, 117, 127, 157, 165, 195, 198, 221, 235, 237, 241, 263, 287, 307, 311, 315, 327, 331, 357, 361, 373, 383, 413, 423, 439, 441, 453, 461, 465, 472, 493	219, 227, 391, 411
Divertikulitis	267		
Drei-Tages-Fieber			125, 151, 245
Drüsenentzündung		99	
Drüsenschwäche		217	
Drüsenschwellung		49, 99, 173, 201, 249, 437, 465, 469	
Drüsenverhärtung		99, 311	
Duodenitis		275	
Durchblutungsstörung	25, 65, 121, 221, 303, 399, 490	153, 387, 425, 491	
Durchlauf			267, 349, 353, 357
Durchspülungstherapie	69, 87, 187, 263, 311, 315, 327, 439, 465, 472		
Dysenterie		37, 40, 44, 107, 183, 253, 265, 295, 303, 339, 353, 415, 448, 463, 479	105, 445, 486
Dyskinesien	63, 367		
Dyskrasie		187, 472	
Dysmenorrhoe	133, 313, 353	75, 83, 99, 133, 198, 251, 253, 275, 281, 287, 295, 298, 347, 353, 387, 399, 405, 427, 429, 443, 459, 467, 479, 495	198
Dyspepsie	49, 51, 53, 63, 89, 110, 117, 131, 137, 141, 151, 159, 161, 165, 181, 198, 217, 231, 235, 245, 251, 275, 293, 367, 387, 399, 408, 501	37, 51, 63, 83, 89, 93, 115, 117, 125, 127, 135, 137, 141, 153, 159, 161, 165, 191, 223, 231, 241, 251, 263, 290, 293, 305, 307, 313, 327, 345, 351, 367, 369, 375, 405, 459	115

Register

INDIKATION	MONOGRAPHIE	GEGENWART	HUMORALPATHOLOGIE
Erbgrind			127, 199, 201, 233, 273
Erbrechen	65	75, 137, 290, 298, 303, 501	23, 49, 65, 79, 117, 119, 198, 209, 298, 305, 349, 357, 383, 393, 400, 441, 445, 463
Erethismus		153	
Erfrierung		77	31, 193, 401, 481
Erkältung	101, 163, 189, 195, 239, 411, 461	25, 33, 105, 293, 298, 383, 387, 393, 411, 417, 437, 461, 493, 495	51, 79, 491
Erkrankungen, bakterielle	87, 187, 281, 315	37	
Erlahmen		105	129, 255, 473, 481
Ermüdung	145, 279	145	
Erotomanie		313	
Erregungszustände	25	105, 223, 241, 337, 393, 443, 481	371, 408
Erschöpfung	55, 101, 163, 451, 485, 499	63, 135, 153, 173, 265, 307, 319, 387, 481, 485, 493	
Erstickungsanfall		201	486
Erstickungsgefühl		225	
Erweichen			27, 37, 147, 219, 253, 263, 273, 331, 413, 423, 457, 473
Erysipel		25, 60, 247, 301, 383, 469	
Erythrodermie		178	
Exanthem		77, 81, 87, 101, 125, 135, 227, 247, 249, 253, 305, 355, 373, 411, 421, 437, 472, 485	135
Exophthalmus		185	
Expektorans	313, 443	35, 51, 53, 189, 198, 219, 247, 265, 269, 335, 355, 361, 417, 423, 435, 483, 493	263, 403
Extrasystolie		149, 153, 275	
Farbenblindheit		183	
Faules Fleisch			115, 151, 303, 361
Faulfieber			31
Fäulnis			105, 241, 465
Fazialislähmung	25	437, 445	
Feigblattern			167
Feigwarzen			23, 35, 40, 44, 167, 203, 311, 339, 355, 469, 481, 486
Feigwarzenfluss			483
Fermentschwäche		115, 191	
Fersenschmerz		87	
Feuchtigkeit			35, 37, 51, 66, 97, 125, 137, 206, 215, 251, 401, 445, 481

Register

INDIKATION	MONOGRAPHIE	GEGENWART	HUMORALPATHOLOGIE
Fieber	25, 85, 101, 123, 203, 209, 395, 399, 405	25, 33, 60, 101, 110, 125, 135, 141, 178, 201, 206, 209, 223, 253, 281, 293, 383, 405, 411, 441, 459, 461, 465, 472, 485	23, 31, 51, 57, 63, 66, 75, 81, 85, 91, 101, 105, 110, 115, 123, 127, 129, 131, 135, 141, 153, 157, 198, 206, 215, 217, 223, 233, 241, 265, 271, 282, 290, 293, 301, 303, 321, 327, 335, 339, 341, 349, 353, 361, 367, 371, 378, 400, 405, 411, 415, 453, 463, 465, 469, 473, 483, 486, 493, 501
Fistel		317	23, 31, 51, 55, 125, 127, 187, 327, 335, 341, 353, 405, 439, 486
Flechte	417	55, 87, 251, 265, 333, 417, 437, 485	101, 107, 137, 241, 275, 301, 353, 401, 486, 489
Fleischvergiftung		479	
Flöhe			151, 341
Fluor albus	101, 123, 253, 491	33, 44, 55, 173, 187, 249, 253, 255, 301, 303, 311, 353, 364, 369, 387, 393, 403, 408, 415, 421, 472, 495	23, 99, 105, 115, 117, 282, 351, 353, 383, 463
Fluss			125, 127, 167, 233, 415, 421, 459, 463
Frakturödem	60		
Franzosenkrankheit			129, 131, 167, 227, 335, 432, 463, 486, 493
Fräseln			317
Frauenfluss			101, 437
Frostbeule	79, 351	55, 77, 79, 99, 187, 229, 259, 364, 495	105
Frucht			65, 129, 223, 251, 391, 400, 408
Frühgeburt			408
Frühjahrskur		221, 253, 339, 383, 453	
Furunkel	60, 191, 457	44, 60, 81, 178, 191, 201, 219, 267, 285, 417, 455	
Fußschweiß	489	249, 405	
Fußsohlenschmerz		259	
Galaktagogum	485, 497	49, 53, 117, 198, 265, 408, 472	53, 117, 273, 327, 497
Galaktorrhoe		472	
Gallenblasenentzündung		85, 93, 99, 159, 161, 235, 343, 367, 477	
Gallenfluss-Störung	453	93, 293, 343	75
Gallenkolik		127, 325, 457	
Gallenleiden	65, 101, 139, 313, 485	81, 127	

522

6.2 Indikationen-Verzeichnis

INDIKATION	MONOGRAPHIE	GEGENWART	HUMORALPATHOLOGIE
Gallensteinleiden		85, 237, 293, 303, 453, 455	
Gallenwegsdyskinesie	63, 72, 127, 215, 290, 367	63, 115, 215, 285, 325, 345, 367	
Gangrän		178, 425	135
Gastritis	267, 317	29, 51, 81, 93, 127, 135, 173, 175, 178, 219, 223, 241, 251, 255, 265, 267, 277, 281, 290, 293, 298, 325, 335, 343, 369, 453, 459, 469, 495	
Gastroenteritis		189, 247, 339, 345, 349, 364	
Gebärmutteratonie	425	135, 253	
Gebärmutterblutung		29, 95, 155, 425	
Gebärmutterkrampf		245, 481	
Gebärmutterleiden		125, 149, 209, 290, 313	49, 61, 75, 117, 187, 201, 241, 273, 275, 285, 353, 408, 413, 473
Gebärmutterschmerz			49, 51, 65, 263, 273, 298, 491, 495
Gebärmuttersenkung		247	
Geburtserleichterung	425	33, 49, 133, 319	31, 99, 133, 273, 486, 495
Gedächtnisschwäche	491	65, 173, 249, 298, 307, 387, 491	119, 141, 198
Gefäßerkrankungen, Prophylaxe	35, 37		
Gehirnfieber			443
Gehirnkongestion		337, 378	
Gehirnverschleimung			355
Gehörstörung		405	141, 198, 209, 432
Geistesstörung		133	105, 443
Gelbkörperinsuffizienz	497	497	
Gelbsucht	203, 485	31, 37, 40, 65, 85, 99, 110, 123, 125, 127, 131, 141, 159, 161, 203, 206, 209, 221, 223, 233, 247, 251, 271, 275, 293, 305, 313, 339, 343, 378, 453, 463	31, 37, 49, 53, 63, 66, 69, 75, 87, 93, 99, 110, 117, 127, 131, 135, 141, 151, 155, 159, 161, 165, 170, 198, 203, 206, 215, 221, 237, 241, 255, 263, 275, 282, 290, 311, 317, 378, 387, 391, 397, 417, 423, 429, 437, 445, 453, 463, 465, 473, 481, 486, 489, 495
Gelenkentzündung	113	285	
Gelenkerguss		93	
Gelenkerkrankung	25, 60, 495	285	
Gelenkgeschwulst		227	
Gelenkrheumatismus	91, 381	95, 147, 195, 259, 311, 315, 381, 405, 427, 472	
Gelenkschmerz		129, 399	115

Register

INDIKATION	MONOGRAPHIE	GEGENWART	HUMORALPATHOLOGIE
Gemächt			141, 151, 285, 408, 429, 459
Gemütsleiden		173	91
Geriatrikum	381, 445, 491	183, 472, 495	
Geschwär			141, 147, 193, 339, 367, 401, 413
Geschwulst		281, 285, 351, 403, 435, 448	23, 27, 44, 49, 55, 65, 72, 93, 99, 101, 107, 110, 117, 123, 129, 131, 141, 149, 151, 167, 170, 193, 199, 201, 215, 219, 247, 253, 267, 282, 285, 303, 309, 321, 331, 339, 341, 364, 401, 411, 415, 417, 421, 429, 448, 455, 459, 463, 465, 473, 486, 495
Geschwür	485	33, 35, 40, 141, 187, 189, 201, 229, 267, 405, 448, 457	35, 37, 44, 63, 79, 93, 110, 127, 133, 195, 198, 201, 203, 223, 233, 245, 253, 273, 275, 282, 285, 293, 325, 351, 353, 357, 387, 408, 437, 457, 459, 461, 465, 469, 473, 483, 486
Gesichtsekzem			493
Gesichtsflecken			117, 199, 327
Gewürz		57, 119, 151, 159, 181, 263, 298, 313	97
Gicht	25, 55, 81, 101, 113, 147, 203, 209, 237, 303, 317, 381, 485, 489	23, 25, 29, 35, 51, 55, 83, 85, 87, 89, 105, 107, 125, 127, 129, 133, 141, 147, 187, 189, 201, 203, 209, 227, 233, 245, 249, 251, 255, 263, 267, 275, 305, 311, 315, 319, 331, 333, 351, 361, 373, 381, 383, 399, 405, 417, 421, 439, 455, 457, 463, 472, 489, 493	79, 87, 101, 143, 203, 223, 317, 333, 337, 339, 353, 355, 437, 445, 463, 489, 495, 501
Gilb			282
Gingivitis	281	31, 85, 187, 301, 303, 305, 369	301
Glaukom		183	
Gliederschmerz		31, 105, 267	227, 285, 287, 355
Gliedsucht			282, 341, 459
Gonorrhoe		44, 55, 83, 89, 173, 189, 201, 227, 229, 237, 241, 303, 311, 327, 337, 381, 403, 415, 477, 493	117, 151, 337, 393, 400, 403, 448, 497
Grauer Star		361	361
Grieß		55, 187, 221, 472, 477, 489, 493	69, 489

INDIKATION	MONOGRAPHIE	GEGENWART	HUMORALPATHOLOGIE
Grießleiden	203	77, 315, 349, 367, 383, 421	129, 193, 245, 261, 273, 305, 327, 335, 339, 465
Grimmen			40, 51, 61, 79, 125, 127, 141, 149, 181, 223, 267, 273, 298, 339, 353, 367, 387, 405, 423, 441, 461, 465, 473, 483
Grind		206	35, 72, 77, 131, 139, 209, 221, 251, 275, 282, 313, 321, 401, 423, 432, 437, 457, 473, 486, 489
Grippe	395, 443	35, 37, 60, 93, 105, 127, 183, 189, 198, 357, 361, 411, 437, 461, 472	
Grippe, Vorbeugung		178	
Grüner Star		361	
Haarausfall	25	35, 37, 60, 81, 472	40, 55, 63, 201, 301, 367, 383, 486
Haarpflege		87, 241, 469	35
Halluzination		443	
Halsgebrechen			85, 153
Halsgeschwür		95, 201, 413	49, 117, 151, 170, 187, 203, 235, 313, 367, 393, 435, 486
Halsleiden	491	77	79
Hämatom	60	60	
Hämaturie		60, 315, 359, 364, 421, 477, 485, 489	
Hämoptise		413	
Hämoptoe		44, 271, 353, 364, 405, 448, 483, 489	364
Hämorrhagie		60, 137, 187, 253, 413, 491, 495	135
Hämorrhoidalblutung		23, 271, 472	
Hämorrhoidalknoten		397	
Hämorrhoiden	40, 79, 206, 211, 221, 229, 285, 303, 317, 351, 373, 375, 378, 397, 432	29, 40, 51, 79, 95, 110, 125, 127, 141, 203, 206, 215, 229, 245, 247, 253, 267, 281, 298, 301, 317, 351, 364, 378, 399, 432, 439, 453	23, 29, 105, 117, 391, 439, 448
Hämostyptikum		23, 95, 137, 229, 339, 349, 397, 429	
Harndrang		327, 429, 493	
Harnen			44, 131, 173, 327
Harninkontinenz		499	400
Harnleiden	427		
Harnröhrenblutung		369	
Harnsaure Diathese		31, 101, 127, 195, 311, 381, 417, 421, 439, 472	

Register

6.2 Indikationen-Verzeichnis

INDIKATION	MONOGRAPHIE	GEGENWART	HUMORALPATHOLOGIE
Herzneurose		153, 245, 287, 323, 387, 427	
Herzrhythmusstörung	153	135, 153, 170, 427	
Herzschmerzen		170	486
Herzschwäche	27, 91	60, 91, 137, 141, 145, 149, 153, 170, 178, 225, 271, 290, 331, 421, 423, 427	91, 290, 325, 355
Herzstechen		91	
Herzstolpern		285	
Herztonikum		153, 355, 357	
Herzverfettung		60	
Heuschnupfen		185, 225, 267, 495	
Hirnkongestion		355	
Hitze			44, 51, 91, 110, 131, 157, 193, 303, 319, 349, 353, 357, 393, 395, 400, 411, 415, 435
Hitzewallung		261	
Hodenentzündung		229	341
Hodenschwellung		381	
Hodentuberkulose		477	
Hordeolum		173	
Hüftschmerz			57, 125, 127, 129, 139, 170, 245, 247, 259, 282, 287, 290, 351, 361, 400, 429, 459, 473, 486
Hüftsucht			459
Hühnerauge		127, 233	405
Hundsbiss			29, 35, 37, 167, 473
Husten	101, 313, 415, 417, 461, 469, 485	44, 53, 57, 91, 123, 141, 193, 201, 233, 251, 269, 273, 281, 285, 290, 313, 321, 333, 335, 339, 367, 383, 391, 408, 417, 457, 461, 465, 469, 483, 493	23, 29, 37, 44, 51, 53, 65, 93, 125, 133, 137, 139, 173, 175, 181, 193, 198, 201, 247, 251, 265, 267, 269, 273, 282, 290, 301, 313, 319, 325, 327, 335, 357, 367, 387, 400, 403, 408, 417, 423, 435, 437, 455, 457, 459, 469, 473, 481, 483, 486, 489
Hustenreiz		235	
Hydrops		27, 33, 35, 55, 87, 110, 147, 153, 157, 175, 195, 209, 221, 235, 237, 251, 255, 263, 269, 303, 305, 331, 355, 373, 421, 423, 453, 465, 485	135, 227, 378, 445
Hydrozele		381	
Hyperazidität		29, 63, 95, 137, 281, 293	
Hypercholesterinämie	257	37, 165, 231, 257, 301	
Hyperemesis		213	
Hyperhidrose	249, 408	187, 281	

Register

INDIKATION	MONOGRAPHIE	GEGENWART	HUMORALPATHOLOGIE
Knöchelbruch		187	
Knöchelödem		263	
Knochenbruch		60, 448	448
Knocheneiterung		201	
Knochenerweichung		448	
Knochenkaries		249	
Knochenschmerz		227, 448	
Knochen-TBC		187	
Knochenverletzung	399		
Knollen			195, 253, 463, 489
Kolik	65, 72, 101	49, 53, 85, 87, 110, 113, 139, 198, 255, 281, 287, 290, 298, 353, 457, 481	119, 139, 153, 408
Kolitis		343	
Kollaps		105	
Kondylom	343	343	
Kongestion		170, 229, 319, 481	
Konjunktivitis		40, 198, 281, 347, 399	
Kontaktekzem		364	
Kontusion		60, 245, 259, 459	
Konzentrationsschwäche	183, 319, 491	183, 337, 491	
Kopfgrind		77	31, 215, 408
Kopfkongestion		23, 399, 443	
Kopfschmerz	381, 399, 405	57, 60, 75, 123, 127, 133, 185, 198, 223, 231, 287, 290, 298, 307, 337, 339, 405, 421, 429, 435, 477, 481, 485	23, 37, 53, 77, 105, 121, 198, 287, 371, 481
Koronarsklerose		47, 153	
Krampf	23, 25, 65, 85, 89, 117, 137, 155, 175, 198, 313, 317, 325, 399, 429, 485	60, 65, 72, 99, 105, 121, 155, 237, 241, 243, 245, 255, 287, 290, 313, 317, 323, 353, 432, 443, 459, 461, 493, 495	44, 110, 135, 223, 225, 241, 245, 261, 275, 339, 401, 437, 443
Krampfadern	29, 229, 335	29, 95, 110, 229, 285, 399, 495	
Krampfhusten	443	175, 198, 265, 298	
Krätze		53, 79, 87, 206, 233, 247, 251	87, 206, 215, 227, 251, 259, 305, 307, 313, 401, 417, 421, 437, 493
Krebs	495	37, 178, 183, 345, 495	23, 31, 51, 55, 141, 219, 253, 327, 335, 473
Kreislaufbeschwerden	85, 101, 105, 170, 239, 255, 387, 399	99, 153, 285, 287, 499	
Krimmen			49, 53, 55, 69, 199, 282, 327, 335, 400
Kropf		364	81, 127, 170, 213, 219, 273, 275, 287, 339, 341, 429, 463, 486
Krupp		347, 459	
Kurzsichtigkeit		183	

Register

INDIKATION	MONOGRAPHIE	GEGENWART	HUMORALPATHOLOGIE
Lähme			23, 31, 93, 147, 155, 181, 255, 282, 387, 495
Lähmung		60, 77, 105, 245, 307, 387, 437, 445, 459	79, 261, 408
Laktagogum		497	110, 198
Laryngitis		189, 347, 408, 411, 483	
Leberanschoppung		40, 131	
Leberentzündung			155, 187
Lebererkrankung	85, 93, 101, 110, 123, 139, 203, 221, 417, 485, 489	77, 110	
Leberflecken		327	
Leberfluss			153, 339
Lebergeschwür			465
Leberkongestion		113, 141	
Leberkrebs		277	
Leberleiden		27, 63, 99, 159, 161, 251, 263, 373, 463, 465	445
Leberschaden	110	110, 448	
Leberschmerz			31, 69, 117
Leberschutzmittel		110	
Leberschwäche			31, 63, 117, 298, 378
Leberschwellung		110, 127, 217, 271, 275, 301, 343, 439	
Leberstau		187, 221, 313, 343, 387, 432	31, 99, 203, 237, 453
Lebersucht			31, 53, 55, 125, 209, 263, 333, 417, 429, 465
Leberverschleimung		275	
Leberzirrhose	110	225	
Leistenbruch		364	
Leistungssteigerung	91, 153, 467, 491	27, 279, 337, 345	
Lendenschmerz			91, 101, 199, 203, 209, 282, 327, 335, 429
Lendenstein			31, 37, 49, 55, 69, 129, 251
Leukämie		135	
Leukorrhoe		95, 229	
Libido, mangelnde		451, 467, 499	
Lichtempfindlichkeit			481
Lidrandentzündung		198	
Lues		113, 227, 351, 421	
Lumbago		29, 31, 60, 77, 85, 93, 245, 259, 319, 381, 399	
Lungenabszess			469
Lungenblutung		495	
Lungenemphysem		185, 201, 225, 247, 265	
Lungenentzündung		183, 227	157
Lungenfluss			255
Lungengeschwür			79, 187, 282, 463, 489

INDIKATION	MONOGRAPHIE	GEGENWART	HUMORALPATHOLOGIE
Lungenkatarrh		44, 55, 175, 189, 275, 335, 339, 349, 393, 408, 483	
Lungenleiden	335	77, 253, 269, 275	175, 359
Lungenschwindsucht		472	133, 486
Lungenstärkung			198
Lungensucht			23, 141, 193, 313, 327, 335, 341, 367, 448, 463, 489
Lungen-Tbc		44, 113, 201, 219, 247, 269, 275, 313, 339, 359, 411, 445, 469, 483, 489	265
Lungenvereiterung			135
Lungenverschleimung		275, 333, 435, 459, 483	263
Lungenversehrung			51
Lupus		127, 141, 277, 421	
Lymphangitis		60, 178, 201	
Lymphödem		285	
Lymphstauung	285		
Magenatonie		267	
Magenblähung			121
Magenblutung		393	
Magenbrennen			55, 349
Magen-Darm-Krampf	51, 101	293	
Magendruck		131, 245, 253, 459	223
Magenerkrankung		125, 251, 253, 290, 298, 459	
Magenerschlaffung		335	
Magenfieber			125, 139, 223, 437
Magengeschwür		81, 229, 269, 319, 345, 501	187
Magengicht		87	
Magenkarzinom		127, 277	282
Magenkatarrh		31, 37, 65, 125, 277, 293	75, 364, 445, 501
Magenkrampf	298	72, 75, 117, 129, 267, 281, 303, 333, 355, 383, 435, 459, 472	143
Magenschmerz		95, 101, 217, 285, 298	49, 117, 131, 151, 173, 199, 282, 285, 290, 400, 429
Magenschwäche	163	29, 55, 65, 125, 175, 247, 263, 293, 313, 327, 413, 435, 463, 501	143, 223, 263, 411, 453
Magensenkung		335	
Magenverschleimung		53, 131, 265, 293, 408	263
Malaria		125, 135, 225, 275, 351	135, 143, 445
Manie		443	
Masern		91, 93, 175, 195, 411	
Mastitis		93, 99, 201	198
Mastodynie	271, 497		
Melancholie		133, 173, 285, 287	63, 87, 91, 119, 215, 287, 432, 459

Register

6.2 Indikationen-Verzeichnis

INDIKATION	MONOGRAPHIE	GEGENWART	HUMORALPATHOLOGIE
Mutterfluss			29, 33, 85, 153, 187, 357, 387, 429, 441
Myalgie	57, 167, 245	60	
Mykose		37	
Myokarditis		153, 307, 355, 427	
Myom		425, 429, 495	
Myxödem		213	
Nabelbruch			448
Nachtblindheit			117, 127, 199, 401
Nachtschweiß	203	135, 408, 472	
Nägelkauen		40	
Narbenbehandlung	25, 167	245, 448	233
Nasenbluten	95	137, 311, 339, 369, 448, 495	23, 31, 95, 105, 141, 187, 221, 267, 317, 321, 341, 349, 357, 393, 401, 405, 413, 463, 465, 473, 486, 491
Nasenpolypen		29, 233	
Nasen-Rachen-Katarrh		29, 417	
Nausea		75, 501	
Nematoden	115		
Nephritis		37, 55, 85, 87, 187, 195, 237, 251, 267, 315, 364, 439, 477, 489	
Nephropathie		87, 131, 263, 271, 327, 331, 335, 477	
Nephrose		157, 315	
Neprithis		253	
Nervenentzündung	237	387, 411, 461	
Nervenschmerz	163, 290, 333	51, 448, 457	66, 129, 429
Nervenschwäche	221	51, 137, 173, 223, 245, 255, 281, 287, 313, 319, 337, 355, 371, 387, 435	75, 105, 135, 445, 467
Nervenzittern			143
Nervosität	203, 399, 445	99	
Neuralgie	129, 167, 317, 333, 361, 381, 399, 455, 457	25, 35, 37, 72, 105, 107, 133, 135, 145, 173, 201, 225, 231, 235, 241, 245, 255, 281, 323, 339, 355, 361, 381, 399, 405, 425, 437, 455, 472, 495	105, 295
Neurasthenie	65, 317	23, 55, 65, 75, 141, 173, 183, 241, 245, 255, 287, 319, 323, 337, 405, 443, 459, 461, 467, 481, 497, 499, 501	
Neurose	65	183, 261, 357, 445	
Nierenblutung		187	
Nierengrieß	69, 87, 187, 263, 311, 315, 327, 439, 465, 472	95, 461	23

Register

6.2 Indikationen-Verzeichnis

INDIKATION	MONOGRAPHIE	GEGENWART	HUMORALPATHOLOGIE
Periostitis		381, 448	
Peritonitis		93, 178, 303	
Pertussis	443	44, 53, 60, 121, 127, 175, 185, 189, 259, 275, 281, 323, 339, 347, 355, 361, 405, 435, 443, 459, 483	105, 265, 445
Pfortaderstau		29, 127, 313, 378, 453	
Pharyngitis		29, 175, 227, 281, 301, 335, 369, 408, 483	
Phlegmone		60, 178, 201, 448	
Phosphaturie		391	
Photophobie		347	
Phthisis		135, 175, 408, 472	135, 265, 403
Pilzerkrankung		301	
Platzangst		298	
Plethora abdominalis		29, 40, 149, 247, 335	
Pleuritis	25	93, 225, 227, 331, 347, 423, 469	
Pneumonie		25, 93, 105, 127, 141, 225, 411	
Podagra		113, 149, 233	31, 63, 66, 101, 117, 139, 151, 155, 170, 201, 215, 227, 251, 351, 367, 405, 415, 421, 423, 453, 459, 465, 473, 483, 486
Pollenallergie		345	
Pollutionen		173, 241, 477, 497, 501	105, 135, 477
Polyarthritis		93, 178, 231	
Polypen		413	233
Postthrombotisches Syndrom	29, 285		
Potenzstörung	295, 467, 499	145	295
Prämenstruelles Syndrom	133, 497	497	
Prellung	60, 285, 448		
Prolaps		40, 201, 317, 343, 463	
Prostatahypertrophie	157, 403, 472	27, 157, 351, 357, 381, 403, 439	497
Prostataleiden		83, 173, 345, 467	
Prostatitis		89, 178, 241, 267, 381, 415	
Psoriasis	81, 421	127, 178, 215, 227, 364, 421	
Puerperalfieber		133, 135	
Purgans		40, 139, 209, 211, 269, 343, 373, 375, 378, 441	25, 27, 93, 139, 143, 378, 411, 432, 457, 501
Pyelitis		187, 237, 251, 253, 263, 327, 355, 413, 415, 477	
Pyelonephritis		85, 183, 189, 198, 311	
Pyelozystitis		391	
Quecksilbervergiftung			327
Quetschung	60	60, 95, 99, 129, 229, 413, 435, 448, 463	245

Register

Register

INDIKATION	MONOGRAPHIE	GEGENWART	HUMORALPATHOLOGIE
Schwindel		60, 65, 105, 110, 135, 155, 217, 221, 255, 287, 290, 319, 337, 355, 399, 423, 435, 481, 495	51, 53, 61, 93, 117, 119, 127, 141, 149, 151, 181, 198, 217, 255, 287, 387, 408, 435, 461, 463, 489, 495
Schwindsucht		219, 233, 413	155, 157, 175, 187, 267, 273, 327, 333, 335, 339, 341, 400, 455, 457, 489
Seborrhoe	77, 493		
Sedativum	173, 491	241, 281, 287, 361, 371, 443, 481	
Seekrankheit		157, 217, 293	63
Sehnenscheiden-entzündung		95, 399	
Sehschwäche		399	
Seitenstechen	399	383	51, 110, 151, 153, 209, 273, 282, 321, 357, 400, 408, 459, 473
Sepsis		60, 79, 178, 255	135, 178, 301
Sinusitis		113, 178, 233, 281, 413, 463	
Skorbut (Scharbock)		87, 301, 305, 333, 351, 448, 455, 463	87, 293, 305, 333, 421
Skrofulose	313, 489	49, 95, 99, 101, 125, 127, 175, 198, 201, 211, 213, 215, 227, 233, 241, 249, 253, 259, 305, 311, 313, 333, 364, 391, 405, 411, 417, 421, 435, 437, 439, 455, 459, 465, 469, 493	213, 249, 293, 493
Sodbrennen		51, 125, 293, 298, 319, 417, 459, 501	51
Sommerdiarrhoe		135, 298, 463	
Sonnenbrand	351	245	
Spasmolyse	72, 221, 243, 281, 451	23, 47, 77, 127, 155, 281, 481	
Spermatorrhoe		467	
Spondylose		231	
Spulwürmer		209	23, 35, 63, 117, 263, 282, 463, 465, 495
Staublunge		265	
Steinleiden	55, 101, 203, 325, 381, 391	77, 221, 251, 303, 311, 331, 349, 383, 391, 465	57, 65, 81, 110, 170, 193, 198, 209, 233, 237, 273, 282, 303, 311, 327, 349, 357, 367, 405, 437, 439, 465, 473, 477, 481
Stenokardie	47, 427		
Sterilität		261, 467, 485, 497	501
Stimmbandlähmung		445	

INDIKATION	MONOGRAPHIE	GEGENWART	HUMORALPATHOLOGIE
Stomachikum	451	49, 51, 63, 75, 117, 119, 129, 135, 137, 217, 241, 247, 249, 255, 277, 293, 378, 435, 459, 461, 501	
Strahlenkrankheit		183	
Stress		183	
Struma		185, 213, 271, 305, 327	253
Syphilis		25, 77, 89, 227, 237, 277, 413, 415, 417, 425, 465, 493	63, 113, 227, 327, 421
Tachykardie	371	135, 149, 153, 271	
Tenesmus		40, 237	53, 353, 400
Tetanie		65	
Tetanus		245, 443	79
Thrombose		105, 257	
Thyreotoxikose		27	497
Tinea capitis			493
Tonikum	65, 123, 183, 209, 317, 319, 445	23, 31, 51, 63, 89, 119, 125, 135, 183, 223, 231, 265, 275, 295, 319, 337, 387, 435, 445, 453, 469, 472, 485	135, 143, 265, 295
Torticollis		259	
Trigeminusneuralgie	381	25, 75, 245, 405, 411, 483	135
Trismus			79
Tuberkulose		227, 237, 265, 271, 305, 391, 439, 441	79, 337, 469
Typhus		93, 105, 178, 275, 303, 477	79, 265, 445
Übelkeit		110, 165, 290, 357, 383, 417, 423	
Überbein		448	
Unfruchtbarkeit			53, 65, 117, 301, 353, 463
Unruhe	55, 65, 91, 101, 115, 221, 241, 245, 255, 313, 321, 323, 337, 361, 371, 481	49, 53, 75, 198, 221, 243, 245, 271, 281, 285, 321, 323, 337, 347, 443, 491	198, 287, 319, 403
Urethritis		83, 125, 178, 237, 253, 311, 327, 415	477
Urtikaria		55, 178, 185, 253, 437, 472	
Varikozele		229	
Venenentzündung	60, 91, 285	60, 167, 285, 439, 448, 469	
Venenschwäche	167, 221		
Verbrennung	79, 245	40, 44, 81, 99, 245, 351, 364, 472, 489	141, 335, 351, 401
Verdauungsschwäche	65	35, 89, 131, 153, 181, 295, 327, 333, 383, 445	143, 301, 501
Vergiftung		143, 209, 445	63, 117, 287, 290, 387, 463, 501
Verhärtung		201, 275	319, 486
Verletzung	60, 245	60, 95, 99, 399, 448	33, 44, 349
Verrenkung	399	99, 129, 245, 399, 448, 459	31, 181, 341

Register

INDIKATION	MONOGRAPHIE	GEGENWART	HUMORALPATHOLOGIE
Würmer	65, 115, 129, 173	35, 65, 129, 198, 206, 211, 223, 305, 333, 405	31, 37, 40, 51, 61, 87, 105, 115, 117, 125, 129, 131, 135, 139, 141, 151, 181, 219, 223, 241, 245, 247, 275, 290, 301, 313, 325, 327, 335, 339, 343, 353, 371, 378, 391, 400, 405, 423, 429, 437, 459, 465
Wurmkrampf		65 .	
Zahnfleischbluten		189, 369	
Zahnfleischgeschwür			353
Zahnpflege			249, 408
Zahnschmerz	399, 491	25, 57, 60, 173, 233, 281, 327, 339, 369, 411	23, 37, 44, 51, 69, 99, 105, 107, 110, 117, 127, 131, 139, 199, 233, 243, 255, 311, 313, 327, 333, 335, 339, 353, 401, 429, 455, 465, 483, 486, 491
Zahnungsbeschwerden		53, 281	282
Zerebralsklerose		183, 345, 491	
Zipperlein			66, 131, 199, 341, 373, 401, 429, 463, 486
Zittern		319	127, 149, 198, 245, 255, 387, 408, 411
Zyanose		60, 245	
Zystitis		23, 35, 44, 69, 83, 87, 101, 105, 175, 187, 195, 198, 235, 237, 241, 251, 253, 263, 267, 303, 315, 317, 337, 339, 347, 351, 403, 415, 421, 429, 437, 465, 477, 485, 489	265, 403, 477
Zystopathie		147, 157, 253, 327, 331	

Register

542

6.4 Gebräuchliche Namen

Da bei manchen Heilpflanzen die offiziellen lateinischen Namen ungebräuchlich sind, werden hier zum leichteren Auffinden dieser Pflanzen die bekannteren Bezeichnungen genannt.

GEBRÄUCHLICHER NAME	OFFIZIELLER NAME
Absinthium	Artemisia absinthium
Agnus castus	Vitex agnus castus
Anserina	Potentilla anserina
Belladonna	Atropa belladonna
Bucco	Barosma betulinum
Cactus grandiflorus	Selenicereus grandiflorus
Cardamomum	Elettaria cardamomum
Carduus benedictus	Cnicus benedictus
Cascara sagrada	Rhamnus purshiana
Chamomilla	Matricaria chamomilla
China	Cinchona succirubra
Colocynthis	Citrullus colocynthis
Condurango	Marsdenia condurango
Damiana	Turnera diffusa
Dulcamara	Solanum Dulcamara
Farfara	Tussilago Farfara
Helenium	Inula Helenium
Millefolium	Achillea millefolium
Nux vomica	Strychnos nux vomica
Oleander	Nerium oleander
Senega	Polygala senega
Spartium scoparius	Cystisus scoparius
Spirea ulmaria	Filipendula ulmaria
Staphisagria	Delphinium staphisagria
Trifolium fibrinum	Menyanthes trifoliata

Für alle Patienten, die eine natürliche Therapie bevorzugen...

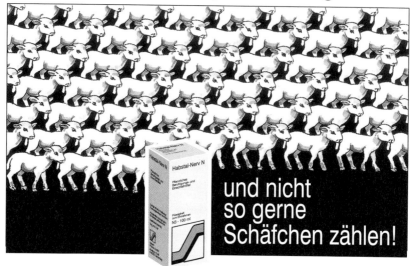

und nicht so gerne Schäfchen zählen!

Habstal-Nerv N

Pflanzliches Beruhigungs- und Einschlafmittel

Zusammensetzung: 100 g enthalten: Arzneilich wirksame Bestandteile nach Art und Menge: Baldrianwurzelfluidextrakt 1:1 50 g, Passionsblumenkrautfluidextrakt 1:1 50 g. **Anwendungsgebiete:** Nervös bedingte Einschlafstörungen; Unruhezustände. **Gegenanzeigen:** Keine bekannt. **Vorsichtsmaßnahmen für die Anwendung und Warnhinweise:** Enthält 40 Vol.-% Alkohol. Bei Beachtung der Dosierungsanleitung werden bei jeder Einnahme (60 Tropfen) bis zu 0,7 g Alkohol zugeführt. Ein gesundheitliches Risiko besteht u. a. bei Leberkranken, Alkoholkranken, Epileptikern, Hirngeschädigten, Schwangeren und Kindern. Die Wirkung anderer Arzneimittel kann beeinträchtigt oder verstärkt werden. Auswirkungen auf Kraftfahrer und die Bedienung von Maschinen: Arzneimittel mit schlaffördernder Wirkung können grundsätzlich auch bei bestimmungsgemäßem Gebrauch das Reaktionsvermögen soweit verändern, dass die Fähigkeit zur aktiven Teilnahme am Straßenverkehr oder zum Bedienen von Maschinen beeinträchtigt wird. Dies gilt in verstärktem Maße im Zusammenwirken mit Alkohol. **Nebenwirkungen:** Keine bekannt.

Steierl-
Pharma GmbH

Postfach 12 68
D-82207 Herrsching

Telefon: 0 81 52 / 93 22 -0
Telefax: 0 81 52 / 93 22 44
E-Mail: info@steierl.de

**Darreichungsform,
Packungsgrößen, Preise und
Pharmazentralnummern:**
Flüssigkeit zum Einnehmen,
N2 - 50 ml (entspr. 50 g),
DM 18,50 / EUR 9,46 (AVP
incl. MwSt.), PZN 4687927;
N3 - 100 ml (entspr. 100 g),
DM 32,-- / EUR 16,36 (AVP
incl. MwSt.), PZN 4687933.

Ganzheitsmedizin mit System

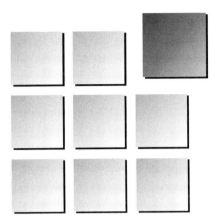

Die JSO-Komplex-Heilweise

für eine **umfassende** Therapie, die den gesamten Organismus in die Behandlung mit einbezieht, und auf die **Förderung der Ausscheidungsfunktion** der Organe besonderen Wert legt.

Wenn Sie mehr über ein Heilsystem erfahren wollen, das diesem ganzheitlichen Ansatz verpflichtet ist, schreiben Sie bitte an:

Arzneimittel

Bunsenstraße 6-10, 76275 Ettlingen
Fax: 07243/106169

Weitere Werke im Foitzick Verlag

»Tee-Rezepte«
von **Günther Lindemann**
184 Seiten, Paperback, Fadenheftung, 9 Farbabbildungen
ISBN 3-929338-04-1
Es ist Mode geworden, Heilpflanzen ausschließlich über einzelne Inhaltsstoffe zu beurteilen. Die klassische Teeverordnung begreift die Drogen als Ganzheit. Ihre therapeutische Wirksamkeit resultiert aus der unübersehbaren Vielzahl sich gegenseitig beeinflussender Einzelkomponenten. Jedermann, der sich intensiv mit Heilpflanzen beschäftigt, weiß sowohl aus eigener wie auch aus überlieferter Erfahrung, wie umfassend „seine" Pflanzen für sich allein oder in Kombination wirken. Dieses Buch bietet als Zusammenstellung erprobter Tee-Rezepte dem Anfänger wie auch dem Erfahrenen überzeugende Therapiekonzepte, die nach klassischen Indikationen geordnet sind.
Mit diesem Werk kann sich jeder von der therapeutischen Stärke und Originalität der Heilpflanzen überzeugen.

»Sucht-Therapie mit Akupunktur«
von **Gerhard Jedicke**
168 Seiten, Paperback, Fadenheftung, 20 Grafiken
ISBN 3-929338-02-5
Gerhard Jedicke stellt mit der neuesten Auflage seines Werkes einen aktuellen und vollständigen Leitfaden für die Sucht-Therapie mit Hilfe der Akupunktur vor.
Der Autor führt den Leser detailliert in den Problemkreis der Sucht-Therapie ein und bietet ein abschließendes Therapiekonzept an.
Das schrittweise Vorgehen bei der Therapie, die Besprechung der medizinischen Geräte, Rezepturen und viele weitere Hilfestellungen, lassen dieses Werk sowohl für Anfänger wie auch für Fortgeschrittene zu einem unverzichtbaren Lehrbuch werden.

Weitere Werke im Foitzick Verlag

»Die Biochemie nach Dr. Schüßler«
von **Joachim Broy**
224 Seiten, Paperback, Fadenheftung, 25 Grafiken
ISBN 3-929338-03-3
Joachim Broy gibt in diesem Buch Dr. med. W. Schüßler zunächst selbst das Wort, um seine populäre Heilmethode unverfälscht darzustellen. Dabei versteht er es meisterhaft, durch sachdienliche und aktualisierende Kommentare dem Leser die Schüßlersche Biochemie verständlich zu machen. So wird der Interessierte mit den Grundideen und der Entwicklung dieses Therapiekonzepts sowie den Charakteristiken der biochemischen Arzneimittel vertraut gemacht.

»Ergänzungsmittel zur Mineralstofftherapie nach Dr. Schüßler«
von **Joachim Broy**

156 Seiten, Paperback, Fadenheftung
ISBN 3-929338-06-8

In diesem Buch wird eine Mineralstofftherapie vorgestellt, die – an die biochemische Therapie Dr. Wilhelm Schüßlers anknüpfend – ergänzt und fortsetzt, was nach der langen verstrichenen Zeit unerlässlich wurde.

Direktbestellungen an:

Foitzick Verlag
Ungererstr. 25 · 80802 München
Telefon 0 89/38 19 82 90 · Fax -95
www.foitzick.de

Weitere Werke im Foitzick Verlag

»Die Konstitution«
Humorale Diagnostik und Therapie
von **Joachim Broy**

387 Seiten, Leinen gebunden, Fadenheftung,
56 Farbabbildungen, 50 Grafiken.
ISBN 3-929338-01-7

Basierend auf der antiken Temperamentslehre sowie der humoralpathologischen Tradition entwirft Joachim Broy ein detailliertes, praxisbezogenes konstitutionelles System. Außerdem stellt der erfahrene Behandler phytotherapeutische, homöopathische, biochemische und spagyrische Therapiekonzepte vor, die oft mit diätetischen Hinweisen versehen sind. So wird auch der augendiagnostisch nicht Erfahrene in die Lage versetzt, eine konstitutionsbezogene Diagnostik und Therapie in seiner Praxis durchzuführen.

»Repertorium der Irisdiagnose«
von **Joachim Broy**

648 Seiten , 35 Farb- und 477 schwarz/weiß Abbildungen, hochwertiges Kunstdruckpapier, Leinen gebunden, Fadenheftung
ISBN 3-929338-00-9

Das wohl umfassendste Nachschlagewerk der Irisdiagnose ist für den Lernenden wie auch für den mit der Materie vertrauten Leser gleichermaßen geeignet. Über 500 von Joachim Broy selbst angefertigte Bildtafeln zeigen die iridologischen Phänomene, die alle in gewohnt kompetenter Weise erklärt werden. Dabei werden Verknüpfungen zwischen dem naturheilkundlich-traditionellen Denkmodell und der modernen Pathophysiologie aufgezeigt.